张永和 张婧 著

大国医施今墨

九九医史路志正

中国出版集团公司
华文出版社

图书在版编目（CIP）数据

大国医施今墨 / 张永和, 张婧著. -- 北京：华文出版社, 2021.12

ISBN 978-7-5075-5506-6

Ⅰ.①大… Ⅱ.①张…②张… Ⅲ.①施今墨-传记 Ⅳ.①K826.2

中国版本图书馆 CIP 数据核字 (2021) 第 209747 号

大国医施今墨

作　　者：张永和　张　婧
责任编辑：胡慧华
出版发行：华文出版社
地　　址：北京市西城区广外大街 305 号 8 区 2 号楼
邮政编码：100055
网　　址：http://www.hwcbs.com.cn
电　　话：总 编 室 010-58336239　发 行 部 010-58336202
　　　　　编 辑 部 010-58336197
经　　销：新华书店
印　　刷：北京明恒达印务有限公司
开　　本：710mm×1000mm　1/16
印　　张：17.5
字　　数：211 千字
版　　次：2021 年 12 月第 1 版
印　　次：2021 年 12 月第 1 次印刷
标准书号：ISBN 978-7-5075-5506-6
定　　价：58.00 元

版权所有，侵权必究

序言

施小墨

张永和先生和他的学生张婧所写的《大国医施今墨》，已经书写完毕，并请我为本书作序，我自然责无旁贷，于是写下了下面的文字。

家严生于1881年（光绪七年），逝世于1969年，享年88岁。那年天气很不正常，阴晴不定，暴雨后常常刮起大风，凉飕飕的，家严就是在这样一个天气中走的。这88年中，家严经历了清朝末年、民国时代、敌伪期间和国民党最后统治着的北平，可喜的是他幸福地活到了新中国成立后的北京。用家严自己的话讲，他就是一介草医，他的一生却是不平凡的一生，出身官宦人家，自幼熏沐书香。家严的外公李秉衡为清朝大吏，抗击八国联军时殉职于八里桥畔，仇敌爱国之火苗早已燃在家严幼小的心中；舅舅李可亭是中原名医，故少年即受岐黄之术之熏陶。青年时两度进入山西高等学堂，复入京师法政学堂，学习新知，开阔视野。追随黄兴于前，两度从政于后；领教所谓民主救国，方晓新政依然腐败。家严遵从"不为良相，便为良医"的古训，毅然弃政从医，悬壶济世，行仁心仁术，开方便之门。既为孙中山、张学良、杨虎城等名人诊病，更为普通百姓疗疾。凭高超之医术，活人无数；名医之誉，鹊起于京城内外。1928年，南京国民政府草拟取消旧医指令堪发，在此祖国医学生死存亡之秋，家严振臂一呼，奔走呼号于南北之间。组织中医南京请愿于前；一诊治愈"行政院长"汪精卫岳母之沉疴于后，挽狂澜于既倒，取缔中医之乱令遂撤销。家严深感要使中医不衰并得到发展，必须培养人才，于是又与志同道合的杏林同道，组织创建华北国医学院。家严深深感到西医并非无长，其科学诊断，中医实所不及。遂提出"西医辨病、中医辨证"这一前无古人之理论。中医要发展必须要革新，要注入新的血液，舍此法无它。于是在华北国医学院既教中医经典，也学西医解剖、检验、治疗诸课程。华北国医学院建院16载，毕业学生600余人，很多学生后来成为中西医兼通的名医，为各地的中医医院提供了后备人才。

中华人民共和国成立以后，毛主席和周总理多次发表重要指示，要重视祖国医学，要保存和发展中医，并且在北京、上海、广州、福州等南北大城市筹建中医学院、中医研究院、中医医院等中医机构，培养中医人才，以中医治疗病患。对此，家严想到旧社会是要取缔中医，而新社会是要弘扬发展中医，新旧社会两重天。家严怀着感恩的心，向毛主席、周总理多次提出真挚的毫无保留的建议，那就是中医必须学习西医，西医也要学习中医，走一条中西结合的道路，创建一个中国独特的新医学。

家严曾毫无保留地捐出自己多年医治慢性病和疑难大症的经方，后来根据这些经方治成了丸药，如气管炎丸、感冒丹、高血压速降丸、皮肤病血毒丸等多种行销海内外、广受患者欢迎的中药新药。家严在华北国医学院培养出众多杰出的中医人才，如祝谌予、李辅仁、翟济生等国家级名老中医，后来又发展成第三代以至第四代施门传人，其中亦有许多中西兼通的专家，如薛钜夫、祝肇刚等，可以说，在北京以及全国各地都有施门门人的足迹，为父老乡亲解除了病痛。

家严有许多西医专家和文艺界富有改革创新精神的朋友，与他们一起留下了许多动人的故事，那些为人知也有为人不知的文化故事，如能发表出来，当为杏坛留下妙文佳话。

家严在那个特殊年代受到冲击，幸有周恩来总理和邓颖超大姐对老中医的保护。故家严在生命最后一刻还写下动人的诗句，表达自己对两位恩人无尽的感激，最后家严还立下遗嘱，毅然捐献自己的遗体，为祖国医学做出最后的贡献，并要求火葬，不入早已买下的万安公墓，实为中医界立下遗嘱进行遗体解剖之第一人。

序言

我简单地叙述了家严一生的历史，既是平凡的又是复杂的，虽然不能称为伟大，但也是极不平凡的。我很想有一本叙述家严一生历史的传记文学。尽管这些年也出了一些有关家严的书，比如《施今墨临床经验集》《施今墨对药》等，但都侧重于中医学术方剂，几十年过去了，依然没有记录家严毕生事迹的一本大书。这始终是我心中的一大遗憾。

事物多在不断地变化，有一个人终于完成了我的心愿，那就是我的老友张永和。我们的友谊是基于对中医、书法、国画和京剧这些同为国粹的热爱上。家严亦如是，他不仅是位名医、教育家、改革家，也是一位书法家、诗人，而且挚爱京剧。我姐夫祝谌予则是一位能演唱的京昆名票。永和兄是我一直敬爱的好朋友，他不仅是爱好者，而且是研究京剧的专家，他是国家一级编剧、著名戏曲评论家，写过五十多出戏曲剧本、出过二十多本好书。第一部正式写中医历史故事的京剧《风雨同仁堂》，就出自永和兄之手笔。就在最近的4月23日世界读书日上，他的一本名为《京剧的魅力与时尚》的书，被评为"2020年度入围的中国好书"。一本普及京剧的书，被评为"入围的中国好书"是很不简单的。因为他这本书，把京剧诞生的历史、角色、脸谱、乐器，甚至场面、行头，都做了专门的介绍，而且深入浅出，娓娓道来，因而引起内外行的极大喜爱。永和兄对家严丰富多彩并富有传奇性的一生，产生了浓厚的兴趣，带着他的学生，即中国戏曲学院戏文系毕业的高材生张婧多次采访我，写出了戏曲剧本《施今墨》，又让张婧执笔写下了《大国医施今墨》这本大书。永和兄以戏曲人的笔墨，记录中医人的大医情怀，实属难得，更是首屈一指。

《大国医施今墨》全书共四部、九章、六十三节，十五万余字、百余张照片，可以说洋洋大观、图文并茂。家严少年立志，青年参加辛亥革命，一生献身中医事业，创办华北国医学院，坚持中医改革，培育中医人才，直到立下遗嘱，捐赠遗体等都在本书中得到展现。张婧用了一年的时间书写此书，史实清楚，立论准确，文笔优美，详略得当，我非常感谢他们师生付出的心血和劳动。

当下，人们常说"大医精诚"。这是唐代医圣孙思邈提出的大医标准："医术要精，医德要诚。"家严就是这样一位大国医。他之所以成为名医，固然与他高超的医术有关，但更与他对人民的大爱分不开。记得家严曾写过一首名为《甲子望夜宣化道中》的七言律诗，上一个甲子年是1924年，当时的中国正处于军阀混战、民不聊生之际，诗中写道："风月良宵不解愁，车尘碌碌几时休，山如时局不平时，水入川原就下流，赋重年荒田野秽，人逃室毁鸡犬留，烽烟天接迷阳地，何处人间有自由？"诗中记录了他胸中怀着"不为良相，便为良医"的古训，由一个抱着革命理想的青年，面对辛亥革命成果被袁世凯窃取的无奈，而走向成为名医之路的艰苦历程。

家严不仅是一位治病活人的临床家，更是教育家和革新家，我将他一生中的十个"第一"总结了出来：一、在西方医学传入中国的时代，积极倡导中医改革和中西医结合；二、倡导临床中中西医病名统一，第一个用中医辨证方法治疗西医疾病，逐步总结出每一种西医疾病的中医专方；三、第一个创办中西医课程兼授的中医大学——华北国医学院；四、1959年第一个提出中医临床治疗转入保健品开发；五、第一个提出振兴发展中医战略——编书、办医院、开学校；六、第一个提出应重视中医药在抗衰老方面的研究；七、第一个完整提出中医配伍对药学；八、第一个提出要重视中医基础理论研究；九、第一个提出编辑中医中药大辞典；十、中医历史上第一个立下遗嘱，要求贡献遗体用于医学解剖。有此十个"第一"，焉能不说家严是一位胸怀、格局、眼界远超前人的大国医。

这本传记还记载了家严治疗几个疑难大症的病例，但这并不是要向读者介绍中医专业知识，而是让读者体会中医辨证施治的思想。我想，家严学术上的最大特点就是：有上千年历史传统的中医，面对鸦片战争传入中国后所采取的态度和改革中医的决策。传统与创新永远是各行各业都要面临的问题，我想，家严是拓荒者，已经做出了榜样，读者如果能够从这本书中理解到这一点，应该就是作者的成功之处吧。

是为序。

2021年7月1日

大师的背后
——读《大国医施今墨》的几点启示

屠志涛

近日，读了著名戏曲剧作家张永和先生及其学生张婧撰写的《大国医施今墨》，心绪颇不平静。今年，是中国近代中医临床家、教育家、改革家，"京城四大名医"之一的施今墨诞辰140周年。两个作者对以施今墨为代表的中医大师之格局、思想、襟怀做了精准的诠释与解读，医文相生、浓墨重彩，努力做打通中医文化的尝试与创举！习总书记在庆祝中国共产党成立100周年大会上讲"以史为鉴，开创未来"，写国医大师施今墨的一生，就是写中医药的发展历史，取其精华，弃其糟粕，使有着数千年的祖国医药学，在中国共产党的领导下，开创新征程，突破旧思维，一个中国新医学就会在今后的一百年中，在世界广宇中出现！

掩卷深思，"大师"二字默默萦绕于耳畔。《周礼》中说："大师掌六律六同，以合阴阳之声。"一个大师辈出、名家云集的时代，必定是思想文化高度活跃、传统文化与现实生活高度融合的时代，而文化的核心是"人"，深入研究这些大师级"人"物的生平，思想，性情，心胸，格局，见识……使之形成一种"大师"文化现象，进而站在巨人的肩膀上构建这个大时代的文化格局，贡献出属于我们这个时代的精神力量，这对于传承中国五千年优秀传统文化，践行习总书记在新时代提出的"以史为鉴，传承精华""用历史映照现实，远观未来"，具有非比寻常的意义。

那么，大师的背后，究竟有什么值得我们思考的文化意义？对大师生平的浮光掠影，又给我们什么样的启示与思考？我想从以下几个方面来谈一谈：

一、大师是如何改写近代中医发展史的

施今墨出身于清末官宦之家，濡染着中国知识分子家庭的儒风大德，更沉淀着一份深沉的家国情怀。他的一生，横跨晚清、民国、新中国成立三个历史时期，青年时期接受孙中山先生"民主与革命"思想，把"救中国"与"救中医"作为一生追求的方向。在西学东渐、西方思想涌入中国的时代，他提倡中西医相结合，互为佐证，以科学之原理，借用西学之生理病理，论证改进中医方法，使祖国中医数千年之宝贵经验，不但没有在西学入侵岌岌可危的形势下寿终正寝，反而得以日臻完善。

对近代中医"存亡续绝"命脉的历史性改写，诚然不是施今墨个人完成的，但却得益于施老思想深处"万民忧乐在心头"的忧患意识与"何处人间有自由"的求索心态，忧患之必求索之，求索之必融贯之，"一切皆以科学之方法而研究之"。一个"融"字，使他站在近代中医人前所未有的思想高度，破除旧中医故步自封的思想壁垒，推进了以"阴阳五行"为主体的旧中医，向着科学化、学术化方向迈进。

二、大师是如何成为集三名（名医，名师，名家）于一身的翘楚的

施老曾说："中医之生命，不在外人，不在官府，而在学术也，学术之成否，当然在于学校……"正是在这样忧患意识的牵引下，他于1931年创建了中国近代史上第一所中西医结合授课的高等学府——华北国医学院，以"中西医相结合，临床与实践相结合，医德与医术相结合"作为办学宗旨，十七年间，培养了六百余名思想进步、德术双馨、具有丰富临床实践经验的毕业生，其中的佼佼者祝谌予、李辅仁、翟济生、董德懋、索延昌等皆成为北京中医界的名医大家……

所谓名医，指术业精湛，为病患解决实际问题；而名师，则要具备引领后学、带出传人、教学相长的授业能力；名家，则要在学术思想领域自成一派，有突破前人、

建设性的理论成果。纵观施今墨的一生，在民国时期悬壶京城时，便已享有"北平四大名医"美誉，直到后来编书、办医院、办学校，鼓励弟子临床与实践相结合，新中国成立后更提出"中医辨证、西医辨病"学术思想与"气血十纲"理论，都是在其忧患意识与变革思想的指引下，始终不忘"中医之生命……而在学术……"这一根本，抑或可以说，施今墨成为名医、名师、名家的整个生命蜕变过程，就是他以救亡图强精神求索、变革，为"中医之生命"孜孜以求的过程。

三、大师是如何成为从文化自信到文化自觉的典范的

文化自信是主体对自身文化的认同、肯定和坚守。文化自觉是对文化的自我觉醒、自我反思和理性审视，文化自觉主要有三层内蕴：1. 文化自觉建立在对"根"的找寻与继承上。2. 建立在对"真"的批判与发展上。3. 建立在对发展趋向的规律把握与持续指引上。应该说，施今墨对于传统中医始终持批判继承的辩证唯物主义观点，师古而不泥古，既肯定祖国中医数千年宝贵思想经验，又希冀以科学方法整理之、论证之和完善之。他在为汪精卫岳母诊病时所言"一诊可愈"，新中国成立后提出的"中医辨证，西医辨病"思想，正是站在高度文化自信的视角。他深知《内经》《金匮》《伤寒》等中医典籍，内蕴"精良器械"，而"治病如治矿，必先明矿质之所在，而后以精巧之器械取之……"，他之所以大力提倡中西医走结合发展之路，正是建立在对"求真"的批判与发展之上，以西医"生理研究"之科学方法，探求中医数千年来经典古籍之奥理，做对传统中医"根"的探寻与继承。从文化自信到文化自觉，根植于施今墨心向真理、求索变革，希望祖国中医在西学侵入之严峻形势下，变不利为有利，1＋1的模式，在那时便形成了雏形，这还不是从文化自信到文化自觉吗？

四、大师打通传统文化为弘扬优秀文化做了示范

作为一个医生，就医术谈医术，是不会成为良医的，更不要说成为名医。施今墨先生的处方，内蕴医学、文学、历史、哲学等综合之美，所谓处方平和、细腻，

融贯中西，法出自然，不偏不倚，不存门户之见，而自成系统。正是建立在对中国传统文化触类旁通的基础之上，施今墨具备了一种融贯诗、画、医、艺的参合思维，他精于书法笔墨，喜好京剧，善读哲学、历史，时刻关注国家政治时局的发展，与文化界、京剧界、科学界多位鸿儒名流皆是君子之交，经常在一起交流学术和艺术方面的心得。施今墨大师以极其深厚的传统文化基因，功夫在"术"外的格局、眼界，从而打通了传统文化的血脉，洞悉了事物的发展规律，参透了辩证唯物主义哲学思想，赓续我中华民族"知史崇德"的家风，诸多因素汇集一起方能成就一代医宗。

五、大师体现的名医文化是传承中医药的不竭源泉

我曾在中医药学术会议上反复提出，大师要具备五个标准：1.改写历史；2.超越前人；3.带出后人；4.解决实际问题；5.讲述优秀的传统文化故事。施今墨门下桃李芬芳，枝繁叶茂，弟子成就卓越，如今已至五代，成为"京城四大名医"中以"门"卓然自立的学派，以施门二代传人索延昌为代表的延昌燕京国医学派研究会，就是在挖掘、传承施门学术精髓基础上建立的。

我们以为，施今墨作为一代达儒"明"医，完全可以成为一种具有标识意义的文化现象，而我们整理他的生平经历、学术思想、医案典籍，正是为了深入研究"名医"背后蕴含的文化之根，使之从术的层面上升为道的高度，为传承祖国中医药事业如水向源，孜孜以求。

我们要看清楚过去为什么能够成功，弄明白未来怎样才能继续成功。《大国医施今墨》的出版，尽管不能说完全回答了上述的问题，却为我们走近大师，研究名医文化，打通传统文化，"以史为鉴，开创未来"做出了很好的示范。

不得不说，2020年是极其凶险的一年，新冠肺炎疫情全球蔓延，严重危害人类健康与生命安全，中国人民在中国共产党的领导下，果断地推出中西药并用的方针，对有效地治疗及控制疫情的发展起到了重要的作用。中医药从来都是讲究疗效的，以治病救人为第一，以人民的生命安全为第一，这也就是我党所要求的：

不管疫情如何肆虐，要保障人民的健康和生命安全。习总书记在党史学习教育动员大会上铿锵有力地说"江山就是人民，人民就是江山！"因此我们要积极为中医立法，要大力发展中医药事业。施今墨老先生，如地下有知，也该朗声大笑于天庭之上了！

中医药是打开中华文明宝库的钥匙，我们要把中医药这份宝贵的文化遗产继承好、发展好和利用好，把老祖宗留下来的这份宝贵的文化遗产真正继承下来！我想这也就是两位作者暑天不辞辛劳写这本书的真正目的吧！

斯人远去，大师的背后，路何其漫漫！感慨之余，写下这些文字，是以为序。

2021 年 7 月 1 日

如见远人归

薛钜夫

老话儿说："小孩儿记吃"。用在我对师公施今墨先生最初的记忆上，算是此言不虚了。我很小的时候，有一次家父带我去看望施爷爷。临告辞，施爷爷笑眯眯地把两个当时的稀罕点心——"义利面包"放在了我的小手上……他老人家慈祥可亲的神情与面包的香气一同沁入心脾，久久滋养着孩提的我。

及至稍长，我开始对师公的故事感兴趣——我父亲薛培基是施今墨先生的及门弟子，因此我是听着父亲讲着施爷爷的传奇故事长大的。每次讲完师公的一段往事，父亲通常会由衷地说："施老是具有大格局的医家，胸怀开阔，兼收并蓄。我这么放不下病人、热爱自己的职业，就是深受施老的影响……"这样的感慨听得久了，懵懂的我记住了师公是位了不起的大明医。

我五岁始，父亲带我去得最多的地方，就是东西琉璃厂，也可能跟遗传基因有关，我很小就对书画天然敏感、喜欢亲近。都说"字如其人"，记得一次父亲带着施爷爷手书的一帧"加减完带汤"处方，到韵古斋请刘金涛师叔装裱。我觉得施爷爷的字有王羲之《奉橘帖》的神韵。如药方中橘皮的"橘"字，比帖中的原字更完整，也更好看。尤其笔墨行迹比王羲之的原帖更容易辨识、好学。父亲见我有点入神了，就及时点拨道："施爷爷处方上的字所采的就是《奉橘帖》的笔法，所以很像。帖上的字是印出来的，这药方上的字是施爷爷亲笔写出来的，年代也比原帖更近，所以笔墨清晰、易辨易学……"

看着这张装裱后的师公的处方，我更加肯定了自己的一个发现：对于好的古人书法作品，只要经过施爷爷的手，就变得好学了。父亲听我讲完这个发现，高兴地说："对的！你施爷爷就是这样厉害的一个人，多难的本事，经他一讲、一示范就变得简单好学了。我和你祝伯伯、董德懋伯伯，都有这样的感觉。"于是，年少的我对师公又生出一个新印象：施爷爷是一位有大学问的好老师。

记得那天我天真地向父亲请求："长大后我也要跟施爷爷学医、学写字画画……"父亲却深情地说："等你大学毕业后，施爷爷年龄就太大了，不能再让他受累了。不过，到那个时候你可以跟施爷爷最得真传的弟子——我的同窗祝谌予先生去学习。因为你祝伯伯不但把施爷爷的全套本领都学到了，还到日本学习了先进的西医诊疗方法。他身上有两套医学体系融合的本领。你祝伯伯不仅医术好，讲课艺术更是能让你一听就懂、一学就会、一用就灵……"听了父亲的话，我在心中开始确立追随师公的真传弟子祝伯伯学医的心志。

无奈我初中毕业时赶上"文革"，全国高考停止了，我失去了上大学的机会。但也是这个失之东隅的缺憾，反而成就了我特殊的中医师承之路。在父亲的指引下，我提前走到了祝师身边，亲目他老人家做人、读书、诊病的风采，更享受到了"师徒如父子"的幸福。

在随祝师学习的三十年间，我感受最深的，当是他对施爷爷学术思想、情怀继承和发扬的赤诚。自1933年至1939年，一年365天，除去春节期间师公停诊，祝师都是白天侍诊左右，晚间秉烛夜读，阅读清末儒医周介人的中医经典著作和研习施今墨医案。

中医传承的价值，以临证医案为首重。然医案不失真的记录和事后的整理，这两个环节更是不可或缺的融贯，也惟此才有真确的传承意义。祝师曾回忆说，施老与他师徒二人都有记笔记的习惯，施老的临床笔记被称为"电影回放"。即每晚睡前置一笔记本于床头，闭目静心之际便开始追忆当天应诊时的病例，或是精彩、或觉不足、或应查询文献等，将所感、所悟及时记上笔记本，以得存真。

祝师则在随师侍诊之暇，常备"零金碎玉"手册。凡遇施老治病时自己的不解之处，辄问于师，并将老师口传心授记录于册。持之以恒，积铢累寸，不但保存了施老的临床精粹，而且对自己增长阅历、体会老师的学术思想、增进师徒间的思维默契裨益颇深。

因为原始医案记录全面准确，加之师徒之间对医理探究明确，所以祝师倾毕生心血与施门传人所整理的《祝选施今墨医案》《施今墨临床经验集》《施今墨对药》等，不但为施派学术思想的完善和传承奠定了基础，而且突出了两个亮点：一是学风正——医案的释言按语如史家之惟真为要，彻底摒弃臆猜妙笔的旧体统；二是利学用——开创了西医病名与中医辨证合韵的体例先河，其特点是易学好用。

祝师在完成这些施老的医案整理工程后，晚年又曾多次嘱咐我编写一部全面总结施老临证特点、学术特色和经验的《施今墨医学全集》，并且要坚定地将施老"编书、办医院、开学校"三位一体的复兴中医之路扎实地走下去。

师之嘱托，当为使命。吾辈历二十寒暑，经遍访全国施门第二代先辈，口述实录与集纳文献，终得《施今墨医学全集》编纂问世。尝遥想祝师一代整理施门学术之时，激励他们的，亦当是此情此感吧。如此一悟，心灵相通的幸福之情不禁油然而生。师公与祝师、家父若泉下有知，也会不禁感叹这般师徒间的奇妙默契吧。

今适逢师公一百四十年诞辰之庆，有幸得见张永和、张婧两位老师所著《大国医施今墨》书稿，令我喜出望外，忽觉师公远行归来，字里行间音容真切。如果说，《施今墨医学全集》是一本后世了解施老作为近代中医临床家、教育家、改革家的学术指南，那么《大国医施今墨》中所记述的施爷爷生平传奇，尤其是诗书画艺方面的成就，会令人们对其中医名家身份之外的风神气度产生更全面的认知。医与儒，艺与达，一代大师就这样在一个多世纪后的两本书籍中辉映互参，相融相和。何况展卷之际，书中与师公同时代的名家先贤亦历历生动，翩翩风采如临耳目。这又是另一番史料价值的收获及至享受了。

小满时节，恰得圆满。感谢张永和、张婧两位老师的倾情付出，令吾侪有幸在精文妙本中得享师公的慈颜慧果，故以感恩心语代为序。

2021 年 5 月 21 日

目 录
CONTENTS

第一部分　家风·立志·悬壶

第一章　万民忧乐在心头 …………………………………………… 002
　　第一节　黔山秀水孕钟灵　千里异乡诞宦门 ………………… 003
　　第二节　弱冠立志救慈亲　师从舅父习岐黄 ………………… 006
　　第三节　心昭日月秉祖风　一脉忠烈承遗志 ………………… 010

第二章　何处人间有自由 …………………………………………… 014
　　第一节　遵父命求学山西　入新学民主萌芽 ………………… 015
　　第二节　以医作掩奔走革命　改名励志弃政悬壶 …………… 018
　　第三节　心系时政忧民生　巧借"鸢爪"惩恶霸 ……………… 022

第二部分　存亡·求索·兴学

第一章　存亡续绝写春秋 …………………………………………… 028
　　第一节　《废止中医案》风波乍起　北平深巷秋意袭人 ……… 029
　　第二节　身担重任奔走沪上　慷慨陈词振臂一呼 …………… 034
　　第三节　赴南京两军对垒　舌战余云岫初露锋芒 …………… 040
　　第四节　一诊可愈治顽疾　汪精卫送匾转乾坤 ……………… 046
　　第五节　"四大名医"相援相引　悬壶济世美誉京城 ………… 051

第二章　衷中参西办新学 ········· 054

- 第一节　融贯中西　"大师的摇篮" ········· 055
- 第二节　华北国医学院　文脉永继 ········· 062
- 第三节　挂图风波水落石出　办学宗旨三个结合 ········· 074
- 第四节　乔装病人访名医　"南丁北施"传佳话 ········· 080
- 第五节　一生多师广开学路　"医戒十二条"
  医德学术相得益彰 ········· 085
- 第六节　妙手回春起沉疴　仁心济世收爱徒 ········· 090
- 第七节　奔走张北大青山　将军拨款解燃眉 ········· 094

第三部分　临证·创新·传承

第一章　临证奇闻济世才 ········· 100

- 第一节　临证如临阵　用药如用兵 ········· 101
- 第二节　曹锟贿选祸起萧墙　巧用人参起死回生 ········· 104
- 第三节　崇古宗法吴鞠通　温病学派巧化裁 ········· 106
- 第四节　出奇制胜用单方　独辟蹊径小而精 ········· 108
- 第五节　妙手巧抄"四君子汤" ········· 110
- 第六节　三张药方　六十年医患情 ········· 112
- 第七节　香油条治咳血 ········· 115
- 第八节　险用砒霜打虫子 ········· 117
- 第九节　通便药催生 ········· 118
- 第十节　全蝎、蜈蚣治春温 ········· 119
- 第十一节　实事求是治疗食管癌 ········· 121

第二章 锐意改革崇创新 124

- 第一节 治学严格 引导弟子兼收并蓄 125
- 第二节 重视气血 提出"十纲辨证" 128
- 第三节 明辨表里 定量定性 131
- 第四节 温补厚肠 重视后天之本 133
- 第五节 施门巧用 唯物辩证法 135
- 第六节 五个方子 献礼新中国成立十周年 137
- 第七节 探索中西医结合之途 143
- 第八节 中医辨证 西医辨病 145
- 第九节 在毛泽东思想的指引下建言献策 149

第三章 宣明自有后来人 154

- 第一节 祝谌予：能治病是中医的根基 155
- 第二节 李辅仁：安老扶康 德音遐布 161
- 第三节 董德懋：推荐病人读《脾胃论》 165
- 第四节 翟济生：擅用"温运"治顽疾 169
- 第五节 索延昌：为燕京学派发展史留下鲜活一页 172
- 第六节 马继兴：中医古籍"寻宝人" 179
- 第七节 张仁济：仁心仁术 济世活人 182
- 第八节 曹志安：珍藏一辈子的药方 188
- 第九节 吕景山：从辑录"对药"到发明"对穴" 192
- 第十节 克绍家风施小墨 198
- 第十一节 杏林君子祝肇刚 203
- 第十二节 薛钜夫：从华北国医学院到金方书院 206

第四部分　恩德·轶事·涅槃

第一章　达儒明医互参合 …………………………………………… 216
　第一节　"报告主席，我们团结得很好，互相很尊重" ……… 217
　第二节　"取信两君子　生死有余光" …………………… 218
　第三节　为张学良一洗沉疴 …………………………… 221
　第四节　与诗人臧克家吟诗唱和 ……………………… 223
　第五节　与钱学森探讨辩证法 ………………………… 225
　第六节　与张孝骞"中西合璧"治疗肌萎缩 ………… 227
　第七节　与林巧稚同创生命奇迹 ……………………… 229
　第八节　与齐白石、梅兰芳谈戏论画 ………………… 231
　第九节　与范家驹总角莫逆 …………………………… 234

第二章　余生岁月倍流年 …………………………………………… 236
　第一节　君子之风　山高水长 ………………………… 237
　第二节　赤子心怀 ……………………………………… 240
　第三节　最后的药方 …………………………………… 244
　第四节　遗言铮铮垂后世　"不入万安旧墓园" …… 246

后记 ……………………………………………………………… 253

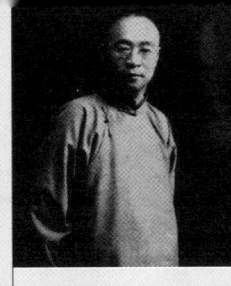

第一部分
家风·立志·悬壶

第一章　万民忧乐在心头

这一章记述了施今墨的家风源起。

祖父、父亲齐家治国、读书进仕的儒家思想濡染，外祖父李秉衡爱国精神的感召，舅父李可亭先生的岐黄启蒙……伴随施今墨这个宦门之后，以一种不同于常人的方式，走过清末、民国，行走于新、旧社会的分水岭，心系天下苍生，胸怀家国忧患，实现着"万民忧乐在心头"的人生抱负。

第一节 黔山秀水孕钟灵 千里异乡诞宦门

治世济人悬壶事，粉墨春秋走笔书……

笔者要撰述的这个故事，距今已经过去整整一百四十个年头了。历史，就是用一代代人的心口相传，演绎成戏文里的粉墨春秋，铸成中华民族精神风骨的底色，历经岁月的大浪淘洗，故事里的物是人非，总有故事外活泼泼、铁铮铮的血脉延续，引领后人去思索、去继承中华文化的文脉哲思。

1881年春天，国事动荡的大清朝，发生了一系列重大的历史事件：慈安太后突然病逝，慈禧不再受嫡庶的约束，党羽势力大增，随着光绪皇帝一天天长大，归政的压力也日益加强，一场顽固派与维新派的较量在清廷内部蓄势待发。后来一场"戊戌变法"，尽管光绪帝为强国革新尽了最大努力，却最终没有敌过以慈禧为代表的封建顽固势力的反扑与吞噬。"戊戌六君子"惨遭杀戮，慨然赴国危，这也预示着，大清朝丧失了最后一次救亡图强的机会。然而，对世代为官的施家来说，这个春天，却又是蕴含着郁郁生机的。故事就从浙江籍官员施之博赴任云南曲靖知府的途中说起。

1881年初春，黔山秀水的贵州大地，幽静的古道上，走来一队车马，施之博携全家老小，自江南千里迢迢赶赴云南。二月二十九日，当施家的车队途经贵阳时，天降瓢泼大雨，车内忽然传出一声大喊：

"老爷，少夫人要临盆了——"

原来，施之博的儿媳怀胎十月，禁不

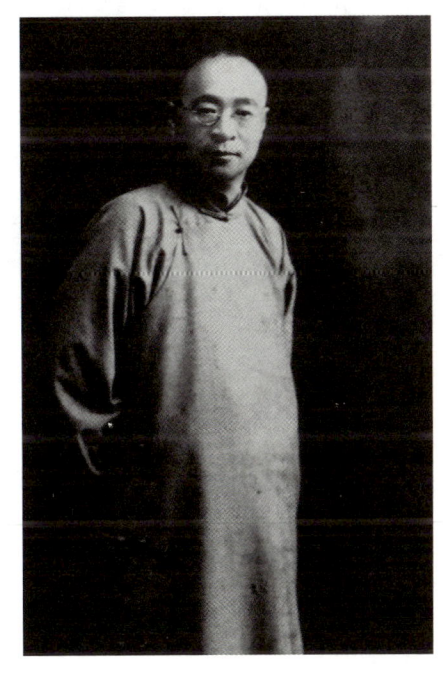

青年时期的施今墨

住长途颠簸，眼看就要临盆生产。施家人顿时慌了手脚，一时间，喊叫声、马蹄声、脚步声糅杂着风声雨声，响作一团……

施之博的心顿时拧成了乱麻绳，千里异乡，旅途半道，这人生地不熟的半途中，放眼望去，只有一座座被暴雨冲击的山峦，哪里去找接生的产婆。听着儿媳在马车内传来的疼痛难忍的叫喊声，施之博顾不得到车内避雨，翻身下马，撩起衣襟，跪到地上，祈求道：

"苍天在上，我施之博半生为官，谨言慎行，无愧于苍生百姓，求老天保佑我施家，让他们母子平安，母子平安吧！"

静默的黔川大地，黔山巍峨，风雨吟啸……

风雨交加中，施家的车马一路疾驰，好不容易走到一处驿站。施之博赶忙将儿媳安顿下来，不多时，就听驿站里传来产婆的报喜声：

"生了，生了——恭喜老爷，施门添丁进口，是个白白胖胖的小子——"

"谢天谢地，感谢上苍护佑！"

或许是施之博的诚心感动了上苍，就在这千里异乡的贵州大地上，儿媳顺利地产下一名男婴，全家人欣喜若狂。一时间，雨过天晴，面对被雨水冲刷过后满目葱翠的黔山秀水，施之博心中大悦，对着上苍三拜九叩，喃喃自语道：

"常言道，'风雨出贵人'。这孩子蒙上苍垂爱，生在贵州大地，秉黔山秀水之气，得自然造化之神，希望他将来能成就一番济世伟业，我给他取个名字，就叫——毓黔吧！"

毓，同育，长也；黔，贵州省的别称。祖父施之博为孙儿取名"毓黔"，是希望他记住这片黔山秀水，可谓顺时顺势。襁褓中的小毓黔，正在母亲怀里酣然入睡。施家人或许不会想到，就是这个降生在贵州大地上的男婴，日后竟然成为改变施家命运，甚至影响近现代中国中医发展史的重要人物，这当然是后话，先来说说施家。

施之博，字济航，1865年考取进士功名，祖上世代为官，祖先曾官至翰林，世代受到"万般皆下品，惟有读书高"的儒家思想熏陶，将"修身、齐家、治国、平天下"作为人生正途。在施之博看来，施家的后人就要读书进仕，走科考扬名、立身之路。施之博之子施筱航，常年在山西为官，虽然一生仕运平平，未曾官居显位，但施筱航始终秉承着施门家风，以君子之德立身，将家国天下挂在心头。1902年，施筱航携全家老小赴山西就任，途中游览了大同的名胜古迹——素有"塞上小江南"之称的水神堂。清代许多文人政客都曾在此留下墨迹楹联，诸如"山川都入画，风月此凭栏""轩窗绿至云三面，鱼藻空游镜一夜"……面对满目山峦，施筱航陡然生发出了一份忧国忧民的感叹，慨然写下了"四面云山归眼底，万民忧乐在心头"的诗句。

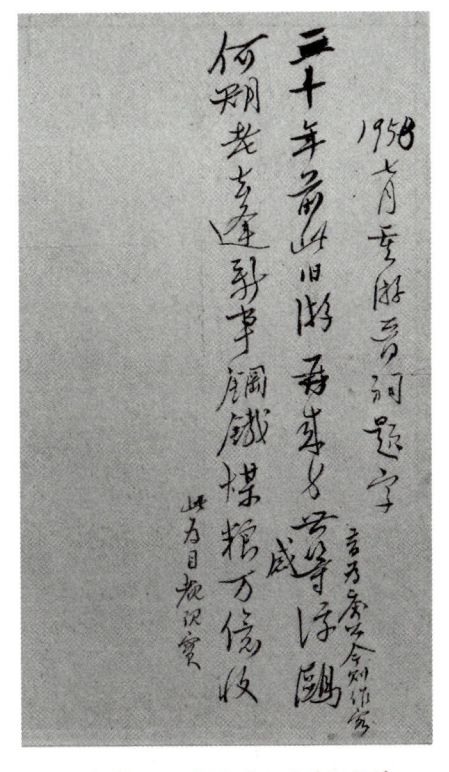

施今墨1958年重游山西晋祠题诗

施毓黔的童年，大部分时间是随父亲施筱航在山西度过的。多少个日暮晨昏，施毓黔端坐在桌案前，父亲手把手地教他写着一手娴熟的王体（王羲之）行书，父子二人，一个口传心授，一个挥墨走笔、默念成诵：

"毓黔，观山水之壮阔，当思百姓之疾苦，你身为男子汉大丈夫，面对山岳安澜，不可心生安逸苟且，要把国家兴亡，百姓黎庶挂在心间。你记下了吗？"

"父亲，毓黔谨记在心！"

…………

自古贵人多风雨，黔山秀水降钟灵。
宦风一脉多历练，焉知他年换门庭。

第二节 弱冠立志救慈亲 师从舅父习岐黄

施毓黔的母亲因在贵州半途中产子，受了惊恐与风寒，自此落下病根，长年身体孱弱，每逢春秋便咳喘不止，浑身疼痛难忍。在毓黔的记忆中，自己很小的时候，家里就经常有穿着长衫、拎着药箱的老郎中进进出出。父亲为母亲遍请名医，吃遍了各种药汤，病体依然不见减轻。有一次，母亲得了急症，一个临时抱佛脚的庸医慌乱中开错了几味药，险些误了她的性命。从那时起，毓黔就立下心愿，要潜心学习医术，为母亲看病，以尽孝道。而他真正与中医岐黄结缘，还是得益于舅父李可亭的启蒙点拨。

原来，李可亭的父亲是清末爱国名臣李秉衡。常言道："虎父无犬子。"李可亭虽为将门之后，却心向岐黄之道，一心济世救人，后来发奋学习医术，成了河南安阳一带妇孺皆知的名医。

悬壶济世的李可亭，经常挎着药箱，摇着铃铛行走乡里，为生病的百姓诊脉遣方。他凭借手中的一根银针，治好了许多疑难之症。一年寒冬，安阳当地时疫流行，体弱的老人孩子皆恶寒、身痛、发高热。李可亭根据古医书中对"时行病"的论述（时行病者，是春时应暖而反寒，夏时应热而反冷，秋时应凉而反热，冬时应寒而反温，非其时而有其气……），以清热解毒、芳香化浊、疏散外邪、气血双清之法为病人调方运药。他还在村子里支起一口大锅，亲自抓来草药，为家境贫苦的百姓们分发煎煮好的药汤，免收一切银两，福泽一方乡邻。以至于河南安阳当地的百姓们，都用这样的美誉之辞赞颂李可亭：

将门良医李可亭，银针当戈起沉疴。悬壶济世行乡里，不教百姓染血泊。

施毓黔十三岁那年，病体稍有好转的母亲，带着他回河南安阳娘家探亲。一天，毓黔正在书房翻看四书五经，忽然听到厅堂上传来一阵徐徐朗朗的吟哦声：

第一部分 家风·立志·悬壶

"人与天地相参,故五脏各以治时,感于寒则受病,微则为咳,甚则为泄、为痛。乘秋则肺先受邪,乘春则肝先受之,乘夏则心先受之,乘至阴则脾先受之,乘冬则肾先受之。"

…………

毓黔听到这里,心中不觉一动,他暗暗想,这里面说的症状不正好与母亲的病症一样吗?正在他听得暗自出神时,忽然又听到一阵吟哦声:

"阴阳四时者,万物之始终也,死生之本也。逆之则灾害生,从之则苛疾不起,是谓得道。道者,圣人行之,愚者佩之……"

毓黔虽然不能完全听懂其中的意思,但他懵懵懂懂地感觉到,这里面的"阴阳""万物""死生",字字珠玑,力重千钧,有不可言说的玄奥之意。尤其是听到"道者,圣人行之……"时,心中莫名地生发出一份敬畏与向往之心。他怀着好奇心循声走去,透过斑驳的花梨木窗棂,看到一身儒雅之气的舅父李可亭,正手持书卷,一边吟哦,一边沉思。

"毓黔,你不在书房好好读书,躲在窗棂后面干什么——"

听到舅父的一声问训,毓黔赶忙恭恭敬敬地走上前去,深施一礼道:

"舅父大人,我是闻声而来,听您刚才吟诵的句子,'阴阳、万物、死生……'似有说不出的深奥之意,这些就是人生的大道吗?"

李可亭听毓黔出语不凡,便知这孩子根基聪慧,心有悟性,笑着说道:

"孩子,你说得对,也不全对,所谓大道无常,世事渺渺,违逆它就会身临灾祸,顺从它才能使重疾难成,这就是与道相合,圣人顺从而遵行,愚人违逆而背行……"

毓黔听到这里,忽然想到了什么,不觉长叹一声,竟然簌簌地掉下眼泪来。李可亭顿觉莫名其妙,忙问道:

"孩子,刚才还好好的,你为何突然难过伤心起来呀?"

"舅父,所谓四时阴阳,天地大道,天是人的初始,父母是人的根本,人处于困境就会追念本原,到了极其劳苦疲倦的时候,没有不叫天的;遇到病痛或忧伤的时候,没有不叫父母的。可我每天闭门苦学,读着四书五经、诗书礼易,却眼睁睁看着母亲的病无能为力，连孝道都不能尽，还谈什么君子之道，天地大道啊！"

听毓黔这样一说，舅父不禁笑道：

"这孩子，真不愧是宦门之后，心性聪慧，孝心可佳，孺子可教也！"

从那以后，毓黔读书每有闲暇，便央求舅父给他讲有关中医岐黄的知识。有一次，他拿着母亲的一副药方向舅父请教道：

"舅父，为什么母亲得的咳症，吃了别的郎中开的止咳平喘的方子，非但不见好转，反而越来越重呢？"

舅父望着毓黔一双明澈而渴求的眼睛，徐徐说道：

"孩子，《内经》有云：'五脏各以其时受病……五脏六腑皆令人咳，非独肺也……'你母亲是产劳所致，五脏虚弱，要以扶正固本为主，辅以镇咳平喘，否则便是本末倒置！"

毓黔听舅父说得有理，深感中医岐黄博大深邃，舅父也看出他有习医之意，便委婉地说道：

"毓黔啊，你出身宦门之家，书香之后，将来或可读书进仕，求取功名……可是，纵有良田千亩，不如薄技在身，男子汉大丈夫，上可出将拜相，下可济世益民，这才不枉立命安身、天地正道！"

舅父的一席话，点燃了毓黔心底久已燃烧的火种，母亲经年体弱多病，他早有习医以尽孝道的心思，只是苦于没有机会，在舅父李可亭身上，毓黔感受到悬壶济世的君子正气，在他心底盘旋了许久的念头终于冲口而出：

"舅父，您教我学医吧！"

…………

写到这里，笔者还要补充一笔。施毓黔出生和成长的年代，正处于清王朝走向衰亡没落、新旧思想交替的时代。1894年，康有为、梁启超推倡新法，主张取消八股取士，延续了1300多年的封建科举制度逐步走向衰落，废科举，罢三考，这也意味着，施毓黔不能再像祖父和父亲那样，走传统宦门子弟科考扬名的路径。然而，中国知识分子骨子里的那份家国担当，以及书香门第赋予他的儒家思想禀赋，依然不断撞击着他的心灵，促使他在迷茫中找寻着内心自我价值的归属。这个时候，舅父李可亭的一席话，无疑点亮了施毓黔心底的一盏灯，他开始意识到民生疾苦，作为男子汉大丈夫，自己虽然不能驰骋沙场，为民请命，不能再通过科举考试入朝为官报效朝廷，却可以像舅父一样行医济世，普救众生。"良田千亩，不如薄技在身。"施毓黔反复默念着舅父的话，他郑重其事地向父亲施筱航提出请求，表明自己要跟随舅父学医的心志。父亲深思了片刻，说道：

"毓黔，你日后是要读书进仕的，学医是一件很辛苦的事，你可想好了？"

"父亲，孩儿想好了！"

看毓黔如此坚定，一副不达目的誓不罢休的样子，施筱航虽然心中不悦，也不便横加阻拦，他转而想到，自古医文不分，很多大医家都是学富五车的大学问家，毓黔学医也不影响他将来走仕途。施筱航转身站在施家祖宗牌位前，低沉着声音说道：

"施家列祖列宗在上，你将来如若有一线机会，万不可误了读书进仕！毓黔，你答应为父这一条，我就准许你学医。"

施毓黔抬头望着施家列祖列宗的牌位，不觉倒吸了一口气，但为了完成自己立下的志向，他攥紧拳头，默默答道：

"父亲，毓黔答应你！"

就这样，十三岁的施毓黔开始正式随舅父李可亭研习岐黄之术。毓黔在随舅父学医之初，因李可亭诊务较忙，无暇给他讲基础知识，于是请了自己的好友王先生。这位王先生是一个清末的廪生，学问功底深厚，为人和善，平素以教书为生，喜读医书，对李可亭先生的医术甚为敬佩，所以二人相交甚好，经常在一起交流中医话题。

前两年，毓黔以听王先生讲课为主，闲暇帮舅父抄方抓药。在随舅父抄方时，发现舅父和病人说的一些话与王先生平时所讲的那么相近，甚至很多地方是一模一样的。尤其书写病案的要求，简直就是如出一辙。舅父也感觉到这个年仅十几岁的孩子给自己侍诊，好像不用多说什么，自己有什么想法和需要，他都能感觉很准确。所以从内心感谢王先生教导有方，也觉察到这孩子天资的佳质。

王先生每天讲授中医基础课程的方法，多是以模拟诊病过程的形式进行的，因为王先生对李可亭的医路十分了解，所以毓黔学过后的东西，再随师看病领会就十分自然，没有生疏感。除此之外，王先生还为毓黔讲授了很多医学之外的文化知识，诸如天文、历史、诗词等，这也成为施毓黔日后积淀下丰厚医学之外的功夫和修养的思想启蒙源。

施毓黔学习岐黄的第三年，从《黄帝内经》《难经》到《伤寒杂病论》《神农本草经》《金匮要略》，熟读了古典医学典籍及历代名医著作。他还经常挎着药箱，跟随舅父到乡间出诊，看李可亭为病人悬丝诊脉、捻针开方，亲眼目睹民间百姓的生活疾苦。在病人不多的时候，李可亭会对一些典型病案采用讨论式的诊病，让毓黔身临其境地融入到诊病过程中，去省悟其中至妙的医理，因此毓黔的学习兴趣与日俱增，进步喜人。十六岁时，他对一些常见的典型病人的诊疗处方，可以做到和舅父治病思路形似到乱真的地步。李可亭经常对施毓黔说：

"从师学习，先要进入到老师的精神世界里，学会老师的思维方法是必须的，待成熟后，方可由形似转入神似。"

随舅父学习八年后，施毓黔已经可以独立行医，经常有病人慕名前来找他看病，舅父看在眼里喜在心里，很高兴自己的一身本领总算后继有人。

天地相参习岐黄，四时顺逆有阴阳。
弱冠立得济世志，悬壶乡里泽一方。

第三节　心昭日月秉祖风　一脉忠烈承遗志

施毓黔受祖父和父亲的影响，自幼饱读《诗》《书》《礼》《乐》《易》《春秋》儒家六经，在舅父李可亭的循循善诱下，又先后学习了《内经》《难经》《神农本草经》《伤寒论》《杂病论》《脉经》医家六经，这儒医十二经，潜移默化地熔铸到他的思想中，逐渐形成了一种属于中国传统文化的中庸思想、诗书画艺融会贯通的参合思维。长到弱冠之年，施毓黔已是一个知书识礼、谦逊温良的翩翩君子。除了施家祖辈之外，在他的血脉深处，还有一个对他影响极深的人，这个人，就是施毓黔的外祖父——清末著名爱国名臣李秉衡。

1884 年，毓黔三岁时，外祖父李秉衡在中法战争中抗击法国侵略者，赢得振奋人心的"镇南关大捷"；1894 年，毓黔十三岁时，外祖父在甲午中日战争中临危受命，出任山东巡抚，指挥陆军抗击日本侵略者，使民族精神为之大振；1900 年，毓黔十九岁时，外祖父在八国联军入侵北京时受命驰援，宁死不屈，壮烈殉国……这些事迹深深激荡和震撼着青少年时期的施毓黔，在他幼小的心里，外祖父的形象无比高大神圣，就像黔川大地挺拔的山脊，水神堂汩汩的湍流……

在《清史稿》中，有这样一段记述李秉衡的文字：

秉衡清忠自矢，受命危难，大节凛然，此不能以成败论也。联军之占津、海也，长驱而入，唯士成阻之；俄兵之侵龙江也，乘隙以进，唯寿山拒之；固知必不能敌，誓以一死报耳。荣光争大沽，凤翔守爱珲，虽已无救于大局，而至死不屈，外人亦为之夺气，何其壮哉！

李秉衡，字鉴堂，1830 年出生于奉天海城（今属辽宁）。童年时期开始习武，因勤练武功，善使两把铜锤，故有"铜锤李"之称。少年时期，随父任到江南，后步入仕途。1874 年以后，历任知县、知州、知府等职。1884 年后，任广西按察使、安徽巡抚、山东巡抚、巡阅长江水师大臣等职，官至正一品。李秉衡为官清正廉明，忠君体国，勤政爱民，赢得了"大节荦荦，照耀日月""廉劲公诚，至诚至公"的美名，百姓呼之为"包拯再世，海瑞复生"，晚清政治家翁同龢赞其为"文武将才"。

1897 年，德国借"巨野教案"派兵强行进入胶州湾，李秉衡认为"土地不可自我而失"，派兵与其相争，因此被罢黜，担任四川总督，但未到任便因德国压力而被罢免，随后隐居河南安阳。这段时间，毓黔经常随母亲回娘家探亲，以前他只是从母亲口中只言片语地听到关于外祖父的事迹，这一次，自己终于见到了朝思暮想的外祖父。不同于祖父与父亲身上的书香宦门之风，外祖父身上，有一股英武之气，外祖父经常用那双厚重有力的大手，拍着毓黔的脊梁骨，铮铮铁骨地对他说：

"大丈夫宁为国而捐躯，勿临死而缩手……"

望着外祖父一身英武之气的样子，毓黔感到一股前所未有的力量在他胸前澎湃着，撞击着。三年后，他最敬仰的外公，真的践行了自己"宁为国而捐躯"的誓言，在抗击八国联军入侵的最后一道防线，泣血而歌，壮烈殉国。

1900年，八国联军入侵，李秉衡受慈禧太后召见，奉命整顿长江水师，他率军队沿长江而下，准备与各国军队决战，被时任两江总督刘坤一视为眼中钉。借朝廷要求刘坤一派员率兵北上、保卫北京之机，刘坤一以"勤王北上"之高帽，请李秉衡先行北上，并且将一支部队交给他统领。

1900年7月26日，李秉衡率军抵达北京。那时，八国联军已攻占天津，北京万分危急。觐见时，李秉衡慷慨主战，大受慈禧褒奖，立刻任命他为"帮办武卫军军务"，即荣禄的副手，担负保卫北京的重任。

八国联军经过短暂休整后，向北京进犯。8月15日，北仓、杨村防线告急，李秉衡放眼帐下，只有区区五百名士兵，他立即拜见荣禄，要求调拨部队、提供弹药。荣禄表面上答应，骨子里却持反战态度，他以手中部队入不敷出为由，拒绝了李秉衡。李秉衡无可奈何，又来不及上奏朝廷，只能以寡敌众，率五百士兵奔赴通州前线。

通州是北仓、杨村之后通往北京的第三道防线，一旦失守，敌军可长驱直入，侵至朝阳门。朝廷连下谕旨，命令张春发、陈泽霖、夏辛酉、万本华四军屯杨村、河西务，以抵御联军的兵锋。虽然加上袁世凯精锐的三千新军，通州防线的兵力总共有一万五千余人，但大都持观望、拖延的态度。8月7日，当李秉衡作为前线总指挥，在通州召开作战会议时，他举目四望，帐下竟然一个将领也没有。

第一部分 | 家风·立志·悬壶

李秉衡亲自前往前线巡视、督战，一向体恤士兵的他，发现士兵们一个个垂头丧气，士气极为低落，士兵不仅拿不到饷银，而且面临粮绝之险，可朝廷明明已经拨付了饷银！李秉衡心里明白，是将领克扣了饷银，但危急时刻，他已无暇纠劾，马上命令士兵到附近的乡村购粮，但百姓家的粮食均被北仓、杨村退下来的部队劫掠一光！

面对兵马断绝的情形，李秉衡怒火中烧，却又无计可施。接下来，悲壮惨烈的一幕情景发生了：8月8日，李秉衡督军于河西务，因兵寡不敌退至张家湾；8月11日，联军攻打通州，李秉衡以"为国效命"相激励，但饥饿的士兵已无力再战，四散而溃。孤守通州的李秉衡在得知通州城门被联军炸开后，愤然给慈禧写下一道遗折："就连日目击情形，军队数万充塞途道，闻敌则溃，实未一战，所过村镇则焚掠一空，以致臣军采买无物，人马饥困，无以为立足之地。"而后向北数拜，自吞烟土，自尽殉国。

外祖父向北而立，宁死不屈的身躯，始终像狂涛骇浪一样，激荡着毓黔的心。得知外祖父壮烈殉国的那天，毓黔感觉天塌地陷一般，他咬紧了嘴唇，攥着拳头，向着北方跪拜叩首，一行清泪夺眶而出，冥冥中，他感到那个曾经拍着自己脊梁骨的老人，依然站在身后，用那双坚毅的目光凝视着自己，他默念着外公常说的那句话：

"大丈夫宁为国而捐躯，勿临死而缩手……"

那一年，施毓黔整满十九岁。

外祖父李秉衡的精神感召，一直激励着毓黔，他立志要做像李秉衡那样的男人，这份铮铮铁骨，果真伴随他走过了一生。

1998年，中共大连市委、大连市人民政府为彰显李秉衡的爱国精神，在大连英雄纪念公园为他立了塑像，对施毓黔产生深刻影响的外祖父，在去世近一个世纪后，得到了历史应有的铭记！

黔山秀水育钟灵，一脉忠烈承祖风。
书香仁义堪济世，心昭日月写铮铮。

第二章　何处人间有自由

　　这一章记述了施今墨青年时期的志向与追求。

　　清末民初，他进入新式学堂学习法政，以行医作掩护投身革命，踏入政途，后来面对社会现实，毅然弃政从医。这一时期，民主与革命的思想在施今墨精神深处萌芽，他始终牵系着百姓民生，面对动荡不安的时局，愤然喊出了"烽烟天接迷阳地，何处人间有自由"的心声。

第一节 遵父命求学山西 入新学民主萌芽

在封建社会，"朝为田舍郎，暮登天子堂"，是无数读书人孜孜以求的目标。七岁入私塾熟读四书五经，苦研八股文章，考秀才、中举人，参加春闱恩科，进士及第入翰林院，是明清时期士子进阶的标准模式。如果不是身处特殊的历史时期，施毓黔走的也应是这条路，作为清末宦门之后，他一脚踏在封建科举制即将覆灭的边缘，一脚又踏进了西方新式学堂的门槛。下面，让我们回顾一下这段历史背景。

1898年6月11日，光绪皇帝颁布《明定国是诏》，"戊戌变法"拉开序幕。变法伊始，急需大量懂得西方先进技术、军事政治制度的人才，而科举考试以八股文章为主，此时所进阶的官员有才而无用，颁布新的人才培养方案势在必行。此次变法涉及多个方面，其中最为石破天惊的举动就是"废科举"。

9月21日凌晨，慈禧太后从颐和园赶回紫禁城，将光绪皇帝囚禁于中南海瀛台，宣布自己再次临朝训政，并于9月28日在北京菜市口将谭嗣同、杨锐、刘光第、林旭、杨深秀、康广仁"戊戌六君子"杀害。尽管变法仅仅持续了103天便宣告失败，诸多新政随即废除，但对教育制度的改革仍在步步推进。

1901年8月29日，清廷下令停止"武举"考试，成为废科举的先声。同年11月25日，谕令各省以袁世凯所奏《山东大学堂章程》为蓝本，建立新式学堂。

1904年1月13日，清政府颁布了由张之洞、荣庆、张百熙等人主持制定的《奏定学堂章程》，因制定颁布于旧历癸卯年，故又称"癸卯学制"，这是中国开始实施的第一个近代学制。一套完整的新式教育体系已经建立起来，科举制的废除进入了倒计时。

1905年9月2日，经张之洞、袁世凯、赵尔巽、周馥、岑春煊、端方等督抚的联名奏陈，慈禧太后终于下定决心废除科举制度。

…………

在这样特殊的时代背景下，施毓黔的命运该何去何从？当时，二十岁出头的他已经显露出过人的医学天赋，不仅精通岐黄医理，而且经常行走民间，治病救人。父亲施筱航一直在为毓黔的前途忧心忡忡，尽管儿子在医学方面天资聪慧，又名扬乡野，但真的让儿子做一辈子游方郎中，实在有负宦门祖风。这一天，施筱航忽然在报上看到一则让他为之一振的讯息：

"在山西传教的英国耶稣教浸礼会传教士李提摩太，向清廷议和全权大臣李鸿章提议，以'庚子赔款'中的一部分白银在太原创立一所近代中西大学堂，选拔全省优秀学子入学。"

施筱航终日皱紧的眉头，终于稍稍舒展开来。他焚香三炷，对着施家列祖列宗的牌位叩拜，而后神情严肃地对施毓黔说：

"毓黔啊，你身处动乱飘摇之世，不能像施家先人那样以科考功名立身，光宗耀祖，一直是为父心头的一件憾事。如今，新式学堂渐兴，这正是你读书进仕的好机会，你就去山西大学堂读书吧。"

施毓黔听罢，并未马上回应，在心里沉吟了片刻，声音低微地说道：

"父亲，山西大学堂，就是那个称中国人为'愚民'的'鬼子大人'李提摩太创立的吗？"

施筱航心中一怔，语气顿时严厉起来：

"毓黔，你何出此言？"

"父亲，恕我直言，李提摩太赈济山西灾民，提倡创建新学，功莫大焉，但您没有听说吗？他曾扬言'……要控制这个国家的头和背脊骨……'这是任何一个中国人都无法接受的！"

施筱航听罢，板起一副冰冷的面孔，猛地一拍桌案，怒喝道：

"毓黔，你忘了当初你是怎样答应我的，你是施家子孙，宦门之后，列祖列宗在上，你要记着，功名仕途，才是人生正路！"

听到父亲口中字字千钧的"施家子孙"，毓黔无言以对，他只觉得胸口发沉，脚下千斤重，他知道这几个字的分量太重了，自己没有力量，也没有理由反抗。

尽管此时，民主与革命的思想已经潜移默化地在他心底萌芽，但为了家风祖训，为了兑现当初对父亲许下的承诺，为了施家子孙的承传与担当，他只好缄默地点点头。

"是，父亲！"

那么，山西大学堂是怎样创立的？李提摩太又是何许人也？且听笔者细细道来。

"戊戌变法"后，自康有为提出"欲任天下之事，开中国之新世界，莫亟于教育"的思想后，一时间，清政府开始了一场将旧书院改造为新式学堂的教育改革。

1898年的"百日维新"和1900年的"义和团运动"以后，清王朝为了维护其专制统治，迫于国内外各种压力，于1901年初宣布实行所谓"新政"。同年，清政府下诏："除京师已设大学堂应切实整顿外，着各省所有书院于省城均改设大学堂，各府厅直隶州均设中学堂，各州县均设小学堂……"当时，山西省太原设有晋阳书院和令德堂两所书院。在此基础上，1902年初，山西巡抚岑春煊即遵朝廷谕旨将令德堂改设为山西大学堂。委派山西候补道姚文栋为首任督办，高燮曾为总教习，谷如墉为副总教习，以太原文瀛湖南乡试贡院作为临时校址，接收晋阳书院和令德堂学生，正式开学。

李提摩太，出生于英国威尔士法尔德普林的小村庄，受家庭的影响，十余岁便开始信奉浸礼教。1869年春天，浸礼会批准了他前往中国传教的申请。11月17日，李提摩太搭乘"亚克利"号轮船从利物浦出发，开始了他的东方之旅。

1870年2月12日，李提摩太经过近三个月的海上航行抵达上海，随后被派往山东烟台传教。从此，李提摩太开始以前所未有的精力和毅力学习中文，改穿中国服饰，甚至剃了头发，戴上了一条假辫子。1875年，他还第一次接触到时在烟台准备签署中英《烟台条约》的江苏总督李鸿章。

1876年，华北地区出现了百年不遇的严重旱灾。时在山东传教的李提摩太多方筹集款项，发放救济，向地方政府献策救灾，积极参与了当地的救灾活动。得知山西的灾情比山东还要严重的消息后，他毅然答应上海赈灾委员会的请求，决定到山西进行救灾工作。就是在这场"耗户口累百万而无从稽，旷田畴及十年而未尽辟"的大旱灾来临之际，李提摩太走进了山西，从此与山西结下不解之缘。

赈灾工作结束之后，李提摩太继续留在山西从事传教活动。传教演讲的同时，李提摩太始终将兴办教育挂在心头，并不断地向各级政府官员和伦敦的浸礼会建议"在每个省的首府建立一所学校"。李提摩太于1901年5月14日由沪抵京，月底向李鸿章提交《上李傅相办理山西教案章程》七条，其中第三条提出：从赔款中拿出五十万两白银，每年五万两，以十年为期，用来在太原建立一所西式大学。

1902年初，李提摩太携人来太原签订正式合同，合同生效后，山西大学堂就改制成为两个组成部分，即山西大学堂原来部分改为"中学专斋"，拟办西式学堂改为"西学专斋"，总理为李提摩太，总教习为敦崇礼。由此，山西大学堂就成了中西一体的一所新式学堂。

1902年，二十一岁的施毓黔站在灰白色砖砌的山西大学堂门前，望着眼前这座有些西洋式教堂风格的学堂，心中五味杂陈，他思考着自己的未来，喜忧参半。虽然在这一次人生抉择面前，他没有依照自己的意愿做出选择，但一场源自思想深处的震颤，却在悄悄地蓄积着爆发的力量……

谨遵父命入新学，喜忧参半自叹嗟。
革命思潮生枝蔓，民主萌芽孕豪杰。

第二节　以医作掩奔走革命　改名励志弃政悬壶

1902年，就在施毓黔正式进入山西大学堂读书后不久，校方即向施家传来一纸通知："施毓黔，因带头反对学校创办人李提摩太而被开除……"

施毓黔究竟为何与李提摩太产生激烈的冲突，史料记载中未能详述。但笔者思之，或有几方面原因：其一，毓黔自外祖父李秉衡壮烈殉国后，对西方殖民者心怀仇恨，尤其是进入新式学堂后，逐步产生了民主与革命的思想；其二，李秉衡殉国后，慈禧对其"优诏悼惜""赐恤诏总督例""谥忠节，入昭忠祠"，但次年签订的丧权辱国的《辛丑条约》即规定严惩"排外"官员，包括死者。于是，李秉衡被"褫职，夺恤典"。外祖父的遭际，使施毓黔更加深刻地认识到清政府的腐朽无能与西方殖民侵略者的野心。从某种意义上说，李提摩太这个人功过参半，虽然他来到中国后，为赈济灾民、兴办新学做出了贡献，但其本质，依然是借西方宗教与教育来"控制中国人的头和背脊骨"。毓黔身上流淌着外祖父的血，作为李秉衡的后人，他怎能允许自己与西方殖民侵略者为伍。

1903 年，施毓黔转入山西法政学堂就读，1906 年毕业，由于学习成绩突出，被保送进入北京进士馆深造。1907 年，北京进士馆改为京师法政学堂，成为中国第一所传授现代法律、政治、经济学的高等学校。在这里，施毓黔开始系统地学习西方政治经济理论，开始接触卢梭、达尔文、孟德斯鸠等人的著作，并阅读了很多日本学者推介的西方政治经济理论的书籍。此时，他对西学的认识也逐渐发生转变，视野一点点开阔起来。

1911 年，辛亥革命爆发。一个十分偶然的机会，施毓黔结识了辛亥革命的著名领袖黄兴。在黄兴的介绍下，毓黔加入了同盟会，从此以行医作为掩护，跟随黄兴奔走革命。在那个战火烽烟的年代，一个一领长衫、拎着药箱的翩翩青年，一面行走于民间为老百姓诊脉看病，一面为革命四处奔走宣传，做着艰苦卓绝的地下工作。那个身材不高却行旅匆匆的男人，目光中闪烁着革命者的坚毅和正气，正是中华民族于水深火热中坚挺的精神风骨。

1911 年，辛亥革命成功，清王朝统治被彻底推翻。次年，施毓黔以山西代表的身份，参加了在南京举行的孙中山临时大总统就职典礼。此后，他又以客卿的身份留在临时政府陆军部，协助陆军总长黄兴制定陆军法典，此前所学的法政专业正好有了用武之地。多少个不眠夜，毓黔坐在桌案前挑灯夜战，奋笔疾书，草拟着《陆军刑法》《陆军惩罚令》《陆军审判章程》……他多么希望，自己也

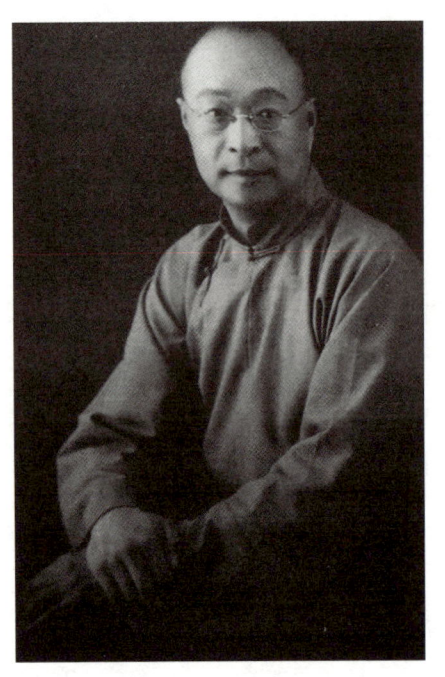

青年时期的施今墨

能像当年的外祖父一样,"上马击狂胡,下马草军书",为国为民倾尽一腔热血。

然而,现实并不像毓黔所期望的那样。不久后,辛亥革命取得的成果被袁世凯窃取,接下来,孙中山先生出走,黄兴病故……这一系列变故使毓黔深感失望。1913年,他回到山西,一面继续行医,一面从事社会活动,先后与范源濂、汤化龙等在北京和山西创办了尚志学会、尚志学校以及尚志医院。

在20世纪初中国动荡混乱的时局中,施毓黔也曾寄希望于立身政途,希望自己能够在政治生涯中大展身手,为中国百姓谋求福祉。1917年,他应湖南督军谭延闿之邀,出任湖南省教育厅厅长。一心寄希望于教育救国的他,面对军阀混战,教育无人问津的现实,深感夙愿难酬,不到一年便递上一纸辞呈,拂袖而去。

1919年秋天,施毓黔又应直隶水利督办熊希龄之邀赴北京,协助创办香山慈救院,并任副院长。当时,毓黔的想法很明确,就是为孤儿们创造一个自由、兼爱、平等的世外桃源。他每天往返于市郊,处理着各种事务,备尝艰辛。为了振兴民族文化,他还应范源濂之邀,担任过蒙藏学校的教务长。然而,社会的腐朽,官场的混沌,权贵的骄横,再一次令施毓黔心灰意冷。他实在不堪与污秽的权势为伍,一次次燃起希望,又一次次跌入谷底,空有报国之心,却无力改变现实……

那段时间,施毓黔陷入了极度的苦闷与彷徨之中。

"中国的未来在哪里?我的未来在哪里?……"

漫漫长夜，青灯为伴，他在心底一遍遍地叩问着自己：

"施毓黔，国难当头，政途无望，你到底要做怎样的一个人？你又能为国为民做些什么？"

万籁俱寂的深夜，毓黔静静地伫立在窗前，北望着浓云密布的夜空，一双眉头紧锁着，一幕幕往事在他脑海中泛起：轰隆的炮声中，他仿佛又看到外祖父李秉衡面北而立、吞毒殉国的身影；那个伟岸的男人仿佛还像他儿时一样站在他的身后，拍击着他的脊梁；恍惚间，他又看到舅父李可亭终日为疾苦百姓开方诊脉，解除病痛的身影，那些因为家境贫寒得了重病没钱医治的老百姓，对良医的渴盼，对生命的希求，就像漫漫长夜中荧荧弱弱的烛光……

"不为良相，便为良医……"

脑海中轰鸣的炮响，瞬间击开了毓黔苦闷的思绪。他想，大清朝对外割地赔款，奴颜婢膝，对内剥削民脂民膏，百姓卖儿卖女；现如今，国民政府党派林立，争权夺利，军阀割据混战，百姓朝不保夕，既然不能经世致用，在政途为百姓和国家分忧，那就尽一己之力为水深火热中的民众减轻病痛吧！

"对，我要弃政从医，继续为百姓治病！"

一番彻悟后的毓黔，转身回到桌案前，拿起毛笔蘸蘸墨汁，用力地在宣纸上写写画画，嘴里不时喃喃自语，霎时间，纸上的墨迹晕染开来，现出两个醒目的大字：

"今——墨——"

原来，他把自己名字中的"黔"字拆成了"今""墨"，他要改名立志，纪念这一次精神与灵魂的重生，而这一次，是他真正意义地为自己做出了抉择。他想，当年祖父施之博给自己取名"毓黔"，是为了纪念自己生在贵州，而"今墨"同"黔"，改名"今墨"有三重含义：其一，纪念自己诞生之地，不忘家风祖德；其二，崇习墨子兼施仁爱的思想，治病、施爱不论贫富贵贱；其三，自己立志在医术上勇于革新，做当代中医学的"绳墨"……

"施今墨——施今墨——"

他对着北方的苍穹，一遍遍地念着自己的名字，希望在天有灵的祖父、外公，可以听到自己此时此刻澎湃的心声……

> 改名立志誓铮铮，从医弃政苦行僧。
> 祖德铭心施兼爱，济世征途作墨绳。

第三节　心系时政忧民生　巧借"鸢爪"惩恶霸

20世纪20年代初，北平的深秋，西山脚下，霜色正浓。在军阀阔太太眼里，这层林尽染的霜色，恰好可以点缀浓艳的朱唇，可在水深火热的百姓心头，那却是心头渗出的斑驳血迹……

1921年，施今墨回到北京开办诊所，正式悬壶行医。一旦专心行医，精湛的医术即誉满京城。专心医术的施今墨，依然不忘关心时政，那颗忧国忧民的心，每时每刻都在牵系国家和百姓的命运安危。

宣武门内茄子胡同，幽深的巷口，悬挂着"施寓"门牌的中医诊所，门前车水马龙，求医者摩肩接踵，其中有贫苦的百姓，拉车的脚夫，也有衣着华贵、珠光宝气的军阀太太……

一天，施今墨应诊完毕，起身送走了最后一位病人，踱步回到桌前，随手翻看当日的《北平时报》，忽然看到头版头条一则讯息，读着读着，不禁长叹了一口气：

"可恼！简直是腐败至极！"

说罢，施今墨一手将报纸揉成一团，一手砸在桌子上，砚海里的墨汁溅起，晕染了层层叠叠的宣纸……

原来，1923年9月10日，国会开预选会议，直系军阀曹锟以五千至一万元一张的选票收买了五百多名议员，终于以480票"当选"为大总统，这次选举共支贿款1350余万元，曹锟也因此被称为"贿选总统"，在民国史上留下了丑恶的一页。

第一部分 家风·立志·悬壶

残酷的现实，再一次令施今墨感到阵痛，不禁想起那些遭遇年荒之灾，被繁重徭役压垮，身无分文看不起病的老百姓；不禁想起军阀混战致使民不聊生，有些贫苦的老百姓，为了躲避军兴徭役，丢下鸡犬、骡马四处逃荒，只留下荒芜的田地，土匪一到，连家里的鸡犬也被抢劫一空的情景。这些老百姓拖家带口，得了重病也医治不起，而那位靠贿选就任的"大总统"，却在趾高气扬地宣誓就任，这简直是对国民最大的侮辱！想到这里，施今墨再也抑制不住内心的激愤，重新蘸笔研磨，愤然在宣纸上写下八句律诗：

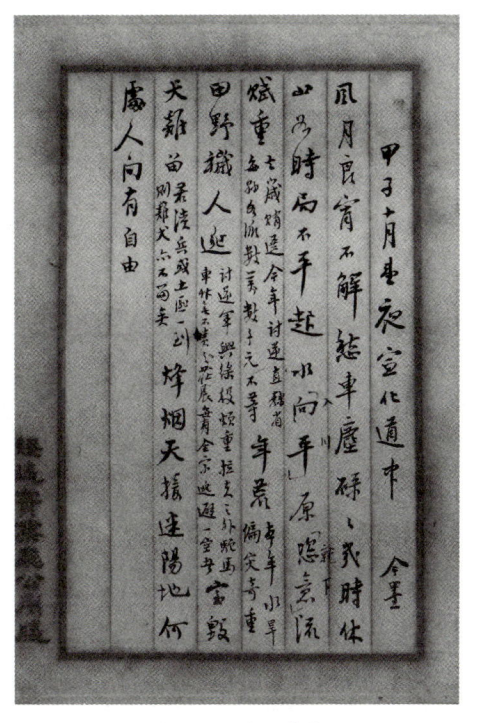

施今墨1923年题诗手稿

风月良宵不解愁，车尘碌碌几时休。
山如时局不平起，水入川原就下流。
赋重年荒田野秽，人逃室毁犬鸡留。
烽烟天接迷阳地，何处人间有自由。

写罢，施今墨将笔重重地一甩，整个身体像被掏空了一样，瘫坐在椅子上……

"施大夫，快救救我的孩子吧，他怕是被吓着了！"

施今墨被一阵急促的敲门声惊起，赶忙披衣开门，只见一个中年妇女正抱着五六岁模样的男孩，跪在门前抽泣，孩子的脸烧得通红，浑身不停地抽搐着，嘴里喃喃地说着胡话。

"大嫂，快起来，有话慢慢说，孩子怎么了？"

"施大夫，我昨天带孩子到街市上买东西，那伙儿胳膊上绑着鹰的恶霸，冲孩子大呼小叫，回来他就整夜发高烧，说胡话，怕是吓着了。您快救救他吧！"

……

原来，那一时期，北平有一伙恶霸，为首者绰号"南霸天"。他们横行街市，烧杀抢夺，无恶不作。他们每个人胳膊上都绑着一只鹰，鹰眼里露出的凶光，让百姓们望而生畏，受害的百姓们忍气吞声，却无处伸冤。施今墨对这伙恶霸早有耳闻，只是碍于身份，无力为百姓除恶伸冤。为受了惊吓的孩子诊脉开了方子，施今墨又反复叮嘱了几句，这才回到房中和衣而卧，这一夜，他纷乱的思绪，宛如西山脚下纷纷扬扬的红叶，零落成泥……

"上至国会要员，下至市井恶霸，没有人把百姓的疾苦放在心里，俱都是一副丑恶的嘴脸！看来，我弃政从医、悬壶济世是明智之举，只可惜，我身为一介草医，没有力量与这些人抗衡，上不能为国家尽忠，下不能为百姓除恶，实在有愧平生抱负！"

……

第二天，施今墨照例开门应诊，诊所门前挤满了妇孺老幼。忽然，几个趾高气扬的军兵横冲直撞闯了进来，领头的军官用力推开拖着孱弱病体的老人，大声吼叫着：

"都给我出去，施大夫今天诊所关门，不看病了——"

"施大夫，张宗昌大帅叫您到府上走一趟，给十八姨太太看病！"

一听是军阀头子张宗昌的人马，百姓们纷纷吓得退避而去，施今墨不慌不忙地站起身，安抚了一下正在诊脉的老人，应声道：

"等我看完这位病重的老人，就跟你们去！"

"施大夫，张大帅的脾气您是知道的，要是有半点怠慢，您可得吃不了兜着走！"

施今墨丝毫不惧对方的恐吓，依旧屏气凝神诊脉、写方子，送走病人后，整冠更衣，嘴里喃喃自语地念起了四句诗：

"大炮开兮轰他娘，威加海内兮回家乡。数英雄兮张宗昌，安得巨鲸兮吞扶桑。"

领头的军官一听施今墨将张宗昌的"大作"冲口而出，不禁大吃一惊：

"施大夫，我们张大帅作的诗，您背得句句不差啊！"

施今墨微微一笑，略带讽刺地说，

"'三不知'将军的大名，谁人不知……前面带路，走吧！"

…………

施今墨口中这位"三不知"将军张宗昌，字效坤，是民国时期奉系军阀头目之一，绰号"混世魔王""狗肉将军""五毒大将军"。之所以获称"三不知"，是因其官居山东军务督办期间，一不知道自己手下有多少兵，二不知自己有多少钱，三不知自己有多少个姨太太。

话说施今墨到了张府，圆盘阔脸、虎背熊腰的张宗昌，正气汹汹地对手下人咆哮着：

"他奶奶的，施今墨怎么还没给老子请来，要是耽误了姨太太的病，老子要你们的命！"

说话间，张宗昌唇边那两撇倒八字的黑胡须，随着恶狠狠的口气上下震颤，屋内传来一个上海女人嗲嗲的喘息声：

"大帅，大帅，救救我……"

"我的心肝宝贝儿，再忍忍啊，大夫马上就来了——他奶奶的，施今墨再请不来，老子就一枪崩了他！"

"来了，来了，施今墨大夫到了！"

原来，张宗昌的十八姨太太是上海人，因其为张宗昌生下一对双胞胎，深得他的宠爱。不久前，十八姨太太得了一种怪病，求巫医大仙延误多日，后又请西医多方诊治，依然不见半点好转，眼看病势沉重，奄奄一息。张宗昌听说施今墨是北平有名的中医大夫，遂命人登门来请。

经过一番望闻问切后，施今墨判断张宗昌的姨太太是由于肝火上扰所致，需要平肝熄风，安神定惊。他暗暗思忖着，忽然灵机一动，心里暗想：

"这回可是天助我也,正好可以借张宗昌的名目,好好惩治一下那伙街头恶霸,替百姓出一口恶气!"

施今墨佯装难色,沉下脸,语气凝重地对张宗昌说:

"夫人的病,迁延复杂,病势较重,要治此病,必须出其不意,用一味奇特的药引,就如同军队作战,必谋出奇兵,方可获胜!只是,这种药很难买到,恐怕将军力所不及!"

张宗昌听了,迫不及待地问道:

"什么奇特的药引?施大夫,只要北平地界有的东西,就是上天入地,老子也能把它弄来!"

施今墨见张宗昌认了真,心中暗喜,也不马上回答,只在药方上不疾不徐地写下了三个字:

"鸢脚爪!"

见张宗昌未解其意,施今墨又解释道:

"鸢脚爪,就是鹰爪,性温,味咸,正是平肝定惊之药!我听说,近来有些人胳膊上绑着活鹰在街市出没,如果将军能把活鹰爪弄来入药,疗效定然事半功倍!"

张宗昌听了,立即派手下人去街市上寻找,见到那伙恶霸,二话不说,上前抢了鹰就走。那伙恶霸本来还想反抗,一听说是"混世魔王"张宗昌的手下,哪里敢惹,只得自认倒霉,从此嚣张的气焰也收敛了起来。

后来,张宗昌的十八姨太太服下数剂汤药,病体痊愈,张宗昌对施今墨的医术连连称赞,并且下令,今后北平街市一概不得有人绑鹰出入。施今墨巧借"鸢爪"惩治恶霸的事情,也因此传为佳话。

混世大帅"三不知",啼笑皆非自成诗。
巧借鸢爪平民怨,襟怀一展舒眉时。

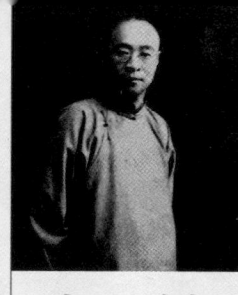

第二部分
存亡·求索·兴学

第一章　存亡续绝写春秋

这一章记述了中年时期的施今墨,在国民政府提出《废止中医案》的危急时刻,为中医之续绝存亡上下奔走、振臂一呼,与中医界同仁众志成城,与西学派代表余云岫激烈舌战……最终凭借精湛的医术治愈汪精卫岳母的顽疾,使中医之命脉得以延续的峥嵘往事。

第二部分 存亡·求索·兴学

第一节 《废止中医案》风波乍起　北平深巷秋意袭人

20世纪20年代的中国，新旧思想交替，随着西学东渐，西医办学如雨后春笋。而一部分中医排斥西学，既不懂西医，也不愿意研究西医，他们打着发扬国粹的旗号，扮演着保守派的角色。当时的国民政府，医政废弛，江湖庸医鱼龙混杂，部分西医借机否定和打击中医，对中医形成了围剿和排挤之势。

1927年以后，"废止中医"的呼声日盛，当时政府对中医也颇为排斥，既没有设置任何管理中医的机构，也没有公立的中医大学和研究机构。更有甚者，中医诊所开业不是向卫生部门注册立案，而是要到警察局立案……对于这些，施今墨深感忧心忡忡。

1929年，北平的早秋，寒意袭人。京城某老中医家府邸，正沉浸在一片喜气中。一个个穿着长袍马褂的宾客，手捧着麒麟、富贵长命锁等各式礼物，口中唱着吉庆话儿，纷纷前来向老大夫道喜：

"秋风起，露华浓，天赐石麟祥瑞盈；弄璋喜，舐犊情，门楣降福又添丁；长命锁，红手绳，吉祥话儿唱不停……恭喜老大夫，贺喜老大夫——德门生辉，辉增彩悦，久盼孙儿心愿成。"

原来，这位老大夫家世代在京城悬壶，三辈单传，传到儿子这一辈，却改行做了海员。几年间，儿子随船出海，一年到头在家的日子屈指可数，儿媳是北平《京华日报》的记者，小夫妻成婚快十年了，一直没有生下一男半女，年近花甲的老大夫，愁得夜夜难眠，他翻遍祖籍医典，调方诊脉，还是没能治好儿媳的不孕症。眼看三辈单传的香火就要断了，老大夫鬓边的白发，就像野草一样疯长着……

这一年，儿媳经过施今墨大夫的调理，终于十月怀胎，生下了一个八斤重的胖小子。老大夫捻着花白的胡须，正暗自沉吟，见宾客们踏破门槛，脸上顿时堆起一团笑意：

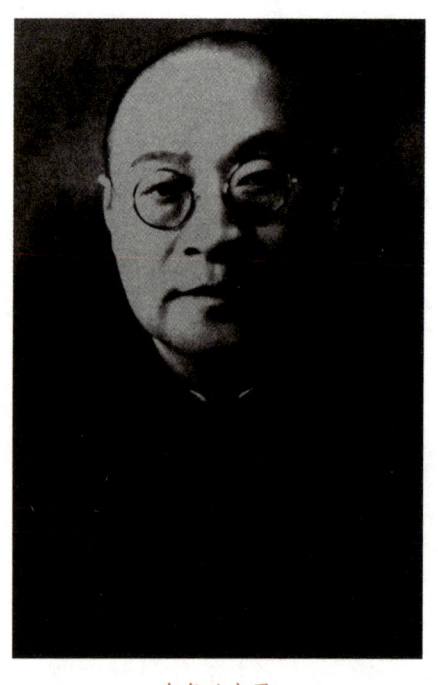

中年施今墨

"多谢诸位,特地来为孙儿百日贺喜,我儿媳能够顺利怀孕生产,多亏了施今墨,他可是妙手回春啊!"

"是不是那位参加过辛亥革命,给孙中山、蒋介石、杨虎城看过病的施今墨啊!"

"听说他还当过香山慈幼院的院长呢——"

老大夫频频点头道:

"正是,施今墨真不愧是名医,你们猜怎么着?他给我儿媳把脉后,就开了两个方子,用了十四剂药,就把她十多年的不孕之症治愈了。你们说,神奇不神奇!"

说到这里,老大夫捻着花白的胡须,摇头摆手地吟起《黄帝内经》来:

"夫四时阴阳者,万物之根本也……我中医岐黄,悠悠千载,功不可没呀!"

宾客们听得心下暗暗生奇,纷纷央求老大夫多讲讲施今墨的传奇经历:

"听说施大夫是书香宦门之后,十三岁就跟舅舅学习岐黄,后来弃政从医,他把自己的名字都给改了……"

老大夫见诸位听得津津有味,可见施今墨的大名在民间已是妇孺皆知,接着说道:"不为良相,便为良医嘛!别的且不说,就说他给自己改的名字——'今墨'两个字,里面的学问就大得很呢——"

就在大家伙儿急切想听下文时,门外忽然有人喊了一声:

"施今墨大夫到啦——"

老大夫赶忙躬身相迎,众人的目光都随着他矮胖的身影,扭转身子向外望去。中年意气的施今墨一领长衫,阔步走了进来。

"哎呀呀,奖生贤弟,真是'说曹操曹操到',你可是我家的大恩人,大贵人！大家伙儿听着，施大夫之所以改名'今墨'，是要效仿墨子兼施仁爱的思想，行医济世，不分贫富，不论贵贱，立志做中医的'绳墨'啊！"

施今墨摆手笑道：

"老大夫不必言过其实，这大喜的日子，还不快叫令儿媳把大孙子抱出来，让大家瞧瞧，同沾喜气——"

"对对对，儿媳啊，快把孩子抱出来给大家看看吧——"

老大夫的儿媳怀抱着婴儿从内室走了出来。宾客们看看怀里圆盘大脸的胖娃娃，沉浸在一派欢乐声中。望着眼前这一派情景，施今墨不觉诗意大增，高声吟道：

"惟愿普天之下，少灾祸，多慈和，尽唱美满幸福歌……"

听到这里，老大夫忽然想到了什么，仰面长叹了一口气。

施今墨走上前问道：

"老大夫，刚刚还喜气欢天，怎么又叹起气来了？"

"哎，奖生贤弟，说什么'尽唱美满幸福歌'！依我看，这动荡的时局，真的就像你写的那首诗一样——何处人间有自由，眼下，就有一件让人心里添堵的事儿，想起来我就气不打一处来！"

"什么事？"

老大夫这才把憋在心里一直没敢吐露的事情，原原本本地说了出来。

"上海有个西医大夫，名叫余云岫，他向国民政府提出了一纸《废止中医案》，这个数典忘祖的余氏，仗着自己到日本大阪医学院留了几年洋，学了点儿西医的墨水，就要改了咱们老祖宗几千年的规矩，废了咱们的中医，你们说气人不气人！"

众宾客听了这话，一个个面呈惊色，有的唉声叹气，有的破口大骂，唯有施今墨背身不语，暗自思索着什么。

"这个叫余什么岫的大夫，究竟是个啥人物，他怎么能有这么大的口气？传了几千年的中医岐黄，可是咱们老祖宗的天啊，他竟然狮子大开口，要把天捅破了？"

老大夫又长叹了几声，无可奈何地说：

"还是让我儿媳给你们讲讲吧，她是《京华日报》的记者，这两天她们报纸上议论纷纷，吵吵得可热闹了。"

"你倒是给我们说说，这其中的原委——"

老大夫的儿媳把孩子交给佣人，手向上提了提眼镜，俨然一副现代知识女性的模样：

"晚清以来，西学东渐的思潮传入中国，一时间海禁豁开，外潮奔入，新学竞争。各大报纸上，改良中医的呼声明枪暗箭，中医和西医早就成了势均力敌的两大阵营。有人说，新旧两医犹如泾渭，不是你死，就是我活；有人说，中医西医可以调和，共融共生。就在这个节骨眼儿，余云岫提出了《废止中医案》……"

老大夫听到这里，又抑制不住内心的激愤，捶胸顿足地骂道：

"这个余云岫，真是蚍蜉撼树妄自尊大，全不顾我们国医人的命脉存续啊！"

"他这是崇洋媚外，数典忘祖，要夺主喧宾，取而代之，灭中医于无形。不给咱们中医留一条活路啊！"

"泱泱华夏五千年，咱们祖国的中医从先秦时代就有了，他一纸提案妄想说废就废，简直是痴人说梦！"

"对，痴人说梦！"

众人七嘴八舌议论纷纷，站在一旁的施今墨依然默声不语。见施今墨一言不发，老大夫有些气急地说：

"我说施大夫，大伙儿都气得不行了，你怎么一语不发啊！你倒是说说对中西医之争的高见啊——"

施今墨望了一眼老大夫的儿媳，二人似乎心照不宣。施今墨问道：

"你对中西医之争有什么看法？"

老大夫的儿媳深思片刻，答道：

"依我看，中西医大可不必你死我活，泾渭分明，如果不是西医的诊断——我——"

施今墨赶忙摆摆手，止住她的话，继续说道：

"西医的长短咱们暂且不说。依你看,国民政府这一次会通过余云岫的提案吗?"

"依我看,这一次的风波不可小觑,很可能要掀起一股恶浪!弄不好,咱们几千年的中医就要面临——生死存亡之秋。"

听到"生死存亡"几个字,老大夫大声疾呼道:

"不可能!不可能!几千年的中医难道会让他们给毁了?让他们给取缔了?这个提案要是能通过,我就把脑袋摘下来给大伙儿看!"

就在这时候,一个叫祝谌予的年轻后生,风风火火地跑了进来。

"我说诸位,你们还有心思在这儿谈天说地啊!就在刚才,中央卫生部已经同意并批准余云岫的那个取缔旧医的提案了!"

众人听祝谌予这样一说,一片惊愕,纷纷大呼道:

"我们几千年的国医啊,这片天,真要塌下来了!"

见施今墨仍旧默不作声,老大夫一巴掌拍在他肩上,激将地说道:

"施今墨,你口口声声要做中医的'绳墨',在这个生死关头,你怎么能袖手旁观啊?你倒是快说句话啊!"

施今墨转过身来,气定神闲地说道:

"大家不必慌乱,听我说——值此中医绝续存亡之秋,我们在这里痛骂、哭喊,都没有用,我们要团结起来,众志承当,呼吁和发动社会各界有识之士,一起支持中医。我们还要组成中医请愿团,到南京政府去请愿,让他们把这荒谬的提案改弦更张。"

众人听施今墨这样一说,心底蓦然升腾起一股力量,纷纷说道:

"对,施大夫说得对,我们组成请愿团,一起到南京政府去——对,到南京去——"

石破天惊卷风潮,存亡续绝在今朝。
旧医命悬谁执甲,骇浪掌舵渡惊涛。

第二节　身担重任奔走沪上　慷慨陈词振臂一呼

话说，施今墨听到余云岫提出《废止中医案》的消息，决定组成中医请愿团，赴南京国民政府请愿。在赴南京之前，施今墨先去了上海，因为当时中医中药界的同仁听到这个消息后，大为震惊，全国各地的中医团队代表云集上海，奋起自卫。施今墨作为北京中医的代表，奔走其间，多方联络南北两地的新老中医，呼吁各界有识之士支持中医。

其实，早在余云岫提出《废止中医案》之前，国民政府已经开始排斥中医了。当时，北伐成功，汪精卫在汉口出尽风头，他自以为是革新派领袖，到处演说日本的"明治维新"，要做的第一件事就是废止中医。先由褚民谊出面推动，经南京国民政府卫生部召集了一个中央卫生会议，延揽各市的卫生局长、各省的医院院长、国立省立的医学院院长，以及各地著名的西医共一百二十位委员，开了整整三天会，也就是在这次会议上，余云岫抛出一个议题，即《废止旧医以扫除医事之障碍案》（简称《废止中医案》）。

笔者查阅资料，找到了当年有关《废止中医案》的内容，这个提案的目的很明显，就是要逐渐淘汰中医，此案由留日医家余云岫起草提出，汪精卫、褚民谊等人设想得十分周到，深恐引起全国反对，所以最重要的一点，就是对已经开业的中医，一次性发给执照，以后中医的产生就要绝迹了。议案节录如下：

提案人：余岩（云岫）
……人体医学，其对象在于个人，其目的在于治病，今日之卫生行政，乃纯粹以科学新医为基础，而加以近代政治之意义者也，今旧医所用理论，皆凭空结构，阻遏科学化，旧医一日不除，民众思想一日不变，新医事业一日不上进，卫生行政一日不能进展"……。

一、处置现有旧医，现有旧医为数甚多，个人生计，社会习惯，均宜顾虑，废止政策不宜过骤，爰拟渐进方法六项如下：

甲、由卫生部施行旧医登记，给予执照，许其经营。

乙、政府设立医事卫生训练处，凡登记之旧医，必须受训练之补充教育，授以卫生行政上必要之智识，训练终结后，给以证书，得永远享受营业之权利，至训练证书发给终了之年，无此项证书者，即应停止其营业。

丙、旧医登记法，限至民国十九年底为止。

丁、旧医之补充教育，限五年为止，在民国二十二年取消之，是为训练证书登记终了之年，以后不再训练。

戊、旧医研究会等，任其自由集会，并且由政府奖励，惟此系纯粹学术研究性质，其会员不得藉此为业。

己、自民国十八年为止，旧医满五十岁以上，且在国内营业至二十年以上者，得免受补充教育，给予特种营业执照，但不准诊治法定传染病，及发给死亡诊断书等。且此项特种营业执照，其有效期间，以整十五年为限，满期不能适用。

二、改革思想，操之不能过激，宜先择其大者入手，谨举三项于下：宜明令禁止，以正言论而定趋向。

甲、禁止登报介绍旧医。

乙、检查新闻杂志禁止非科学旧学之宣传。

丙、禁止旧医学校之开设。

…………

在这里，笔者还要简单补上一笔：余云岫在提案中所说的"旧医"，就是指中医，因为那时中医自称是"国医"，西医对这个称呼大为不满，可是已经通行，也奈何不得，因此他们就议决把中医的名称改为"旧医"，将他们自己称为"新医"。按照余云岫的理论，中医是旧式的医术，不久要消灭的，而他们的医药是现代化新生的，将来会新陈代谢的。

这个议案一经各大报纸披露，舆论界首先加以抨击，认为中医中药万不可废，要是实行的话，是行不通的。那时中医界的老大夫们，似乎并不重视这件事，唯有各自大发牢骚，痛骂国民政府措置不当，此外，一些人也只是听其自然，静观其变。

上海南京路五芳斋二楼，施今墨正和几位操着山南海北口音的中医同仁商讨着如何赴南京请愿的事。席间，一位上了些年纪的老中医听施今墨慷慨陈词，不禁皱紧了双眉，捻着胡须说道：

"施大夫，这个提案我确实反对，但你们要到南京请愿，也令人担忧。依我看，全上海西医也不过六七百名，其他通都大邑，不过数十人；至于小的县、市、镇、乡，可能连一个西医都找不到，余云岫之辈也不过是纸上空谈，绝难实现。"

另外一个年轻一些的中医大夫也说道：

"是啊，家父三代行医，如今年事已老，连这个议案都没有看明白：他以为，大事化小，小事化无，政府能够允许已开业的中医仍能开业，也就罢了。"

施今墨听罢，愤然站起身，义正词严地说道：

"诸位同仁，这件事不是这样的看法，他们正是唯恐引起全国中医的强烈反对，才用了这个缓兵之策。如果我们不去反抗，再过几年，中医青黄不接，就要绝迹了……"

施今墨见在座诸位若有所思，和缓了语气说道：

"老一代的中医，都是安分守己不问他事，要你们出面领导反抗，是不可能的事，但老中医各方面的社会关系很多，一定要借重你们的声望与地位作为号召。实际工作，是要我们年轻一代来做的。我们要从长计议，不仅需要老前辈们的理解支持，更需要我们这些后起中医来积极想办法。"

席间，新老中医代表听施今墨说得句句推心置腹，也都打消了顾虑，齐声说道：

"对，对，施大夫说得极对！"

"施大夫，需要我们做什么，你尽管说。"

正在这时，一个年轻的中医一面摇着旧式电话，喊着号码，一面操着一口上海方言说道：

"大家勿要着急，阿拉马上请谢老师到五芳斋来，听听意见。"

原来，这个人口中说的谢老师名叫谢利恒，是孟河派医家丁甘仁创办的上海中医专门学校的第一任校长，曾任上海市国医公会、中央国医馆等学术团体职务，博记多闻，治学功深，素来为医林所景仰。1917 年，丁甘仁创设上海中医专门学校时，率先延聘谢利恒为该校校长。他制定课时，编写讲义，亲自授课，从学弟子甚众，如秦伯未、张赞臣等都出其门下。他一生虚心好学，不耻下问，撰著较多，如《中国医学源流论》《中国医话》《中国药话》《澄斋医案》《澄斋杂著》等，其中《中国医学源流论》为其代表作，书中纵论历代主要医籍、学派及医学各科发展史，揭示中医与儒学的发展关系，倡言治医者要略涉自然、社会诸科学。谢利恒曾主编《中国医学大辞典》，在中医学界影响相当深远。1929 年，国民政府中央卫生委员会通过《废止中医案》时，中医界公推他为赴宁抗争之首席代表。

不多时，只见一袭长衫、飘飘美髯的谢利恒来到五芳斋楼座。一见席间新老中医云集，有的是老相识，有的是新面孔，他开口便说道：

"今天是贵客云集啊，你们请我吃点啥？"

席间有两位上海年轻的大夫，是谢利恒的学生，笑着答道：

"知道老师喜欢吃'鳝糊过桥面'，所以请老师到这里来。"

谢利恒笑着说：

"好，大家边吃边说正事"。

此前，谢利恒已经听说了国民政府颁布《废止中医案》的消息，他对席间几个年轻后生说：

"我们老一辈的还不受影响，你们年纪尚轻，对此作何打算？"

"老师，我们已经请了全国几位中医界的代表，先来此商议，这位是北京来的施今墨大夫。"

施今墨忙向谢老前辈躬身施礼，随即说道：

"谢老，我提议，召集全国中医代表到上海来举行一次大规模的抗争会。"

谢利恒上下打量了施今墨一番，不禁被他后生可畏的风度所惊叹，却又略带担忧地说道：

"全国中医向无联络，究竟总共有多少中医团体，也不知道，召集起来恐怕有困难。"

大家正在凝眉思考时，施今墨灵机一动，说道：

"诸位，我刚到上海，看到你们办的《康健报》，各省各县市都有中医订阅，还有一本《医界春秋》杂志，订户也是中医，我们就根据所有订户地址，在各省各市各县挑出二人，将抗争通电交给他们，转呈当地中医公会。"

谢利恒听罢，不禁对施今墨刮目相看，连连说道：

"好，好，这个小后生确是有心之人。今晚你们就开夜车，把全部名单摘录出来。明天晚上就可以召集三个团体先开一个会议。"

"遵命。"

于是，施今墨与几位中医代表各自回到住处，把订户名册细细查阅，查到南京、杭州、苏州、天津、北京、广州都有中医团体，没有团体的就选择二三人作为该地通讯员，计算下来，全国有三百个省县市，都有了地址。那时本有电报通讯的设备，但是要用电报来通知全国，计算起来，费用未免太大了。有一种方式叫作"快邮代电"，即用电报式的红格笺纸，上面印明"快邮代电"四字，实际上就是快信。所谓快信，要比平信多贴五分邮票，这种信，邮局不放在普通邮包中，优先发出，优先送递，大家就用这种方式急速通知各地，由于快信到北京要七天（津浦路尚未通车），到山西大同要十天以上，因此大家决定对较远的省份打电报通知，施今墨又主动请缨道：

"北平的团体我熟悉，我来打电报。"

后来，施今墨又与上海中医同仁商议，先在上海召集中医师及中药店开一个大会，要全体停业半天，举行一个上海医界联合抗议大会。这个决议博得大家一致赞成，就定在上海六马路仁济堂施诊大厅举行。

到了那天，中医界一千多人停诊，药店老板及职工也有几百人参加，把一个仁济堂挤得水泄不通，不但大厅满坑满谷，连天井中也站满了人。这一次集会，大家慷慨激昂地抢着讲话，气氛很是热烈，只是站得稍远的人，什么也听不清楚。施今墨与上海医界的几个代表，利用口号的方式，领导大家一句一句高呼，对中央卫生会议议决的议案要反对到底。最后由谢利恒演讲，大家肃静恭听，谢老师就把已拟定的通电读出，定于3月17日在上海总商会举行全国代表大会，一时掌声雷动。提到经费问题时，大家争先恐后，各尽其力地捐了四千多元，施今墨更是当仁不让地掏出了自己的积蓄。

中医界这种振臂一呼、万众一心的反应，立即引起了上海西医界的反感，余云岫、汪企张、庞京周、范守渊四人在报纸上发出反对中医的言论。于是，中西医的代表如打擂台一般，在报纸上展开笔战。一日，上海一位中医拿着褚民谊发表在《申报》上的一篇文章找到施今墨：

"施大夫，你看，这篇谈话，来势很凶。你要不要先看一下？"

"好。"

施今墨应了一声，先把原稿通读一遍，然后一字一句地抄录下来，而后直奔谢利恒老师家中，商讨对策。谢老师说：

"照报馆立场，褚民谊的谈话一定一字不易地刊出，你们要应付他的话，最好当夜拟写一稿送去，你是北方中医的代表，可以多方呼吁援引，联络南北中医代表。"

于是，施今墨连夜奋笔疾书，又请谢老师修改了一下，连夜油印了十份，分送各报，次晨果然全部登出，与褚民谊的文章，针锋相对。

到了3月17日，全国各地的中医代表纷纷抵沪，在当时上海最宏伟的上海总商会大厅举行会议，一时间人山人海，把大厅挤得水泄不通。大会开幕，由谢利恒主持，接着有六个省代表致词，可是最大的问题，就是方言不统一，南方人不懂江浙人的话，江浙人不懂河南、河北的话，有两个代表，说得声泪俱下，而台下的人竟然一句也听不懂。忽然间，有一位福建代表跳上台来，拍着台子大骂卫生会议的议决案，大家虽然听不懂他的话，但是见他那种慷慨激昂的神情，无不感动。施今墨见这种情形，主动请缨上台，将事先写好的标语举起来，带领大家喊口号：

"我们南北中医万众一心,一定要推翻国民政府的《废止中医案》。"

当晚,全国中医界代表又召开了一次小组会议,大家觉得这次赴南京国民政府请愿,前途未必乐观,因为这一次中央卫生会议,出席的人都是西医。谢利恒略带忧虑地说:

"汪精卫一派的褚民谊说:'中国卫生行政的最大障碍,就是中医中药,要是行政上了轨道,如果不把中医中药取消不能算是革命……'看来褚民谊在集会时有绝大的领导力,而且这一次会议的主要目的,实际就是要废除中医……我们必须派几位与他们势均力敌的代表前去,才能和他们唇枪舌战,我看北京的代表里施今墨很有号召力,不妨让他作为其中一位代表!"

施今墨见谢老前辈亲自点将,慨然说道:

"既然谢老前辈要我出力,我绝无推辞之理。"

…………

于是,施今墨等全国中医请愿团代表,择定日期奔赴南京。中医界经过了这一次大风暴后,就根据在上海总商会开大会第一天的日期(3月17日),定为"国医节",又称"三一七事件"。从此之后,每年的3月17日这一天,全国中医界都要举行国医节纪念仪式。

奔走沪上振臂呼,文辞当戟战群儒。
众望所归堪大任,铁马冰河走笔书。

第三节 赴南京两军对垒 舌战余云岫初露锋芒

1929年深秋,南京国民政府卫生委员会大门外,呼喊声一浪高过一浪,穿着长衫马褂的中医们扯着红色条幅,集体喊着口号,仿佛要把门前那几株瘦弱的法国梧桐震得摇摇欲倒……

"这帮顽固不化的中医,没完没了地游街、请愿、示威……吵得人心烦意乱!快去看看,咱们请的余云岫先生来了没有?"卫生委员会陈主任拍着桌案,跺着脚,气狠狠地对手下吼道。

"来了,来了,余先生正在门外等候见您呢!"

"那还废什么话,还不赶快把他请进来!"

"是是是……有请余云岫先生——"

话音刚落,一身白大衣、中年意气的余云岫踱着方步走进了办公室。

"我的活菩萨啊,总算是把您等来了。您听听,这外面的请愿声,吵得人脑袋都大了!"

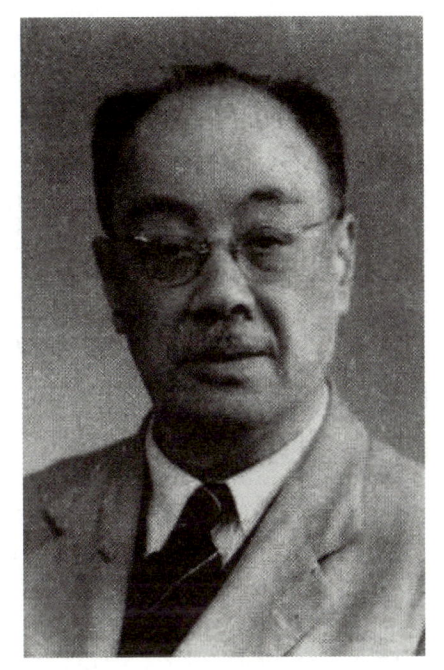

余云岫

陈主任一见余云岫,脸上顿时堆起一团笑,又是端茶,又是点烟。余云岫望望窗外黑压压的人头,轻蔑地笑了笑,嘴里喷吐出的烟雾透着一股自负:

"旧医一日不除,民众思想一日不变,想我余云岫,心仰西学,多年来致力于医学革命,政府好不容易颁布了我提出的《废止中医案》,完成了我多年的夙愿。谁知道,这帮顽固不化的旧医竟然还不死心,搞什么游街、请愿,看着吧,我要跟他们斗争到底!"

"余大夫,你知道这帮请愿中医的代表是谁吗?"

"谁?"

"就是中医界鼎鼎大名的施今墨!今天,你们两个要展开辩论,他必然坚决反对取缔中医,与你有一场唇枪舌剑的交锋,您——有把握吗?"

"哼,就算他是华佗再世,我也一定把他的陈词滥调各个击破,叫他瞠目结舌，哑口无言！"

陈主任一拍大腿，腾地从靠背椅上跳起来：

"好，我就爱听您这话！来人，让施今墨他们进来吧！

……

那么，这位极力主张废止中医的余云岫究竟有何来历？笔者在这里简单地补上一笔：

余云岫，字岩，号百之，1879年出生于浙江镇海。年少时曾学习中医，目睹中国科学落后、积贫积弱的现实，带着一腔报国之志赴日本求学。日本明治维新以后，汉医遭到废止，日本医学得到全新发展，余云岫的思想受到强烈的冲击和启示。他把在日本学到的西洋医学和早年学到的中医两相对比，觉得后者相形见绌。由此，发出了"长习新医，服膺名理"的感叹，立志以医学革命为毕生追求。1916年，余云岫从日本大阪医科大学毕业回国，开始了他雄心勃勃的医学革命。1917年，余云岫写成《灵素商兑》一书，在书中痛批中医，认为"不歼《内经》，无以绝其祸根"，将中医学称为"占星术和不科学的玄学"，"中医无明确之实验，无巩固之证据……不问真相是非合不合也"。他甚至主张"坚决消灭中医"，"如不消灭中医，不但妨碍民族的繁息、民生的改良"，"旧医一日不除，民众思想一日不变，新医事业一日不向上，卫生行政一日不能进展"。可以说，余云岫是中国"反中医"的第一人，他提出"废医存药"，反中医而不反中药。那么，余云岫为什么要这么不遗余力地反对中医呢？难道他对自己的祖国一点感情都没有吗？答案恰恰相反，正所谓"爱之深，责之切"，他才急切希望中国的医学能早点取得进步。他在行医时，不到万不得已从不轻易用外国的药，他说："中国也有好药，外国也有坏药。国内自制新药与舶来的新药功效相等，作为医生就应采用自制新药。医生用药是在治好病，非不得已时，何必用舶来品呢？"即使在他年逾古稀之时，朝鲜战争爆发，他仍想奔赴朝鲜参加救护工作队。正是由于对祖国满满的爱，对医学满满的爱，激励着一个又一个的医学工作者，不怕艰辛，不畏险阻，为了中国医学事业的发展，前赴后继，奉献自己。新中国成立后，随着国家对中西医结合事业的大力发展，余云岫对中医的思想也多有转变，这当然是后话。客观地讲，余云岫也是一位医学大家，他对祖国医学救亡图强的愿望，应该说与施今墨并非完全是南辕北辙，只是思考的角度和出发点不甚相同，二人的意气之争，亦如争鸣之百家，依然闪耀着为祖国医学事业殚精竭虑、救亡图存的思想光辉。

下面我们来看一看，施今墨是怎样与这位提出"废医存药"的人物进行思想之辩的：

卫生委员会办公室里，烟雾弥漫，一身长衫的施今墨，与一袭白衣的余云岫对视而立，两人眉宇间都是炯炯的锐气，一场中西医之间的舌战拉开了大幕。

"施先生，取谛中医案，是众望所归，大势所趋，政府中一个替你们中医说话的都没有，可见，大家人同此心，心同此理。我奉劝你们，还是识时务者为俊杰，服从政府的法令，不要再害人害己了！"

"余大夫，我请问，您原来是不是也是学中医的大夫？"

余云岫听了这话，似乎被戳中软肋一般，略作迟疑后，不屑地答道：

"这个，不假！"

"后来，您去了一趟日本，在东洋读了几年书，就反过来大骂中医，大说中医的不是，您这是不是数典忘祖，忘了自己是华夏子孙？"

站在施今墨身后的老大夫和祝谌予跟着说道：

"施大夫说得好啊，余大夫你别忘了自己也是中国人！"

余云岫瞬时提高了声调，有些义愤填膺地反击了起来：

"说什么数典忘祖，说什么背离国本！我这是尊崇科学、弃旧图新。自从到了东瀛，学习了西医的理论，我才知道，自己当年被中医荒谬的理论误导了，只有西医，才是真正诊疗精准、治病救人的医学，中医不过是荒诞的巫术。可笑你们这些顽固派，死守着伪科学不放，抱残守缺，一叶障目，真是可笑至极！"

施今墨双眉微凝，细细听着余云岫的辩词，徐徐回应道：

"余大夫，你张口'巫术'闭口'巫术'，请问，你凭什么说中医是巫术？"

"你们中医看病，讲的是天地、五行、阴阳、虚实，没有准确的诊断依据和严谨的科学理论做支持，这和算卦的占卜之术如出一辙，有什么区别？我请问，你们口口声声说的五行，在哪儿呢？你给我指出来瞧瞧？"

施今墨威而不怒，嘴角边露出一丝浅笑，一字一句地说道：

"天与日统领诸阳，地与月管辖众阴；天五行，风雨雷电雾，地五行，金木水火土，人五行，心肝脾肺肾。天地五行、阴阳虚实，看似很玄妙，实际上它不仅囊括了医药之学，同时又涵盖了天文、地理等人文之学，也包括西学所说的哲学。对于病人，中医会根据病人的性别、年龄、体质、症状的差异，辨证施治，一人一方，这既是宏观地看问题，又不失圆活机变之法，这就是中医和西医的不同，也是中医的可贵之长，怎么能和算卦、祷告之术混为一谈呢？！"

余云岫听罢，脸上一副不屑一顾的表情，进而又说道：

"还有，你们中医的那些所谓的病名，什么气滞血瘀，心肾不交……既繁杂又空泛，既不能标准化，也不能具体化，不像我们西医，病灶在什么部位，有精准的科学依据。"

施今墨听到这里，不觉脸色一沉。余云岫见施今墨面有难色，以为自己占了上风，心中一阵得意，又咄咄逼人道：

"过去，中国人不是都请你们中医治病吗？活到四五十岁，就算长寿的了，你看人家欧美、日本，活上六七十岁很平常。施大夫，这你又怎么解释？"

施今墨思考片刻，徐徐答道：

"余大夫说的问题，不完全是医学的问题，还有更主要的问题，是和国家的安定有关！就拿清朝来说吧，康乾盛世时，举行了四次千叟宴，年纪最大的是104岁的温州老寿星郭钟岳，就是因为康乾两朝，我们国家是世界上最强盛的国家，所以人的平均寿命和经济发展、社会安定有非常大的关系！到了清朝末年，清政府闭关自守，欧美和日本等疯狂侵略我们中国，迫使我们割地赔款，肥了他们！害了我们！同胞们处于水深火热之中，朝不保夕，哪有钱去看病？再说现在，虽然是民国了，但由于军阀割据，有些地方官吏贪污腐化，加上战争不断，水旱灾害频发，人民死走逃亡，民不聊生！造成老百姓流离失所，人员大量伤亡。难道这些都是中医治不了病的责任吗？"

见余云岫一时语塞，施今墨收敛起锋芒，话锋一转：

"当然，我不否认，西医有很大的长处，中医确实也有自己的短处，比如余大夫说的中医病名繁杂……这也是我们今后要提高的地方！今后，我们要办中医学校，培养新式的中医人才！余大夫，你敢不敢相信，有朝一日，中医也能治西医的病！"

"哈哈，施今墨，你真是口出狂言，真有这一天，我余云岫定然登门负荆，甘拜下风！"

…………

就在余云岫与施今墨争执不休时，一位工作人员急匆匆跑了进来：

"施大夫，我们找您半天了。汪精卫院长有十万火急的事儿找您，快跟我们到行政院走一趟吧。"

陈主任一听汪精卫的大名，心中不免有些幸灾乐祸，讽刺地说道：

"看来，中医请愿、游街的事儿把汪院长惊动啦，要对你们兴师问罪！嘿嘿，折腾啊！请愿啊！当代表啊……我看这回，你就吃不了兜着走吧……"

施今墨整了整衣袖，对着余云岫拱手一礼道：

"余大夫，今日之辩，意犹未尽，咱们后会有期！"

"好，后会有期！"

那么，施今墨与余云岫到底还会不会再谋面？两个人分手后，各自的命运如何？二人对中西医迥然各异的见地，悬而未决的辩论，又会以怎样的结局公之于天下？这些问题，暂且留在后文中细细道来。正是：

中西之辩意未绝，白衣长衫短刃接。

一笑拂尘拱手去，徒留悬疑作辞别。

第四节　一诊可愈治顽疾　汪精卫送匾转乾坤

施今墨与余云岫一番舌战后，拱手而别，向国民政府行政院走去……

时任国民政府行政院院长的汪精卫究竟为何火急火燎地请施今墨前去？一石激起千层浪的《废止中医案》又和他有什么千丝万缕的关联？全国请愿团千余名中医的呼声和呐喊，最终又将如何收场？……

1928年，在全国教育会议上，汪精卫首次提出《废止中医案》，未获通过。随后，汪精卫坚持在各种场合提倡废止中医，并在政治上积极采取行动。转过年来，1929年2月，在第一次中央卫生委员会上，余云岫、褚民谊再次提出《废止中医案》。这次大获成功，几乎是全票通过。为什么这次那么顺利呢？原来，这个中央卫生委员会是褚民谊等人精心安排的，褚民谊则是汪精卫的亲信，后来追随汪精卫叛国，在汪伪政权出任高官。他邀请参会的120名委员，是各地的卫生局长、医院院长、医学院院长等人，全是西医。西医们在一起表决废止中医，当然是一呼百应。而汪精卫策划这场阴谋背后的目的，不过是借反中医的幌子，通过反中医全面否定中华文化，并进而为他全面投日做准备。如果废除中医这招起到了作用，接下来他就会大力宣扬日本人提出的"崖山之后无中华，明朝之后无中国"的荒谬理论，并倡导日本才是"华夏正统"，全面展开否定中国的"文化战争"。然而，由汪精卫全力推行，褚民谊、余云岫作为其理论支持的《废止中医案》，却因为汪精卫岳母的一场疾症而宣告破产，这还要从施今墨被请到行政院那天说起。

那天，施今墨刚走进国民政府行政院办公室，就听见汪精卫正在接听妻子陈璧君的电话。电话那端传来急促而泼辣的逼仄声，一身西装革履的汪精卫，半个身体伏在办公桌上，手托腮，眉紧锁，不住地点头应声：

"亲爱的，你消消气，我已经派人去请施大夫了，转告母亲，让她放宽心，她的病一定能治好！"

……………

说到汪精卫的岳母，笔者还要补充一段历史资料：汪精卫的岳母名叫卫月朗，祖籍广东番禺。她早年与陈璧君的父亲陈耕基一起到南洋谋生，是一个性格开朗、知书达理、深明大义的女性。陈璧君的父亲是南洋当地有名的富商，他对几个孩子的教育非常重视，除送他们进当地最好的学校读书外，还从国内请了一位国文老师教授中文。陈璧君15岁时在当地华侨小学毕业，随后进入当地的璧如女校读书。陈璧君聪明好学，学习成绩一直都很好，而且从小对政治十分关心，还在华侨小学读书时，就喜欢阅读进步书刊，受到了民主革命思想的熏陶。陈璧君进入璧如女校的这一时期，孙中山由日本来到马来西亚槟城，在槟城建立了同盟会分会。陈璧君受其思想影响，积极参加同盟会的活动，表现出很高的爱国热情，成为同盟会中最年轻的会员。当父亲陈耕基知道陈璧君加入同盟会的事后，十分生气，坚决反对。他严厉地对陈璧君说："一个女孩子，不好好读书，成天和一些男人在外边东奔西跑，像什么话？"为此，思想开明进步的卫月朗与丈夫发生了争执。她说："我们对同盟会的情况一点也不了解，怎么能随便责怪女儿呢。孙中山先生就在槟城，我们可以当面问问孙先生，听听意见再作决断也不迟啊。"于是，卫月朗带着陈璧君去见孙中山。孙中山热情接待了陈璧君母女俩，向卫月朗介绍了同盟会在日本和东南亚一带开展活动的情况，向她讲了一些革命的道理。他说："为什么我们泱泱中国，屡屡遭受外国列强欺负；为什么我们中华民族如此灾难深重，那么多人背井离乡来南洋谋生？就是因为满清政府黑暗、腐败、愚昧，污吏上下勾结，欺压百姓，鱼肉人民。如果再不起来反抗，我们的国家就会灭亡，我们的民族就会遭灭顶之灾。眼下，我们要发动大众，团结起来，推翻清朝，建立共和，实现民族、民权、民生三大主义。只有这样，老百姓才能过上好日子，我们的国家才会强大。祖国强大了，民族兴旺了，我们这些在海外的华侨，才能挺直腰板，扬眉吐气啊。"一番话说得卫月朗连连点头。没过多久，卫月朗不顾丈夫的反对，也加入了同盟会。母女二人一同加入同盟会，这在当时极为少见，一时被传为佳话。

从上述资料中不难看出，卫月朗是一个思想进步、性格泼辣、敢想敢做的女性。由于久居南洋，接受西方思想，卫月朗一直深信西医，而真正使她对祖国中医医术心服口服，正是从施今墨为其诊病开始的。

汪精卫的府邸，满室西洋式陈设，看得人眼花目眩。藤椅上，一袭藏青色旗袍、头上裹着黑色布巾的卫月朗，深深的眼窝，挺拔高削的颧骨，尽管看上去满脸病容，却丝毫掩饰不住高贵优雅的气质。

"璧君，兆铭请的中医大夫来了没有啊？"

"母亲，我刚给兆铭打过电话，他说施今墨大夫马上就到！"

"若说旧医能治病，我是不信的。可事到如今，我得了这个怪病，连西医也束手无策，也只能让他试一试了！"

原来，卫月朗身患痢疾，汪精卫为其请遍了有名望的西医，仍然腹泻不止，眼看着卫月朗的身体每况愈下，吃什么拉什么，整个人瘦得皮包骨头，汪精卫禁不住妻子陈璧君的压力，万般无奈，只得抱着试试看的态度，请施今墨前来看一看。

施今墨走进汪宅，卫月朗见其仪表不俗，客气地招呼他坐下。寒暄了几句，施今墨说道：

"老夫人，您把手腕伸过来，我为您把脉。"

施今墨屏息凝神。待诊脉完毕，卫月朗问道：

"施大夫，我得的到底是什么病啊？为何请遍了西医，都没有效果？"

"老夫人，中医把您得的这种病叫——噤口痢。症候就是腹痛、上吐下泻，最严重的是吃一点东西喝一点水，就要入厕排泄！人不吃东西还老排泄，这能够坚持几天呢，所以这是一个非常危险的病！"

卫月朗一听施今墨每言必中，频频点头，目光中闪过一丝光亮，陈璧君在一旁急切地问道：

"施大夫，我母亲这个病是怎么得的？"

"是因为久病而脾胃两伤，中气败损所致，此病虽然凶险，但尚不至要命。"

汪精卫看着施今墨胸有成竹的样子，心中有些将信将疑：

"施大夫,我岳母这个病,吃了西医多少药都不见效,您有十足的把握?"

施今墨一边开方子,一边缓缓地说道:

"安心服药,此病一诊可愈!"

"什么什么?这么重的病,一诊可愈?!施大夫,您可不要夸海口啊!"

汪精卫一面说,一面在心里嘀咕着,这个施今墨,口气真不小,他究竟是华佗转世的神医,还是信口开河的江湖骗子?就在众人充满狐疑的眼神中,施今墨徐徐站起身,从容淡定地走出了房门,口中重复道:

"一诊可愈,决不食言!"

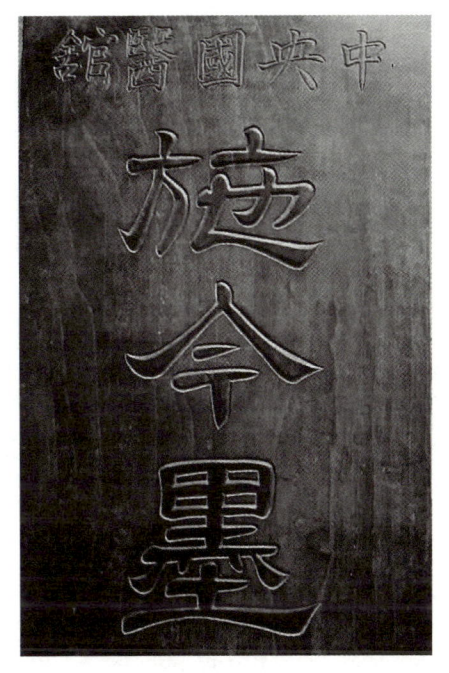

施门传人收藏"中央国医馆"匾额

果然不出施今墨所料,卫月朗仅仅吃了三副汤药,病体就奇迹般地康复了。汪精卫心里暗暗称奇,想不到,西医束手无策的顽疾,就凭施今墨几副苦药汤,就能药到病除!在胜于雄辩的事实面前,汪精卫不得不深信中医的博大精深,他走到桌案前挥毫泼墨,笔走龙蛇地写下"美意延年"四个行书大字,并吩咐手下人:

"把这四个字制成匾额,一定要亲自送到施今墨大夫府上!"

手下人面带难色地回复道:

"只是,施大夫差人回话说——"

"施大夫说什么?"

"他说,只希望院长您看看中医能不能治好病,吁请您扶持中医事业!"

汪精卫听罢,眉头一紧,瞬间又松开,端详着纸上的墨迹,沉思片刻后说:

"好吧,宣布我的命令下去,废止刚刚颁布的《废止中医案》!"

一纸命令,举国皆欢,在17个省市、200余个中医界人士团体的集体请愿下,轰动一时的《废止中医案》终于破产，中医赢得了继续生存下去的权利。事实上，汪精卫决定取消《废止中医案》，不仅仅是迫于众中医集体请愿的压力，还有一个原因，那就是中药材是当时国民政府收入的一个重要来源，很多有势力的军阀头目出于为自己的利益考虑，也都站出来反对取消中医、中药，再加上施今墨高超的医术，证实了中医的治疗效果，综合多方面因素考虑，汪精卫最终决定废止轰动一时的《废止中医案》。

为了给自己树立一个好名声，汪精卫顺水推舟，答应了施今墨吁请扶持中医的请求，于1931年批准成立中央国医馆，由施今墨担任副馆长。这一时期，施今墨踌躇满志，在革新中医、整理中医病名等方面开始了探索。他与陆渊雷等人主持草拟了《整理国医药学术标准大纲》，积极倡导中医学术标准化和中西医病名统一。当时，中央国医馆的开支名义上是由国民政府每月支出5000元，但由于现实所迫，第二个月就减半发给，经济的拮据，使国医馆举步维艰，迟迟办不起刊物，开不起中医培训班，一度要靠各地中医界人士的接济才能勉强维持。尽管中央国医馆的建立曾使中医界欢欣鼓舞，但成立后作为平平，形同虚设，不久施今墨便递交了辞呈。

1931年，施今墨又在北平东单马家庙5号创办了《中国医药周刊》，继续以笔为戟，为发展改革中医事业大声疾呼。1935年，国民政府颁布中医条例，规定了中医考核办法及立案手续。北平第一次考核时，国民政府推举施今墨、萧龙友、孔伯华、汪逢春四位医术精湛、民众信誉好的业界翘楚作为主考官，负责命题和阅卷。从此，这四位便被合称为"京城四大名医"。

1938年后，施今墨历任中医学社董事长、中医工会理事长、北平中医协会会长；1946年被华北地区推选为"国大"代表和国民政府立法委员。他多次提出发展和改革中医的建议，如《整理中医书籍案》《改革中药剂型案》《设立中医学校及中医院案》等，遗憾的是，都未被国民政府采纳。

1949年新中国成立后，施今墨曾任第二、三、四届全国政协委员，先后担任中华医学会副会长、中医研究院（今中国中医科学院）学术委员会副主任委员、中华医学会中西医学术交流委员会副主任委员等职务，并在协和医院、儿童医院等门诊部工作。还曾先后到明德堂药店坐堂应诊，并向周恩来总理和中央政府提出了开办中医医院、中医学院和中医研究院等振兴中医的建议。这些建议，在新的时代都变为了现实……

一诊可愈治顽疾，乾坤反转险化夷。

汪贼送匾延美意，顺势而为乃名医。

第五节　"四大名医"相援相引　悬壶济世美誉京城

20世纪20年代，施今墨与萧龙友、孔伯华、汪逢春并称"京城四大名医"。他们四位医家不仅医术高超，而且对近百年中医界风云变幻的历史进程产生了举足轻重的影响。四位医家相互援引，志同道合，他们的人生道路，恰是一部中医百年兴衰史的缩影。

下面，笔者简单介绍一下孔伯华、萧龙友、汪逢春三位医家：

孔伯华（1885—1955），幼承家学，研讨古医籍，新中国成立前曾与萧龙友先生创办北平国医学院，历时15年，毕业生达七百余人，擅长温热病学，喜用石膏。1929年，汪精卫任国民政府行政院院长时，曾明令废止中医。这一反动政策，立即激起中医界的极大公愤。各地推出代表齐集上海进行抗议，成立了"全国医药团体联合会"，进行斗争。孔伯华先生被推为临时主席，全国舆论支持，使反动当局不得不收回成命，并被迫同意成立国医馆。1955年孔伯华逝世，周恩来总理亲任治丧委员会主任，并亲临他的寓所吊唁。

汪逢春（1884—1949），擅长治疗时令病及胃肠病，对湿温病多有阐发，启迪后学。热心公益事业，尤注重培养人才，提倡在职教育。1942年，曾创办国药会馆讲习班，为中医中药界培育人才，虽是短期培训性质，但同道多数是有真才实学的前辈，如霍文楼、杨叔澄都是主讲教师，近代名医郭士魁就是当时的学员。他热心教育事业，提携后进，多有贡献。

萧龙友（1870—1960），出身诗书之家，自幼熟读经史、诗赋，兼习书法。1897年，中丁酉科拔贡，不久即入京担任八旗官学教习之职。辛亥革命之后，曾历任财政、农商两部秘书、财政部经济调查局参事等职。1928年，萧龙友深感数十年宦海浮沉，无济国事，遂生隐退医林之念，不久即弃官行医，结束了自己的仕途生涯。

萧龙友成为一代名医，既无家传，又无师承，完全靠自学成才。幼年时的萧龙友就对医药很感兴趣，族中有人开了一家中药铺，他有空时常去识药。在成都尊经书院学习期间，他也抽空阅读中医书籍，每有心得即作笔。进入仕途后，萧龙友仍然继续研修医学，并在公务之余以医济世，免费为患者看病，收效良好。1928年，萧龙友弃官行医，在北京西城兵马司胡同建了一寓所，开始了正式的行医生涯。

说起"四大名医"之间的援引往来，很有一番故事可讲。1930年，孔伯华与萧龙友合作，共同创办了北平国医学院。在学院困难时期，二位先生竭尽全力倾囊维持。孔先生和萧先生还在学院开设门诊，以诊费补贴办学经费。该学院开办十余年间，毕业学员数百人，对当时处于逆境中的中医事业起了挽救和促进作用。

汪逢春先生也曾创办医学讲习会、中药讲习所，培养了众多中医英才。汪先生不仅向学生传授精深的医术，而且与学生们建立了深厚的师生之谊。每逢假日，汪先生常携弟子一同登上北海琼岛。在琼岛上的揽翠轩中，汪先生一边与弟子们杯酒小酌，欢言畅语，一边为他们阐释医理的真谛。有时，先生还与弟子们共乘一舟，荡漾于太液池的碧波之上。师生同游的快乐，春风化雨般的教诲，给学生们留下的是永不磨灭的印象。

在四位医家中，施今墨与萧龙友有着相似的身世背景，同样出身于诗书之家，同样在面对国事忧患时弃政从医，二人志同道合，颇有相敬相慕之感。一次，施今墨在与萧龙友小酌畅谈时，敬重地说：

"萧先生，当年川中流行霍乱大疫，许多行医者惧怕感染，潜居不出。你冒着生命危险携带中草药沿街巡视，见到病人就进行治疗，从死亡线上拯救了多少患者……萧先生之医德文风，在下钦佩不已。"

萧龙友去世时，施今墨深感悲惋，挥腕写下"硕果不存"四个字。他在一篇随笔中写道：

"我老而未死，仍能在岗位上为人民服务，这是最大的幸福……写在老友萧龙友逝世之后，以'硕果不存'四字吊之。"

施今墨始终将其他三位名医作为自己精神上的良师益友，把救死扶伤、为患者解除痛苦看作自己终生的事业。

医脉文风自益彰，同气相求写诗行。
京城名医四君子，春秋契阔慰民殇。

第二章　衷中参西办新学

这一章记述了1931年至1948年间，施今墨为中医教育事业孜孜以求，创办华北国医学院的历程。

施今墨于1931年创办华北国医学院，大胆引入西医课程，聘请中西医专家联合授课，衷中参西，中西并举，并对中医保守派循循善导，使中西医紧密团结，以科学之方法，整理中医，建立了一套全新的中医人才培养模式。星河璀璨，沧海桑田，梳理这段历史，是为了传承和延续大师们的思想精髓，铭记他们崇高的爱国主义信仰，和对中西医结合矢志不渝的革新精神，让这"摇篮"中孕育而出的思想光芒，在新的时代继续焕发异彩……

第二部分 | 存亡·求索·兴学

第一节 融贯中西 "大师的摇篮"

20世纪20年代末，正是中医不幸之时，当时北平名医以萧龙友、孔伯华、施今墨为代表，深深忧虑医术之贫乏，"慨乎中国医学之寝微，先哲伟业之将堕"，深感"非振兴中医，决不足以自存"。为了振兴中医事业，施今墨开过医院，办过药厂。在现实面前，他逐渐认识到，振兴中医关键在于人，要培养高质量的中医人才，只有一个途径——办学。

1930年，施今墨同萧龙友、孔伯华等北平中医界名宿，共同倡议创建"北平医药学校"，地址设在西单太平湖五道庙。翌年，搬至丰盛胡同，改名为"北平国医学院"，萧龙友任院长，施今墨与孔伯华同任副院长。几个月后，由于施今墨与孔伯华在办院方针上产生分歧，施今墨辞去了副院长职务。1931年，施今墨又同魏建宏、刘肇甄、陈公素等志同道合之士，另立华北国医学院，原址最初在宣武门外盆儿胡同，后搬至大麻线胡同8号，由于学员人数逐年增加，遂于

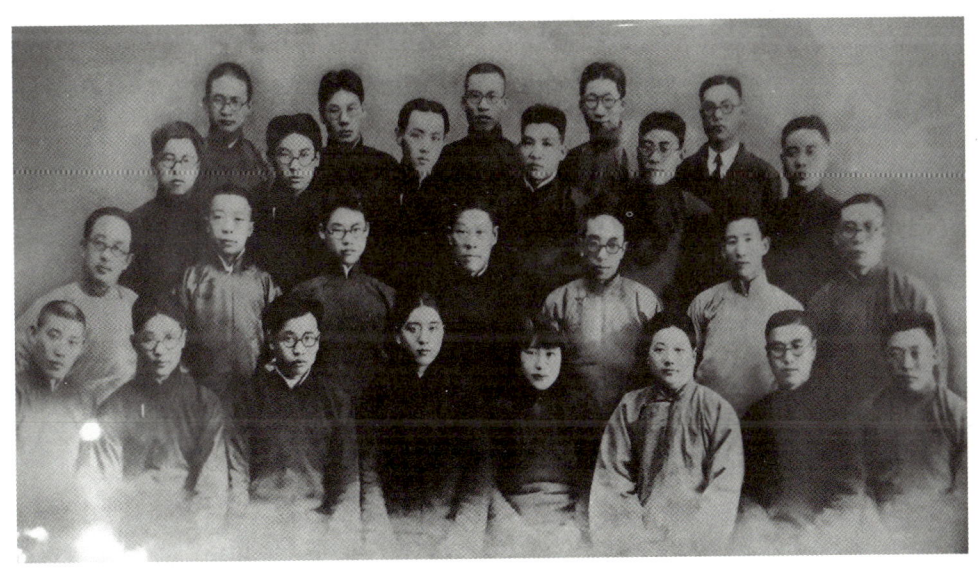

华北国医学院第二届毕业生合影

1940年迁至宣武门外西砖胡同36号。从此，北京有两所高级中医学府，并驾齐驱地造就中医人才。1944年以后，北平国医学院停办，华北国医学院成为北平唯一的中医高等学府。

说起创办华北国医学院的历程，真可谓备尝艰辛。当时，华北国医学院虽然已在中央国医馆备案，但是有名无实，建校的经费仅靠学费入不敷出，其余全部由施今墨先生用诊费补贴。1932年春，华北国医学院正式招收了第一批学员四十名。

宣武门外盆儿胡同岳云别墅门前，四十名风华正茂的男女学员，高兴地载歌载舞，一边打着锣鼓，一边唱道：

考进了华北国医学院真有幸，
大国医施今墨校长荣膺，
老祖宗中医典籍学深学透，
绝不要，泥古不化固步自封！
明先哲遗言古训，
借新医好经验中西兼通！
培养中医新人才，
造福人类第一宗！

岳云别墅门前，人潮鼎沸，既有身着长衫的旧医代表，也有一身白大褂的西医代表，长衫白衣，两两相对，好似一道独特的风景线。站在中医队伍最前面的老大夫激动地说：

"奖生贤弟，想当年，消灭中医的法令甚嚣尘上，多亏你力挽狂澜，仅凭着几剂苦药汤，治好了汪精卫老岳母的病，这才保住了咱们几千年的中医。头几年，政府压制中医，不许咱们中医办教育，谁能想到，现而今你成了堂堂华北国医学院的大院长。我们这些老中医也有了用武之地。我们站在三尺讲台上，给学员们讲阴阳虚实、四诊八纲，这才是事实胜过雄辩，让那些对咱们祖国中医造谣污蔑，恶毒攻击的小人哑口无言！"

岳云别墅是一座青砖堆砌的民国式建筑，一进门的影壁墙上，挂着竖写"华北国医学院"几个大字的匾额，施今墨深情地抚着匾额上的大字，凝重地说：

"诸位同仁，中医之生命，不在外人，不在官府，而在学术也。学术之成否，当然在于学校。请诸位铭记我华北国医学院之校训——共信不立、互信不生、互信不生、团结不固！"

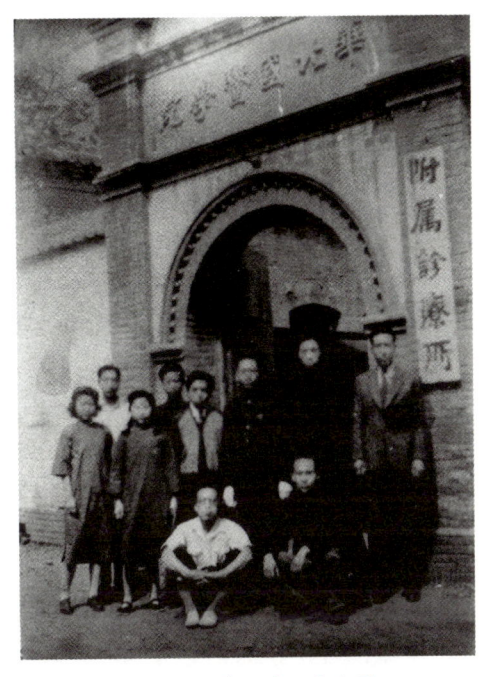

华北国医学院毕业生合影

....

施今墨将华北国医学院的办院方针总结为："以科学方法，整理中医，培养人才，决不拘泥成法，唯一宗旨，希望阐明先哲之遗言，借助新医之实验，为人群造福。"华北国医学院学制四年，学生必须是高中毕业或同等学历，课程设置以中医为主，中西兼授，中西贯通，中西医课程比例大约为7∶3，中医开设了《中国医学史》、《医学大意》、《内经》、《难经》、《伤寒论》、《金匮要略》、《温病》、《诸病源候论》、本草、处方、脉学、辨证论治、医案学以及内、外、妇、儿、针灸、骨伤、眼耳鼻喉、皮肤花柳科等20余门课程；西医则设生理卫生、解剖学、病理学、细菌学、药理学、诊断学、传染病学、法医学以及内、外、妇、儿科等课程。学生除必修国文课程外，还需学习四门外语：英文、日文、德文、拉丁文。

为了实现中西贯通、中西兼授的办学方针，施今墨怀着求贤若渴之心，四处寻找理论功底扎实，临床诊疗技术精良，德高望重、志同道合的人来学校任教，

大国医施今墨

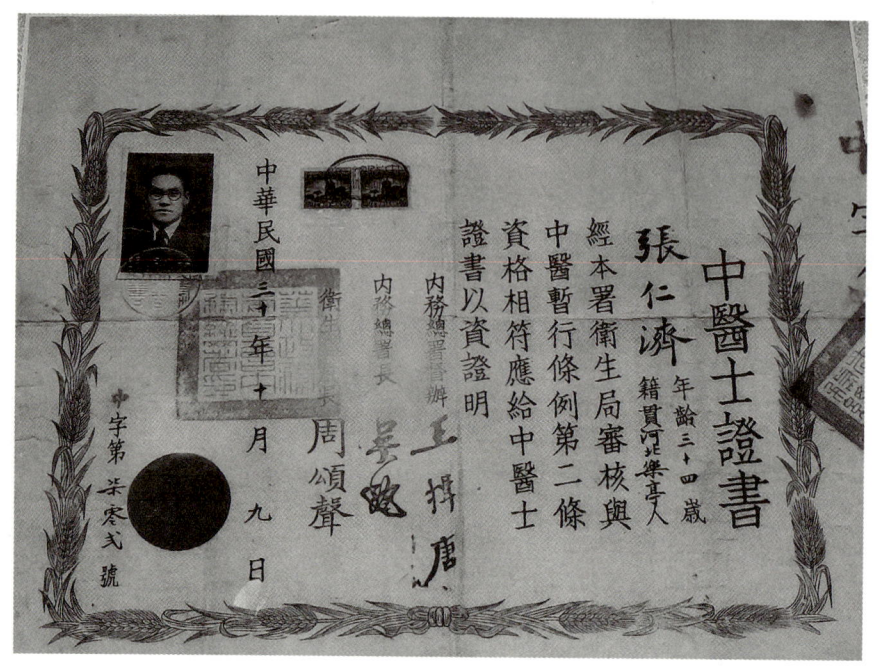

华北国医学院毕业生张仁济中医士证书

亲自出面邀请了不少有真才实学、立志革新、热心中医教育的贤达之士。其中有被誉为"正统幼科"的儿科名医翟文楼；年已八旬、对中医经典著作卓有见地的曹养舟；还邀请四川著名学者刘延衡，清末举人周介人、计暗修，名医赵锡武、朱壶山、杨叔澄、王仲喆、邱宗山、陈宜诚、施光致等讲解经典医籍；药学课程有方伯屏、顾膺陀、王药雨；外科有赵炳南、段馥亭；针灸课程有吴彩臣、夏禹臣、牛泽华；推拿按摩有曹锡珍等；西医教师除名医李促美、姜泗长、魏建宏等，其他多为北大医学院等校讲师兼任；还有国文教授李仲翔，日文教授樊哲民等，真可谓名医荟萃，大师云集。中医教材都是由施今墨先生选定的古籍经典，如《黄帝内经》《金匮折衷》《伤寒论经意》等，教材则有《四诀要诀讲义》《仲景全书》《中国医学史》《温病条例节要》《妇科学》《耳鼻喉科学》《诊断学》等，四年级的各家医案、各家学说则由施今墨亲授。

华北国医学院成立之初，由于中西医教师共同授课，史无前例，大家对如何

第二部分 | 存亡·求索·兴学

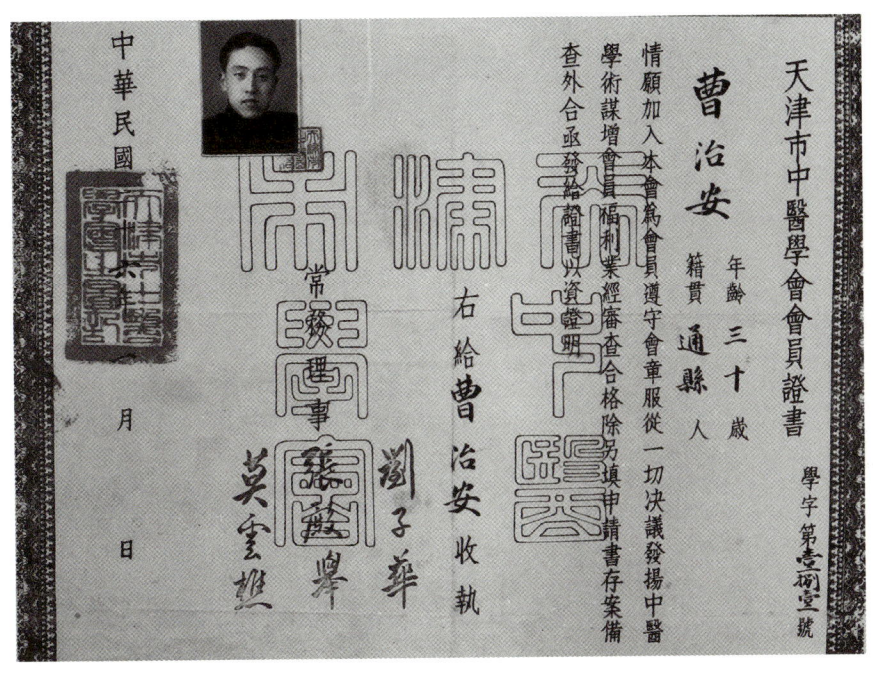

华北国医学院毕业生曹治安证书

教学尚且摸不着思路。有人问施今墨：

"施校长，我们这些人，都是您请来的，大家只有一个心愿，愿为国医学院培养人才倾尽全力，你对我们讲课有什么要求吗？"

施今墨的回答，令所有中西医教师刮目相看。他说道：

"诸位老师，华北国医学院应是培养高水平中医的场所，学生们应该早临床、多临床，大家不要局限于在课堂上讲什么、怎么讲。你们在临床上用什么就讲什么，怎么用有效就怎样讲。"

…………

为了使读者对华北国医学院大师云集、执教杏坛的情形有所了解，在这里，笔者简单介绍一下中医专家赵炳南和西医专家姜泗长：

赵炳南，原名赵德明，祖籍山东德州，1899年出生于河北省宛平县（今属北京市）。幼时家境贫苦，父亲靠打短工维持一家生计。赵炳南自幼身体羸弱多病，

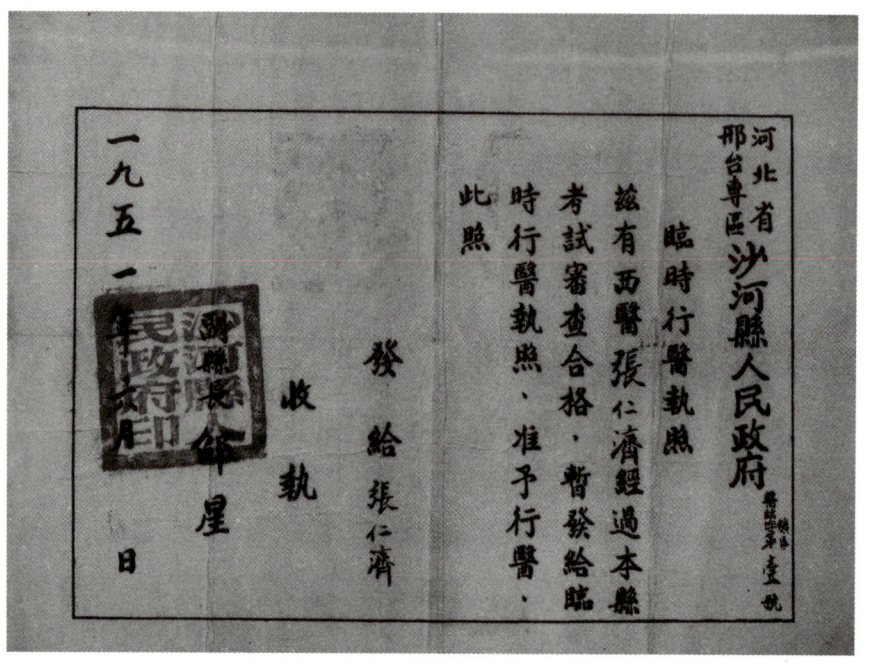

华北国医学院毕业生张仁济行医执照

出过天花，患过痢疾，得过麻疹，发过疟疾。据赵炳南自己回忆说："我的童年生活饱尝了人间的痛苦与疾病的折磨，是今天的少年儿童难以想象的。"特殊的人生经历使他深深懂得生命的珍贵，在幼小的心灵里已播下了立志做一名为他人解除病痛的医生的种子。六岁时，赵炳南进入私塾，开始了他的读书生涯，但因家境清贫，他的学习仅勉强维持了六年便中断了，被迫过早地走上了社会。少年时期的赵炳南目睹饥寒交迫、在死亡线上挣扎的劳苦大众，心灵受到极大震动，这更加坚定了他立志做一名医生的信念。1912年，十三岁的赵炳南开始在北京德善医室从师于名医丁德恩，学习中医皮肤疮疡外科。在短短的三年里，他研读了《外科准绳》《疡医大全》《外科启玄》《医宗金鉴》《本草纲目》等数十部医著。他刻苦努力、孜孜不倦的精神深深打动了丁老先生，故尽得其传。1920年，赵炳南自设医馆开始行医，悬壶于北京西交民巷。赵炳南自十三岁从师学医，对病人有深厚的感情。他常说："为了解除病人的痛苦，一切为病人着想，我对医术无门户之见,对中西医两种医学,我一向主张取长补短。"事实也是这样,他在早年设馆行医时,就结识了很多当时很有名望的西医朋友,如方石珊、何显名等,经常同他们切磋医术,取长补短。他常讲:"医术是治病的工具和手段,不应有门户之见,应择其善者而从之。"

赵炳南破除门户之见、倡导中西医结合的思想与施今墨不谋而合。施今墨向来不轻视小科、偏科,即便是小科、偏科,他也希望学生们有所了解和涉猎。一次,施今墨的孩子疖子化脓成脓肿,家人让他赶紧开几副中药,施今墨却说:

"孩子年纪太小,服用中药有困难,我去找赵炳南。"

于是,施今墨亲自登门去请赵炳南,用外科开刀并放入中药纱条引流的方法施治,孩子很快便痊愈了。

对施今墨创办华北国医学院,赵炳南非常支持,同时他也非常拥护中西医结合的方针。他曾说:"我有很多中医徒弟,也有很多西医徒弟,你们要团结起来,共同进步,走中西医结合的道路,为振兴中医事业贡献力量。"

西医专家姜泗长,1913年出生在天津一个职员家庭。父亲早年在日本早稻田大学攻读商业,回国后在盐务稽核所任职。1918年,姜泗长随家由天津迁居北京。1919年至1930年就读于北京师范大学附属小学和中学,后被保送入北京辅仁大学医预科。1932年考入北平大学医学院,因学习成绩优异每年获奖学金。因姜泗长与施今墨有亲戚关系,又是北平大学医学院的高材生,故施今墨便请他到华北国医学院担任西医基础课的教职。

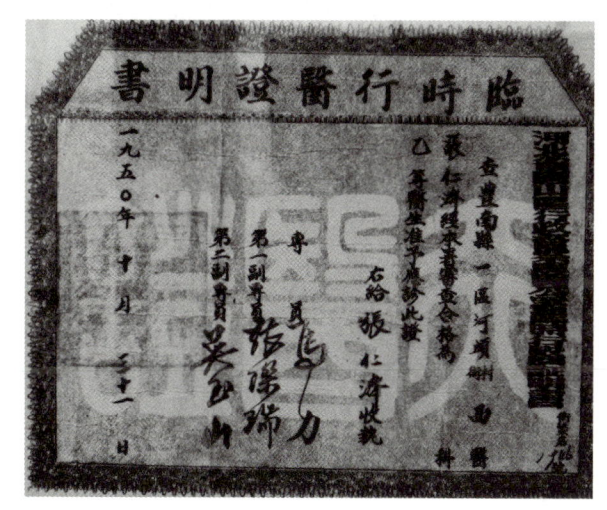

华北国医学院毕业生张仁济临时行医证明书

1938年，姜泗长由北平大学医学院毕业，时值卢沟桥事变，他辗转南下到南京中央医院任外科住院医师。1939年，他选择了当时发展还较缓慢的耳鼻喉科作为自己的终身事业。嗣任成都华西、齐鲁、中央三所大学联合医院（存仁医院）眼耳鼻喉科住院医师。1940年，任中央大学附属医院耳鼻喉科住院医师及住院总医师。他工作勤奋，刻苦钻研，被耳鼻喉科前辈胡懋廉教授选为助手。1943年，晋升讲师。1947年，晋升副教授。同年获得美国援华助学金，赴美国芝加哥大学医学院进修，专攻颞骨病理组织学及治疗耳硬化症致聋的内耳开窗术，并协助导师林赛进行手术及动物实验研究。1949年初，绕道南美回到上海，继续在中央大学医学院担任耳鼻喉科主任教授，兼任江苏医学院耳鼻喉科教授。

曾任301医院院长的姜泗长教授，在参加施今墨百年诞辰纪念会上，深情地回顾了自己在20世纪30年代受聘为华北国医学院讲课的经历。他说：

"施今墨提出中西医结合思想并能付诸实践，创办华北国医学院，能请我们西医去讲课，是难能可贵的。"

破除门户聘名医，杏林大师荟萃集。
国医摇篮堪仰止，众志合力贯中西。

第二节　华北国医学院　文脉永继

2019年10月22日，"中医大师的摇篮——华北国医学院文物展"在荣竞集团文脉馆正式举办，施今墨先生当年创建华北国医学院的186件一级文物悉数登场，一时轰动京城，备受关注。由此，华北国医学院——这几个赫然入目的大字，像一个闪光的传奇，吸引着人们仰视与探索的目光。说起这次意义非常的展览，还有一段缘由：

第二部分 | 存亡·求索·兴学

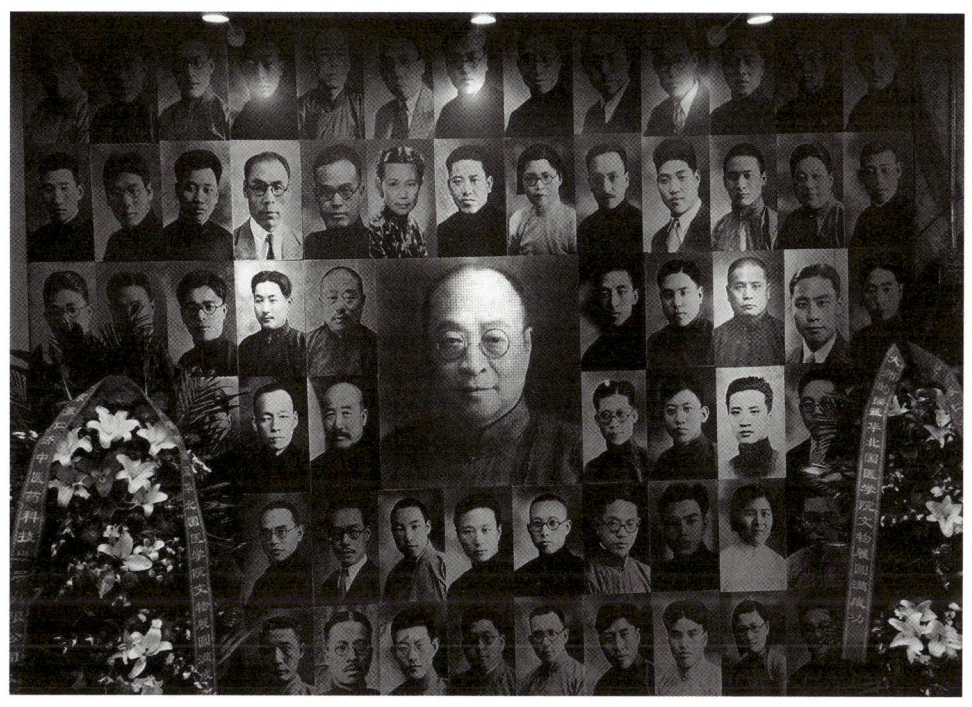

"大师的摇篮"——华北国医学院文物展

2019年秋，施小墨、祝肇刚、张大宁、索钧、安宝华、薛钜夫等施今墨学派传人，为纪念施今墨去世50周年，纷纷拿出父辈们生前珍藏的手稿、医案、药方、黑白照片……大家聚在一起商议，为京城四大名医之一的施今墨先生，举办一次纪念展。当时，北京市中医药管理局屠志涛局长提出了一个建设性的意见：

"当年，施今墨先生创办的华北国医学院，是一个里程碑意义的符号，在那么艰苦的条件下，他倾尽一己之力，培养出了那么多的中医大师，与当下中医药教育比较，应该认真反思。我看，你们这个展就叫——大师的摇篮。"

作为20世纪30年代创建于北平的最有影响力的中医高等学府之一，华北国医学院为中医领域培养了许许多多临床大家——北京协和医院中医科主任祝谌予，北京医院中医科主任李辅仁，天津中医学院主任哈荔田，中国中医科学院广安门医院中医科主任董德懋，北京同仁医院中医科主任吴兆祥、内科李介鸣、袁家玑、索延昌，妇科赵松泉、李德衔，儿科何世英、刘韵远，皮肤科哈玉民等，真可谓大师辈出。据统计，1931年至1948年，施今墨担任华北国医学院院长的17年间，华北国医学院入学人数约636人，毕业人数347人，加上1950年，总计历时18年，共招生20班，为北京地区培养了一大批高级中医人才。20世纪50年代，北京市22家市属医院中医科的主任，都出自于华北国医学院。

很多人不禁会问，华北国医学院究竟有何办学秘笈？为什么会成为孕育中医大师的"摇篮"？在民国年间国家战乱动荡的时代，这些莘莘学子是凭着什么样的信仰和思想走上习医之路？华北国医学院的课程设置和今天的中医高等教育有什么区别？华北国医学院又给我们今天的中医高等教育怎样的启示？

历史，是一代代有心人于艰难前行中凝重而笃定的记录。如今，这些毕业于华北国医学院的中医大师，大多已经离世，而施今墨及门弟子、华北国医学院第三届毕业生索延昌老先生，生前珍藏的三本《华北国医学院毕业纪念刊》，却让我们有幸从那些远去的繁体文字中，重新触摸感知那个时代。由此，"华北国医学院"这几个久远的大字，也开始逐渐有了温度，眉目清晰起来……

大志得立：救中国、救中医双翼齐飞

本班始业于民国二十二年秋，韶光荏苒，如白驹过隙，瞬已四载，不觉毕业矣。溯自肄业之始，正值东省沦亡之后，继则热河失守，冀察濒危，华北一带形成国防最前线，疮痍满目，危如累卵，全国民众莫不惊心动魄，群策群力急图救亡之道，或谓本班同学曰：国难危重至此，汝等不思根本报国之道，徒致力于深邃艰奥不切时际之国医，抑何迂阔之甚耶？余等对曰：国家民族之兴衰，基于人民之强弱，人民之强弱，又赖于医学之发达与否，其关系不重哉。吾国医学有五千年之悠久历史，每以牛洲马勃，草根树皮，立起沉疴，其蕴理之妙，效力之伟，绝非浅尝浮慕者所可望其肩背，然近世竟

> 有无识之徒，辄欲推翻国医，树新除旧，岂非蚍蜉撼树之举乎。以我国医学，以理论言之，虽虚幻缥缈，令人莫解，但于事实观之，辄具卓效，是以医界同志，正宜兴益除弊，力图改进，以期精益求精，优臻完善，为我国医界散放光明，为国家发扬国粹也。本班同学有觉于此者，遂不约而同愿在院长施今墨先生指导之下，以科学方法，整顿国医，俾其日就完善，日趋发达，永为促进我民族健康之一保障，岂非报国救亡之道乎。……
>
> ◆摘自——《华北国医学院第三届毕业纪念刊》

读了这篇抑扬顿挫、掷地有声的文字，我们深切地感受到几个字——时势造英才。这段文字是华北国医学院第三届学生，在将要毕业之际，怀着悠悠离别之情写下的"班史"，字字千钧，情真意切。从中可以感知到几点：

首先，他们对祖国医学五千年的悠久历史，充满了敬畏与憧憬，既知悉国医"虚幻缥缈"，又对其"辄具卓效"了然于胸，因此愈加激发了探索国医奥理，使其愈加完善的宏大志向。再者，这些学子学医的初心和目标非常明确——救中国与救中医，或者说，是以救中医之途径，完成救中国之目标，他们是在国家危亡与中医危亡的双重压力下，励志追随施今墨先生走上习医之路的。面对世人关于救国之道的指问，他们坚定地回答：国家民族之兴衰，基于人民之强弱，人民之强弱，又赖于医学之发达与否……这就是华北国医学院办学的根基所在：家国情怀。学子们对民族、对国家、对国医，充满了救亡图强的决心，是一种强大的信仰力量，燃起他们习医的热望，支撑他们走过四年求学之路；其次，他们在四年的学习中，对中西医的认识愈加辨证，客观，完善，明确了"以西医之理论，正中医之玄虚，以中药之确效，发扬而推动之"的奋斗目标，他们知悉中医之玄奥而慎思之，面对西学之侵入而融贯之，在满目疮痍的时局下，怀着对祖国中医五千年蕴理之妙的向往与憧憬，开启了一条救中国与救中医的奋斗之路。

道器同修：以"治矿"喻"治病"　　强调实践出真知

1937年，施今墨在写给华北国医学院第三届毕业生的毕业寄语中写道：

> 尝谓治病如治矿，治矿者，必先明矿质之所在，而后以精巧之器械取之，治病者，必先明病理之所在，而后以最良之医术治之……故吾以为中医之改进方法，舍借用西学之生理病理，以互相佐证，实无别途，所以本校创立以来，所授科目，胥视此旨，而尤其朝夕切望于诸君者，则在于既明矿质以后，更当研究历代相传之器械，使愈加精巧，而悉合于应用也。……

在这段文字中，施今墨以"治矿"比喻"治病"，把《内经》《伤寒》《金匮》中的治疗方法，比喻为采矿的精良器械，强调学生们一定要明其理，重视应

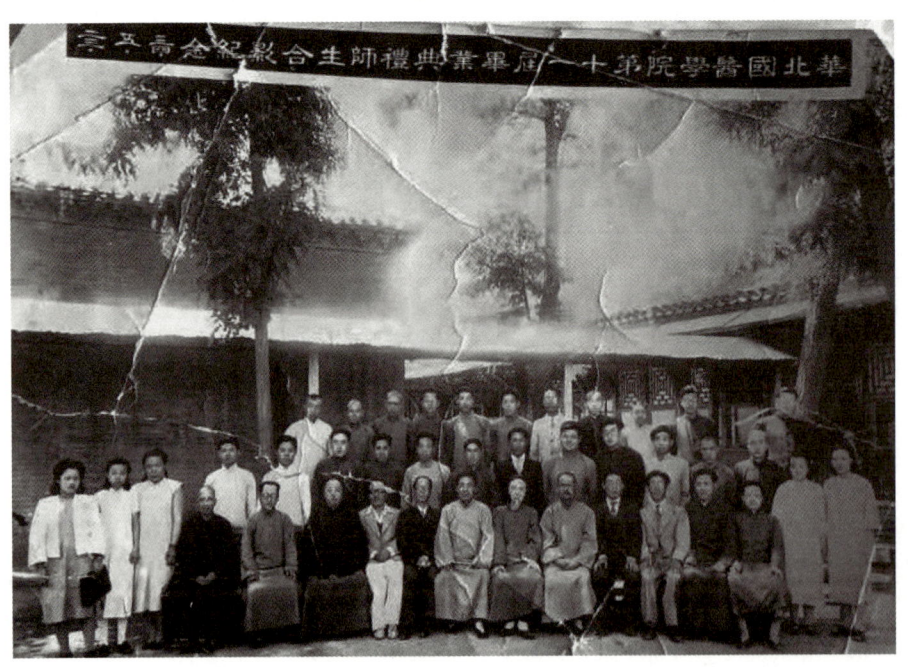

华北国医学院第十一届毕业生合影

用，否则，"如采矿者无精细矿图，亦常致误用……"，而明其理、学以致用的关键，就是借用西学之生理病理，改进中医方法，两者互相佐证，即以西医生理病理之"器"，论证中医气化、阴阳之"道"，使之愈加明晰。在实践的过程中，既要研究病理，又要研究采矿的"器械"，从而形成更加精良的中西医结合的新"器械"……

施今墨先生的这番言论，可谓见地高远，道器双修，既宏观，又生动，体现出他对中医发展高屋建瓴的真知灼见，他鼓励华北国医学院毕业生们以此共勉，在西学传入中国、中医日渐衰落的时代大背景下，不忘《内经》《伤寒》《金匮》等老祖宗传下的宝贵中医典籍，并且在实践出真知的基础上，坚持走中西医结合的道路。

融贯中西：以西医之长，补中医之短

在此四年中，本级同学在院长施今墨先生指导之下，未有不以"救中国救中医"为人人应负之责任，而群策群力焉。施先生主张，用科学方法，改进中医，以西医之长，补中医之短，取西医科学化之病理与诊断，用中医经验过之药品与单方，关于一切中药，本身所含之物质成分，务须研究，遇病所起之化学作用，更当明了，如此，既不掩人之长，而冒故与为难之恶名，又不利权外溢，免受列强经济之压迫，岂非救中医即救中国乎？此本级同学最后一年中，侍诊于施先生之侧，时所聆悉者也。

施先生诊病，据病假所述，往往与西医所检查者恰合，病愈后，病家常问，诊断既然相同，奈何在某大医院，治疗数月（一年或半年）毫未见愈，服先生之药，三五剂即霍然若失耶。先生每答之曰：西医之诊断，确足取法，惟药味不多，一遇复难之病，即无对症之药，不若中药之配合，面面俱到，奏效较速也……此本级同学侍诊所共见者，亦心悦而诚服者也。……

◆摘自《华北国医学院第二届毕业纪念刊》

这一段文字，是华北国医学院第二届毕业纪念刊中的"班史"。同学们在最后一年学习中，侍诊于施今墨先生左右，不仅耳濡目染医理医术，更明确了习医的初衷——救中医、救中国，尤其是对中西医互补，"又不利权外溢，免受列强经济之压迫"的论述，颇具宏观的辨证主义思维与强烈的忧患意识，或者可以说，这些学子是站在为国家、为民族驱除外辱，救亡图强的战略观之上，而自觉地走上习医之路的，他们肩负的责任不仅是救中医，更是救中国；而面对西学的侵入，以及世人对传统中医的非议，他们则跟随施今墨先生走上了"用科学方法，改进中医，以西医之长，补中医之短……"的崭新道路，在传统衰落、西学入侵的危机时局下，以一种"纵浪大化中"的胸怀格局，为中医发展开拓了一条通向光明之路。抵御西学侵入最好的办法，不是故步自封，更不是一味排斥，而是"以西医之长，补中医之短，取西医科学化之病理与诊断，用中医经验过之药品与单方"。施今墨先生这种兼容并蓄，打通中西、辩证批判继承的思想高度，为华北国医学院奠定了"大师摇篮"的地位。

这段文字还记录了施今墨先生对西医用药与中医用药的论述，亦可见施先生诊病之精确，每与西医检查吻合，足见五千年祖国医学的实践经验与科学性，施先生毫不妄言西医之短，而是借西医生理病理，论证中医，使中医五运六气、五行生克与西医生理解剖相合，其学术高度、思想见地非一般时医可比。

我们不妨来总结一下，华北国医学院之所以在时局动荡、国家危亡、物质条件拮据的情况下，培养出如此之多的大师，无外乎三个方面：一是时势造英才，学子们均怀着"救中医与救中国"的双重历史使命，其德行、格局和胸怀昔非今比，在强大的爱国主义信仰的感召下，学子们不仅传承了精湛的医术，也铸就了德术双馨的高尚医德；二是实践出真知，学子们侍诊于施今墨先生左右，积累了丰富的临床经验，学院还设有辅助诊疗所，可以让学生们边学习，边临床；三是中西医互补，对于西学的侵入，对于传统国医的衰落，施先生采取的对策是两个字，一个是"借"，另一个是"融"，借西医之长，中西医融会贯通，在充分继承《内经》《金匮》《伤寒》等经典典籍的基础上，借用西医生理病理，使之与

第二部分 | 存亡·求索·兴学

中医五运六气相吻合，进一步论证中医的精髓思想。而这三个方面，恰恰与华北国医学院办学的"三个结合"——中医西医相结合、医德医术相结合、理论实践相结合，是一脉相承、同出一辙的。这是华北国医学院成为"大师摇篮"的重要基石，也是现如今中医学院所要继承和吸取的精华。

"虽离散，勿稍懈，诸同学，其勉励！"……毕业离别之际，同学们念着口号相互勉励，让我们再次铭记这些为国医事业孜孜以求、为救亡图强寄情岐黄的年轻学子的名字：

第一届（1935年）：刘建辉、哈荔田、高莱旺、蒋润生、于永兴、朱子杨、翟济生、王士俊、蒋国华、严隽浩、周哲生、胡康年、张耀东、李祥锡、胡尚仁、苏魁然、袁家玑、华德吉、王大经、赵松泉、王泽敷

第二届（1936年）：丁鹤霄、于有五、于云五、尤华云、王汝燮、王述斌、王国荣、任冠民、邢树恩、李之向、谷嘉荫、李宝盛、何世英、何修仁、吴兆祥、孟世忱、胡惠丰、施汝棠、徐德惠、孙魁卿、冯敬、董启肇、杨浩观、鲁延庭、聂澍方

第三届（1937年）：王仲英、王松栋、王文庚、王云书、王秉钺、包庆曾、朱跻青、邢朝昇、李学栋、李艳山、李树楷、沈友义、周宏章、哈贵琳、段永康、孙继勋、降莲芳、孙德昌、索延昌、曹志敏、梁建章、张文鹏、康明昭、张卓儒、张敬武、贺蜀江、张汉英、叶拯民、程宗周、杨化均、杨国亭、刘宇安、杨鸿级、关吉多、魏萱、苏宝诚

写民国人物的文字，似乎裹挟着

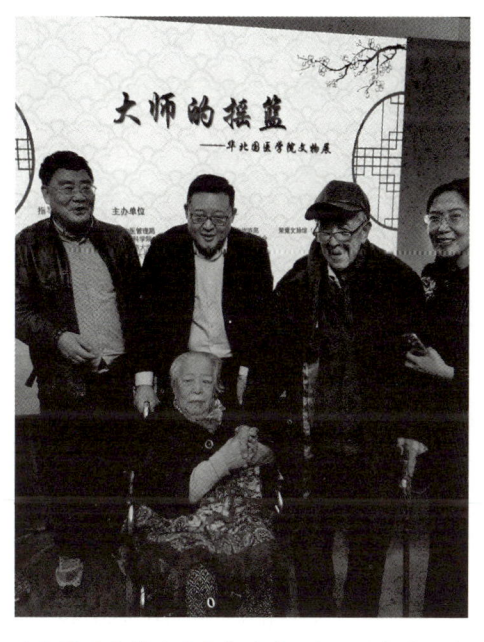

施今墨再传弟子安宝华（左一），施今墨入室弟子曹治安（右二），施今墨夫人张培英（坐者）

一团"气"：豪气、侠气、文气、儒气……滔滔然而具儒风雅量，晏子之风。我们在翻阅《华北国医学院第二届毕业纪念刊》学生小传时，发现这些学子，大致有如下几个特点：

1. 他们有着深厚的国学根基底蕴，或精通书法，或悉晓音律，或能琵琶，或擅京剧，如丁鹤霄"有晏子之风，模仿当代名伶，无不毕肖……"，于有五"兼好国音古埙等学，曾不惮廿余年之苦功，追求音埙定理，卒将现在国音之错误，一一指出……"，谷嘉荫"观其书法之隽秀，语言之流利"，李宝盛"每谈医学，滔滔然如江河之决口……"正是儒学、国学的深厚滋养，使他们能够在医学海洋中触类旁通，一脉相承，逐渐培养成诗书画艺融会贯通的参合思维；

2. 心性磊落，富有豪气，具有沉潜的心性，肯钻研的精神；

3. 忧国忧民，将救中国、救中医作为志向，不为稻粱谋，而为偿大志；

4. 心向科学，五四运动之后，西学涌入，科学大门打开，他们心向真理，励志以西医之科学，论证中医之玄奥，使祖国医学不落后于时代。

正是这些特质，造就了一个不可复制的时代和一群卓尔不群的国医学子……

下面再来介绍几位新中国成立后对中医事业做出贡献的华北国医学院毕业生：

1. 王大经

字若愚，北京房山上方村人。生于1915年，卒于1990年。华北国医学院第一届毕业生，1935年毕业于华北国医学院，拜施今墨院长为师，为施老得意弟子。新中国成立后，受聘于北京中医进修学校，任伤寒教研室主任，讲经典著作《伤寒论》。1959年调北京中医院工作。在几十年丰富的临床实践中，形成了自己独特的风格和学术思想，以善治各种疑难病症著称。尤其对自身免疫性疾病和神经系统疾病的深入研究，疗效卓著。

王大经的父亲是当时房山镇一名教师，教学之余，也会给当地老百姓看病。有一年，王大经的父亲到北平华北国医学院看望儿子，萌生了拜施今墨先生为师的念头。后来，施先生让他跟自己的弟弟施光致学习，王大经的父亲特意写了一段文字，我们从中可以感知到施今墨大夫当年的神采气度：

"施大夫，气度雍和，蔼然可亲，是与一般时医不同。且授以口号：今日中国，要以科学来整顿中医，西医之生理，远胜中国，而中国之药物奥妙，又西医所不知。盼望浩然勿忘我之口号，吾应之以诺……"

2. 吴兆祥

字子桢，回族，河北省沧县人。生于 1895 年，卒于 1987 年。1936 年毕业于华北国医学院，第二届毕业生，1940 年在京开业行医。1954 年，参加北京同仁医院中医科工作，成为北京市知名老中医。

吴兆祥认为，人体的阴精和阳气是对立而又统一的。因此，他在临床辨证中特别重视阴阳的盛衰与平衡，特别在亡阴、亡阳之危急时刻，应以回阳为当务之急，并配以补阴之药，使"阳得阴助而化生无穷"。此乃有法，有度，常中有变。

> 吴君兆祥字子桢，冀之沧县人，先世以耕读积庆，学术文章，渊源可叙，君赋深情感，尝攻经史，文藻颇有可观，倜傥卓绝，凛然有豪气，民三卒业玉警官学校，曾辗转历任平津警务要职，功绩磊落，超然不群，然君终以世态炎凉，雅不愿争禄位于公门，亦不愿山林终老，其心其志，唯期拯救平民，于是锐心医道，而于小儿科尤为登堂入室，发颅囟之秘，运钱乙之方，忧人之忧，乐人之乐，君斯有之，君年长于全班，而品学又为吾冠，故同学辈咸以"哥哥"称之，浩与君共砚数年，知之深而慕之切，故特为之叙。
>
> 学弟杨浩观志于故都

上面这段文字，是《华北国医学院第二届毕业纪念刊》中，学生杨浩观为学长吴兆祥写的人物小传。从中不难看出，吴兆祥是一位胸怀磊落之志、卓然不群、忧国忧民的国医学子，杨浩观对这位学长"知之深而慕之切"，充满了深厚的同窗情谊。字里行间，可见华北国医学院澄澈如洗之学风，学子们心性磊落，心怀

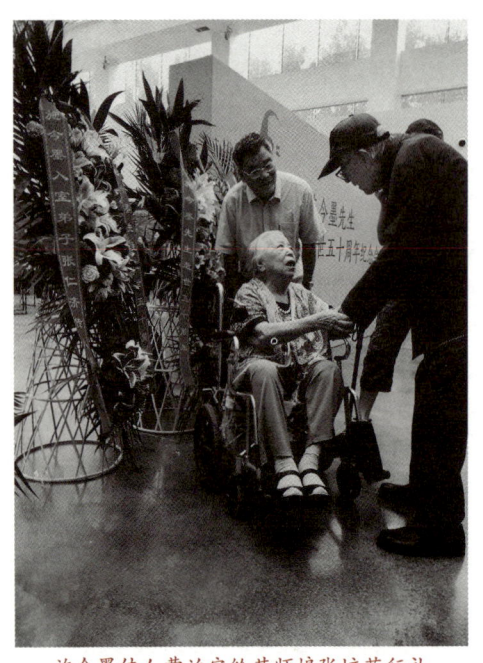

施今墨传人曹治安给其师娘张培英行礼

天下，追求真理，向真向善，形成了独特的学术氛围。

吴兆祥曾任北京同仁医院中医科主任医师，在50余年的中医临床工作中，积累了丰富的经验，擅长对妇科诸病的辨证施治。女儿吴中云继承其衣钵，毕业于北京中医学院，致力于近代中医学发展与发展史实及名医业绩的整理研究，旨在弘扬和普及宣传中医药文化，并著有《中医文化谈》一书。

3. 哈玉民

北京人，生于1918年，卒于1960年。著名中医教育家，杰出的中医皮科专家。父亲哈锐川是当时北京市有名的皮外科专家。20世纪30年代初，哈玉民考入华北国医学院，同时坚持随父亲临诊。新中国成立后，哈玉民以中医界代表身份出席全国第一届卫生工作会议。1950年3月，与北京名医赵树屏、董德懋、魏龙骧等人积极筹建北京市中医学会，并担任北京市中医学会副会长。当时，新中国成立初期百废待兴，学会办公及开展学术活动没有会址，哈玉民将自家诊所无偿贡献给学会，为中医学会奠基做出很大贡献。1954年，中央卫生部决定在京成立北京中医学院，委托正在北京市中医进修学校任职的哈玉民筹建，同年9月，以北京市中医进修学校为基础，接纳了北京中医学院首届同学，为创建北京中医学院立下汗马功劳。

在对待中西医关系问题上，哈玉民青年时期深受施今墨思想的影响，一向主张西为中用，认为只有这样，才能发展中医，提高中医。他在与西医同道共事中，推心置腹，精诚团结，互相学习，取长补短。在筹建北京中医学院过程中，殚精竭虑，哈玉民付出极大心血，后不幸患病，一代俊杰，英年早逝，令人扼腕！

第二部分 | 存亡·求索·兴学

从中我们不难看出,施今墨先生对华北国医学院历届毕业生影响之深远,使他们继承华北国医学院的学术思想,成为北京中医界之翘楚。此外,华北国医学院虽然自 1950 年前后停办,但并非昙花一现,在令人高山仰止的背后,它依然传承有序,甚至在今天得到了血脉的延续。

1937 年秋,施今墨因故不再兼院务,遂公推黄傅霖任院长。20 世纪 40 年代后期,施今墨复任院长,直至 1948 年。1948 年后,施今墨先生由于年事已高,退出了华北国医学院,把学校交给一个叫石缨的学生管理,华北国医学院更名为汇通中医学校。后来,石缨成为北京第二人民医院皮肤科主任。

1956 年,北京中医学院(北京中医药大学)成立,当时全国成立了八个中医学院,北京中医学院即为其中之一。哈玉民的妻子陈彤云在东四十条主持开学典礼,亲手用蜡板印刷教案,教师都是华北国医学院的,教案都是华北国医学院传承下来的,正因如此,华北国医学院是具有历史传承的。北京中医学院的历史,可以一直追溯到 1931 年的华北国医学院。出身中医世家的陈彤云,后来继承了哈锐川的学术思想,又得到著名老中医赵炳南先生的指点,深得哈、赵两家中医思想精髓。2003 年,陈彤云被国家中医药管理局确定为全国 500 名名老中医之一。九十多岁高龄的她还坚持在临床一线出诊,如今已是百岁期颐之年,真正成为见证与继承华北国医学院文脉的"国医"大家!

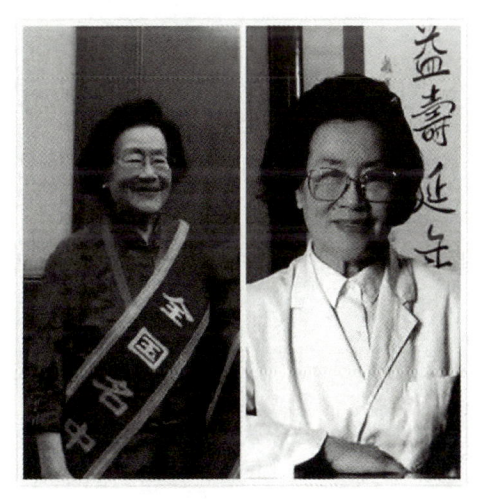

皮科名医陈彤云(哈玉民妻子)

儒风雅量滔滔然,文脉不绝继承传。
救医救国同比翼,达儒明医筑"摇篮"。

第三节　挂图风波水落石出　办学宗旨三个结合

说起施今墨创办华北国医学院的艰难，除了踏破铁鞋，招揽贤才，遍请中西名医授课之外，更令他煞费苦心的一件事，就是抵制外界各种关于开设西医解剖课的质疑之声，顶住来自四面八方的压力，打消一些老中医大夫的保守观念，把中西医大夫们的思想拧成一股绳，紧密团结在一起。我们在尊重史实的基础上，演绎出一段笔墨故事，或可使您对施今墨呕心沥血办学之艰难了解一二。

华北国医学院中医部办公室内，几个穿着长衫马褂的老中医，正双眉紧锁，你一言我一语地争论着什么，其中一个老中医捻着花白的胡须，不停地叨念着：

"'有伤风化！有伤风化！'……诸位，你们听到外界是怎么评论我们华北国医学院的吗？这些日子，质疑之声不绝于耳，都在为我们西学部教师在生理卫生课上，给学生们挂人体图而愤愤不平呢！周院长，您怎么看这个事儿？"

周介人是华北国医学院副院长兼中医部主任，这位清末举人出身的老大夫，数十年奉行孔孟之道，一开始，他对西医教师给学生们讲人体解剖课，也是顾虑重重。听到外界的质疑之声，周老大夫颦眉顿足道：

"诸位，我辈都是熟达孔孟之礼的儒学之士，对'人体图'这个事，确实难以理解，羞于启齿……但是，施院长的办院宗旨是中西结合，要让学生们学习西医的先进理论，掌握人体的结构构造，这也是不得不如此啊！"

"周院长，自从施院长创办了咱们华北国医学院，我们这些老大夫，为了弘扬岐黄，献身杏坛，甘当孺子牛。你看看国医学院的讲台上，一会儿是我们穿着长衫的中医，一会儿又是他们穿着白大褂的西医，各执一词，各讲各的理，这倒也罢了，可是，他们竟然在生理卫生课上给学员们看人体图，男女不分，一毫一厘皆现，难看死了。我们是大国医扁鹊、华佗的门人，您说咱们能够容忍他们这帮西医这样胡来吗？！"

"老大夫，施院长给您儿媳治好了病，是您多年的好友，这个事儿，您可得出面找他谈一谈啊！"

老大夫思索着，频频点头道：

"好，诸位，我先去找施院长谈。如果他能接受我们的意见，从学院方面不安排这种课程不是更好吗？"

"那施院长要是不听咱们的呢？"

…………

这一边，老中医们正商议着找施今墨院长评理，那一边，施今墨正在和《京华日报》女记者（老大夫的儿媳）谈论华北国医学院的办学宗旨。施今墨端坐在办公桌前，意味深长地吟哦道：

"从新不袭模棱语，融贯中西出自然——"

听到这两句话，女记者顿时兴奋起来，一边低头记录在纸上，一面问：

"施院长，您这两句诗，说得太好了，把咱们国医学院的办学宗旨概括得淋漓尽致，真可谓发人深省。读者们都想知道，咱们的国医学院是一所怎样的新型中医学院。"

施今墨沉思片刻，一字一句地说：

"我可以负责任地说，过去的中国，还没有一所这样的中医学院，我们要以科学的方法整理和发展中医，必须开办学校，培养人才，明先哲遗言，借新医经验，不拘泥成法，惟其以科学方法整理中医，培养中医人才，为人群造福！"

女记者奋笔疾书地记录着施今墨说的每一句话，脸上露出喜悦的笑容：

"您说得对！我要把咱们的办学宗旨发到报纸上，您快给我讲讲——"

"你要问办学的宗旨是什么？我把它总结成'三结合'。"

"哪三结合呢？"

"第一，医德为先，医德与医术相结合。第二，衷中参西，中医与西医相结合。第三，理论与临床相结合。咱们学院可称是完全新式，让学员学课程以中医为主，西医为辅，衷中参西，兼通中西，科学整理先哲典籍。这应该是最先进的办学宗旨！"

女记者兴奋地说：

"施院长，您说得太好了！您为培养新中医不遗余力，功德无量！一定会名留青史！"

施今墨微微一笑，而后叹了口气，话锋一转：

"嗨，说什么名留青史，功德无量。眼前，就有一件事让我一筹莫展啊！"

女记者收拾好采访稿，又端坐在椅子上，不解地问：

"什么了不起的事儿，让您这么为难？说出来，我也好给您出出主意。"

施今墨徐徐说道：

"咱们这个学院办起来以后，不是既请了中医专家，也请了西医专家共同授课吗？我的这个做法既有人击掌叫好，也有人讽刺连篇！"

女记者恍然想到了什么：

"哦，我好像也隐约听到外界的议论。他们都说了些什么？"

"他们说，我们是不中不西，非驴非马，误人子弟！"

"施院长，那您怎么看？"

施今墨皱着眉头，略带忧虑地说：

"外界的议论之声倒没有什么，也吓不倒我，我只是担心我们这些老中医。他们本就是饱受四书五经、儒学教育之士，对传统心存敬畏，我怕这些流言蜚语，会动摇他们中西医结合的决心。更重要的是，我们的中医教师，仍根据五运六气、五行生克论病理，不能与西医生理解剖相吻合，使同学们对玄虚之说，信疑参半，莫衷一是……"

"施院长，那您觉得，中西医结合的未来怎么样？"

施今墨坦然而自信地回答道：

"鹏飞万里，良驹千行，治医重于治人，其志岂俗夫识哉？道不同，何可为谋也！无论中医西医，其理论正确，治疗有效，皆信任之。反之，摒弃不可用也。"

"施院长，施院长——"

这时候，几个中医教师在老大夫的率领下走进了院长办公室。

女记者一见领头人是自己的公爹，心里顿时咯噔了一下，站起身来问道：

"爸，您怎么来了？什么事儿让您这么风是风、火是火的？"

老大夫紧皱着眉头说道：

"大事儿！大事儿！事关风化的大事儿。西医给学员们讲生理解剖课，讲就讲吧，还挂了一张人体构造图，男女的身体纤毫毕见，拿个教鞭还指这儿指那儿，外界议论纷纷，说这是有伤风化，诲淫诲盗！"

施今墨徐徐起身，一面安抚众位中医大夫，一面拍着老大夫的肩膀说：

"老哥哥，这可不是什么诲淫诲盗，大夫看病，当然要知道人体的构造。心肝脾胃肾，包括外科都在什么位置，我们的先哲也是讲究这个啊，只是没人家西医，我们不可能认识得那么直观和精确。我们要看到西医的长处，这是科学！了解人体构造对我们看病，有非常大的帮助。那些久治不愈的病，准确了解人体构造以后，一下子就能找到病灶！我的老哥哥，中西结合还须你鼎力相助，你可不能一叶障目，不见泰山啊！"

老大夫听施今墨说得振振有词，生怕自己在众位中医面前丢了面子，故意拔高声调说：

"施院长，不是我不帮你，而是你总胳膊肘向外拐，话里话外向着西医。这不是长别人的威风，灭自家的锐气吗？"

就在这时，西医部主任兼妇产科教师王教授带着几个西医教师走了进来：

"施院长，诸位中医同仁，你们不要被外界的流言蜚语动摇军心，中西医要团结，要结合，这一关必须过。中国老祖先的传统观念，我们要尊重，但也要破旧出新，思想与时俱进才行啊！"

一时间，院长办公室里人声鼎沸，有人沉默深思，有人据理力争，女记者见此情形，走到施今墨身旁耳语了几句，施今墨会意地点了点头。

"老大夫及各位中西医教授们，你们的心情我理解，都是为了华北国医学院办学考虑，我现在说一件事情，你们大家就会明白了。老哥哥，您的儿媳头两年成功怀孕，并且产下一个茁壮的男婴，这里面既有我的功劳，更有人家西医的功劳！"

施今墨一席话，就像晴天霹雳，顿时使办公室内鸦雀无声。几位中医教授面面相觑，都不敢相信自己的耳朵，其中一个老中医问道：

"施大夫，老大夫的儿媳怀孕，不是你两个方子、十四剂药妙手回春吗？怎么还有西医的功劳，这是怎么一回事？"

老大夫更是听得一头雾水，连忙追问：

"是啊，施院长，我的大孙子不是你的功劳吗？怎么又归功到他们西医头上了？你快说，这到底是怎么回事？"

施今墨这才把事情的原委和盘托出：

"我几次给您儿媳把脉，我觉得，她的身体一定是哪里有堵塞的地方。可是，咱们中医没有精准的诊疗仪器，不敢妄断啊！于是，我就和协和医院我的西医朋友讲了，让她到协和医院妇科去做了检查。"

"结果呢？"

"输卵管造影检查结果显示，她的输卵管，一侧不通，另一侧略有堵塞。大家想一想，如果输卵管被堵了，卵子出不来，怎么能怀孕呢？科学的诊断出来了，下边就看咱们中医的了。我就很有把握地给她开了中医的方剂！"

几个西医教授听到这里，不禁好奇地问道：

"施大夫，您用的是什么中药啊？"

施今墨微微一笑，

"这个嘛，说来也平常，就是橘子核和荔枝核！"

众西医听后大吃一惊：

"橘子核，荔枝核？这都是被我们扔了的东西啊！"

施今墨望着西医大夫惊讶的目光，自信满满地回答道：

"这就是我们中医的精妙！治病的好东西，就看咱们知道不知道，知道之后，敢用不敢用！"

老大夫连忙追问：

"不对不对啊，施大夫，这个橘子核、荔枝核不是你治疗疝气经常用的对药吗？为什么这次用在疏通输卵管上了呢？"

"老哥哥，这就是咱们中医'化'用的功夫啊！我经常在课堂上对学生们说——古医书浩如烟海不能死啃，更不能全盘否定真伪不分。倘若泥古不化成规固守，焉能够活学活用大胆创新。橘子核、荔枝核，这两样都是通经络去淤滞的药材，把治疝气的药用于治愈疏通输卵管的疾病，这就是创新。你们看，几剂药就把输卵管疏通了，多年不孕的毛病也就迎刃而解——老哥哥啊，倘若我故步自封排斥新医，你怎能如愿以偿抱上孙子？"

老大夫听到这里，就好像如梦方醒一般，一时间说不出话来。

这时候，施今墨在一旁继续补充道：

"中医不革新是没有前途的！一定要走中西医结合的道路，以科学方法阐明之、沟通之、整理之、辑录之。"

在胜于雄辩的事实面前，中医教师们不得不承认西医诊断的优长。老大夫背过身去，思索半晌，说道：

"我的施院长，今天我才知道，我的大孙子是这样降生的，这就叫事实胜于雄辩啊。从今后，我带头坚决拥护校方的法令，坚决走中西医结合的道路，为社会培养一批中医新兵！"

施今墨一听这话，带头为老大夫鼓起掌来：

"我的老哥哥啊，你这个扣终干解开了。过两年，我还想把学院品学兼优的学员，送到国外去进一步了解学习西医，来提高我们中医的医术，更好地为我们中国老百姓服务！"

一时间，院长办公室里又是一片欢声笑语，西医内科教授李钟美先生、西医外科教授姜泗长先生纷纷交口称赞道：

"祖国中医真是博大精深，玄奥深邃，竟能用我们废弃的橘子核、荔枝核治好病，真是太伟大了。我们一定要向中医多多学习！"

热心中医教育的西医教师陈公素先生显得特别兴奋，他握紧中医大夫们的手说：

"诸位前辈,我在给学生们讲授传染病学时,特别注意中西观点相互印证,今后还望与诸位精诚合作,共同探究中西医相互论证之理,使学生们思路清晰。"

中医金匮教授杨叔澄先生、中医妇科教授姚季英先生等人,也握着西医教授们的手,心悦诚服地说:

"我们也要向西医学习先进科学的诊断,让我们中西医紧密团结,为学院培养一批中西医结合的新人才!"

办学宗旨三结合,融贯中西明先哲。

水落石出破愚见,化功巧运著新说。

第四节 乔装病人访名医 "南丁北施"传佳话

华北国医学院大教室内,施今墨正在给学生们上一堂生动有趣的医案课。施今墨挥动着教鞭,在黑板上左右腾挪,时而又走到讲台下,结合医案望闻问切,不断给学生们提出各种各样的问题,一会儿互动、一会儿讨论,偌大的课堂,俨然变成了"诊病"现场。施今墨对学生们说:

"华北国医学院的办院宗旨,就是学院毕业出来的学生都要会看病,也就是说,医学院应是培养高级医生的地方,而不仅仅是医学生。"

原来,施今墨的每一堂医案课,都是采用师生互动、讨论的形式授课,每一位同学都有机会表述自己的观点和提出问题、回答问题,施先生多用启发的方法,让学生进入主动思维状态。而他在课堂上运用最多的,则是上海名医丁甘仁大夫的案例,将其在理、法、方、药等方面的运用,结合自己的临床实践加以阐述。

读者一定会问,丁甘仁是何许人也?为何施今墨独在自己的医案课上引用他的方药,这其中还有一段颇为有趣的故事:

丁甘仁，中医临床家、教育家。1866年出生于江苏省武进县通江乡孟河镇。最早主张伤寒、温病学说统一；于临床打破常规，经方（是指汉代以前经典医药著作中记载的方剂，以张仲景的方剂为代表）、时方（指汉代张仲景以后医家所制的方剂，以唐宋时期创制使用的方剂为主）并用治疗急症热病，开中医学术界伤寒、温病统一论之先河。丁甘仁幼年聪颖，先从业于圩塘之马仲清及其兄丁松溪，后又从业于一代宗匠马培之先生。丁甘仁刻苦学习，勤学深研不问寒暑，积累甚丰，对马氏内外两科之长（包括喉科）能兼收并蓄，尽得其真传。学成之后，初行医于孟河及苏州，后至沪上。丁甘仁初到上海曾得到孟河名医巢崇山的提携，后又拜安徽名医汪莲石为师，认恽铁樵为其师兄。民国初年，上海疫痧症流行，经丁甘仁诊治者不下几万人，这也使他积累了治疗疫痧症丰富的临床经验。当时的丁甘仁名声聚隆，他一下子名震大江南北，甚至连西方各国在沪人士亦重金争相邀请他。他还常与同行汪莲石、余听鸿、唐容川和张隶清等同道互相交往，吸取各家之长。丁甘仁于1916年创办了"上海中医专门学校"（上海中医药大学前身），并担任主任，主持校务，还亲自制定了"精诚勤笃"的校训，开创了近代中医学教育的先河，改变了中医培养师承家传的单一模式，被中医药界认为是中医学事业发展史上的杰出创举。后来，丁甘仁又创办了上海中医女子专门学校，为配合临床，又着手创办沪南、沪北广益中医院门诊和病房作为实习基地，并主持《中医杂志》，为增进中医学术交流广开门路。1921年，上海中医学界公推丁甘仁为上海中医学会首任会长，在此期间上海为全国培养了一大批中医学骨干。丁甘仁还发起成立"国医学会"，首次把中医师组织起来，相互切磋，开团结协作和谐之风。为了加强中医学术的研究，在发行《国医杂志》后，又发起成立"江苏省中医联合会"，丁甘仁首任江苏省中医联合会副会长。

说起施今墨与丁甘仁的交往，确有一段逸事可讲，充分体现了一代医宗施今墨广博的学术胸怀。

1925年，施今墨先生已是享誉大江南北的名医。群众中广泛流传一句"南丁北施"的赞语，以颂扬上海名医丁甘仁、北平名医施今墨二位先生的医德医术。

施今墨先生耳中不断听闻关于丁甘仁先生诊病、办中医教育的奇闻逸事。

一天，位于上海福州路中和里的二层诊所内，丁甘仁正在屏气凝神为前来求诊的病人把脉，忽然，门外走进来一个身材微胖、个子不高的中年男人，佯装一脸病容的样子，丁甘仁微微抬头看了一眼，点头示意对方稍待，那人也朝丁甘仁点点头，顺势坐在一旁，静静地看着丁甘仁诊病。只见丁甘仁耐心周到地解答着病人的每一个问题，用风趣幽默的话宽慰病人焦虑的情绪，打消病人的顾虑，而后工工整整地书写着病案，一个字也不敢马虎轻慢。那个中年男子坐在一旁，认真地观察着丁甘仁的一举一动。丁甘仁低头书写药方时，他微微侧目瞟了一眼，不禁双目一亮，被其深刻的医理、药理及诊断所折服，暗自发出啧啧的赞叹声。

轮到这位中年男子诊病时，丁甘仁显得格外谦逊耐心。他一面将手指搭在那人的手腕处，屏息凝神切脉，一面细细观察着对方的面色、神情。只听那中年男子操着一口北方口音问道：

"丁大夫，您看我这病的根源何在啊？好不好治？"

丁甘仁不慌不忙地切脉后，操着一口吴侬软语答道：

"先生是终日操劳忧思所致，加之水土不服，须知医病先医心。不要着急，我先开几副汤药投石问路，您吃吃看，过几日再来复诊便是！"

…………

而后，那位中年男子又多次来找丁甘仁复诊，并从不同角度向丁甘仁提出一些难以解答的中医问题，话锋之犀利，提问之专业，确是一般病患者难以企及的。而丁甘仁每次都是尽其所能地耐心倾听并回答，有时也会半开玩笑地调侃几句。

又一日，这中年男子又来复诊。未等丁甘仁切脉，他就拿着上次的药方问道：

"丁大夫，您的用药，经方与时方并用，可上次给我开的这味药，明明是滋养心阴的，而我当下的证候，却是心阳亏虚的表现。请问，这其中有何奥妙？"

丁甘仁听罢，脸上露出一丝微笑，徐徐答道：

"先生的病，不在身体之阴阳，而在心之阴阳，您不是为问病中医而来，而是为中医教育之兴衰而来！终日心悬乾坤，挂怀存亡，怎能心气调达、阴阳和合啊？"

那人一听丁甘仁这样说，不觉一怔，连忙起身拱手道：

"丁大夫不愧是沪上名医，一语中的！莫非——先生已知道我的来意？"

丁甘仁也连忙站起身来，笑着拱手答道：

"丁某不才，君之来意，早已知悉一二……"

那人一听丁甘仁话里藏锋，大约也猜到了其中的深意，朗声笑道：

"沪上华佗，精研岐黄，不愧'南丁'美誉！"

丁甘仁拍了一下对方的肩膀，笑而答道：

"京城名医，乔装暗访，不愧'北施'风范！"

一时间，二人心照不宣，诊室内传来了朗朗的谈笑声……

原来，这位数次前来上海请丁甘仁诊病的患者不是别人，正是素有"京城四大名医之一"之称的施今墨。在施今墨的眼里，同行是朋友，同行是老师，只要同行有长于自己的地方，他或登门拜访，或拜读其书，或从病家口中得来，不论何种途径，均先探其根源，掌握他人经验及使用方法，验于实践，从而省悟其中医理、事理、物理。

此后，施今墨每到上海，丁甘仁都会在诊所附近的五芳斋点心铺请施今墨小酌。席间，桌上摆满了五芳斋的名小吃——糕饼、糖山芋、糯米藕，再要上几碟时令菜肴，二人呷着绍兴黄酒，推杯换盏，谈笑间，讲的皆是阴阳虚实、气血营卫，说的都是岐黄之术、中医存亡大道。一次，丁甘仁在谈到自己治疗外科疾病主张整体论治，将内服药与外用药结合起来的心得时，说道：

"人以胃气为本，有胃气则生，用药切忌一味攻伐，而要和胃健脾，益气托毒！"

施今墨素来崇尚脾胃学说，重视后天之本，丁甘仁的这番话恰恰引发了他的思考，施今墨推了推鼻梁上的眼镜，宽阔的额头上微微渗出汗来，借着三巡酒气，颇有英雄所见略同之感，一展书生意气地说道：

"丁兄，以余之体会，气血在辨证中亦属重要……例如，气管疾病，大多由外感引起，如表证，病在气分，若早用血分药物，常致发动阴血……若病邪入里，已在血分，而仍用气分药物，常致耗血伤津。由此观之，气血在临床临证方法中亦占重要一席！"

丁甘仁听了施今墨这番言论，不禁拍案叫绝道：

"施兄不愧京城名医，高屋建瓴，发前人未有之卓见。你这番言论，将来必自成一家，创中医辨证之先河！"

果然不出丁甘仁所料，施今墨在以后的临床实践中，真的提出了继"阴、阳、表、里、虚、实、寒、热"八纲辨证之外加之"气、血"的十纲辨证理论，这些留待后文详细介绍。

五芳斋点心铺里，经常能看到一南一北两位中医大夫把酒阔谈的身影，一个操着上海话，一个说着京腔，时而就南北医派不同的学术思想争论得面红耳赤，不相上下，时而又为彼此共同的见解志趣拍案赞叹，每每酒过三巡，二人已然心驰神醉，陶然忘机。一次，丁甘仁说到自己创办上海中医专门学校的初衷时，不觉潜然动情，为中医之兴亡慨叹起来：

"施兄，我初到沪上时，见当时中医药界都是靠私人传授学医，大多数医生思想保守，对医学造诣秘而不宣，使从师问业者能得一技之长者甚少。依我愚见，个人带徒不能满足培养中医人才之需要，拯救祖国中医学遗产，为当务之急，刻不容缓。为振兴中医事业，普及提高教育为关键，当时，我邀请了上海名流李平书、王一亭诸公发起筹备，联合沪上同道名医谢利恒、夏应堂集资办学。"

施今墨听丁甘仁谈到对培养中医人才的独到见解，句句切中心怀，不禁击节赞叹道：

"丁兄，中医之存亡不在官府，不在他人（西医），而在于学术，在于学校。我虽久居京城，但闻听你在沪上创办上海中医专科学校，开近代中医教育之先河，又奔走沪南、沪北，购地建舍，多方求援，极尽苦心孤诣之能事，深为钦佩，难怪中山先生以'博施济众'金匾相赠。丁兄不愧'一代宗医'之誉！"

说着，施今墨借着微醺的酒意，吟哦起了原国民政府总理唐绍仪对丁甘仁的赞誉之辞：

"汤汤孟河，群医辈出，谁为拔萃，公其首屈；博施济众，仁心仁术，沪之名医，世之生佛……来，施今墨敬你一杯！"

丁甘仁听罢，深感施今墨是志同道合的旷世知音，也端起了酒杯：

"施兄，你我南呼北应，殊途同径，为的都是中医绝续兴亡之大计也！愿我国医春晖满园，前途光明！来！你我满饮此杯！"

…………

丁甘仁与施今墨，委实被对方身上高尚的医德、超人的医术和广博的胸怀深深感染。作为孟河医派后期的领军人物，丁甘仁对中医创新改革的思想与施今墨不谋而合，他也被施今墨的谦逊和至诚的大家风范深深感动。一南一北两位名医，彼此激励着、感动着，共同为中医教育兴亡大业做着努力。

几年后，施今墨在北京创办华北国医学院，将丁甘仁先生医案与学术思想作为辅助教材，融会贯通，并亲自在课堂上给学生讲授，开创中医院校教育医案课之先河，"南丁北施"之美誉由此享誉大江南北。丁甘仁先生泉下有知，亦可欣慰于这段为中医教育事业同心勠力的南北情缘！

"南丁北施"此志同，天上人间觅旧踪。
五芳斋里漫温酒，　岐黄正道演英雄。

第五节　一生多师广开学路　"医戒十二条"医德学术相得益彰

施今墨主张中医传承"一生多师"，即一名学生应该向多位老师学习，摒弃门户之见，最大限度地增长学识。他还为学生们创造各种机会结识中医大家，受其指点与熏陶。他鼓励学生们在读过杂志上发表的中医大家的文章之后，去向作者当面求教，由此师生得以相互认识，那些有才华的学生有可能得到中医大家的认可，并有可能被接纳为学生，这样就容易形成"一生多师"的局面。比如说，祝谌予同时跟随施今墨与周介人两位老师学习；薛培基白天跟随施今墨临床，晚间随朱壶山、富雪厂等老师学习内经、伤寒、温病等经典课程；马继兴一边在华北国医学院读书，一边跟焦会元老师学习针灸……

1932年秋，华北国医学院大门外成立了附属诊所。四年级学生上午上课，下午在施今墨诊所或学院诊所实习。诊断时，学生们围坐在长条桌旁侍诊见习。在对患者望闻问切的同时，施今墨向学生们详细讲解病情、辨证要点和用药特点，随时回答学生的问题。门诊结束后，施今墨对当天的重点病例进行系统讲解，理论与实际密切结合。他还要求学生每天夜间把当天看过的病例，详细分析记录，积累成册。实践证明，这种教学方法对学生大有裨益。

施今墨重视学生的实习，不仅要求学生学到中医的治疗方法，而且还要学会西医的检查和化验手段。他经常和姜泗长等西医专家共同磋商医疗方法，不断探索中西医结合的治疗新途径。

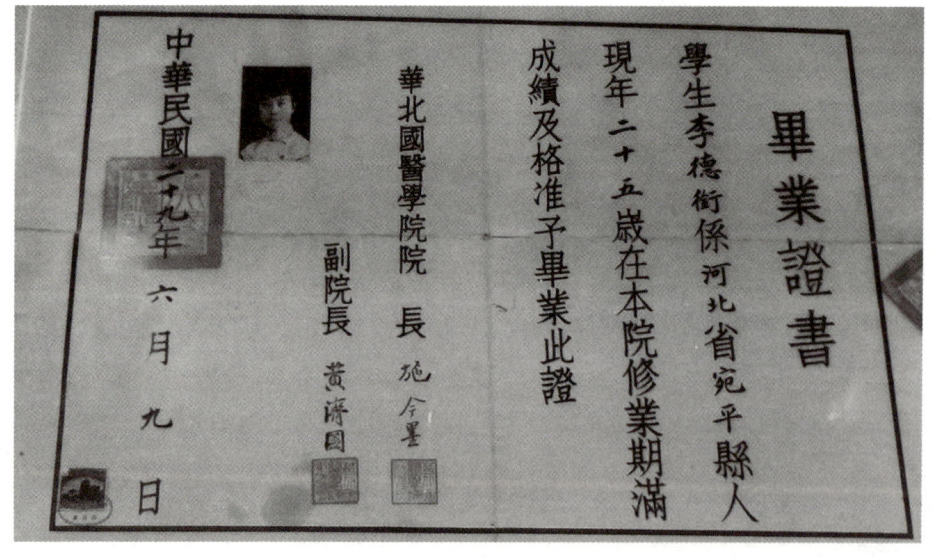

华北国医学院毕业证书

施今墨反对将中医分为温补派、寒凉派。他对学生说："全面精查，苦心探索，灵活运用，缜密掌握。选方准证，选药准方。不可执一方以论病，不可执一药以论方，不可循一家之好而有失，不可肆一派之专而致误。其有厌学图便者，只用少数之成方、单方以统治万病，非吾之徒也。"他常说："疾病千变万化，错综复杂。人人体质不同，且有季节、气候、地理等影响，应按实际情况，施以治疗，不能以我之喜用何药、喜用何方而千篇一律，亦不能生搬古方套用，即所谓既不泥古，又不离古，必须融合蕴化，辨证施治。"在他的影响下，学生们对经方、时方无门户之见，能灵活运用，临床上都有较好的疗效。学生的毕业论文他几乎都要亲自过目，每看到确有见地的论文，他眉批横批，圈圈点点，爱才之心跃然纸上。许多华北国医学院学生的毕业论文都具有较高水平，获得中医界广泛赞许。

重视医德，是中医的传统。施今墨不但注重中医和西医的结合，理论和实践结合，同时注重德育和智育结合。孔子提出"君子怀德"，其"德治"思想对古今伦理和政治思想的发展产生了深远的影响。华北国医学院的"医戒十二条"突出体现了"以德治教"的理念：

第一条：医之为业，为人而非为己也，故不可耽安逸，不可邀名利，但以救人为本务，除保存人之性命，治疗人之疾病，解除人之痛苦外，更无所事事。

第二条：医者以治病为务，故当但见病人，不当以其富贵贫贱而有所歧异，贫贱人双行之泪，不让富贵人一握之金也，愿深思之。

第三条：医者当以病人为正鹄，勿以病人为弓矢，不可坚执一己成见，漫尔尝试。

第四条：学术固需精进，言行亦当注重，不可为诡奇之言论，不可效时俗之行为，一味虚伪，为医界羞。

第五条：每日夜间，当更将昼间之医案，再加考核，详细札记，积久成书，为己为人，两有裨益。

第六条：诊病不厌精详，彼临证粗疏而又妄自尊大者最为可恶。

第七条：病即不治，须设法解其痛苦，切不可直言告之，使其绝望，亦不可忍心不救，有乖人道。

第八条：病人果系素寒，务当利济为怀，切不可强索巨金，转致其人于死。

第九条：医者当以笃实为主，以沉默为贵，酒色财气是其大戒。

第十条：对于同道，老者须敬之，少者须爱之，勿论前医者得失，勿道他人之短长，亦不得倾轧嫉妒。

第十一条：会商病情，斟酌方药，当以病人之安全为务，不可人执一见，互相纷争，转害病者。

第十二条：病人信托之医而窃商诸他医，未知，慎勿与闻，然设明知其误治闻，亦不得漠视不言。

施今墨制定的这十二条医戒，充分体现了以人道为怀，视名利如泥土、救死扶伤、治病救人、一心为公的思想；笃实诚挚，技艺求精的上进精神；敬爱同道、披肝沥胆的胸怀；利济病患若亲朋的情感。此外，学院还制定了《学生奖惩条例》，激励上进，赏罚分明。由于对德育的重视，同时在施今墨"上医医国，其次医人"的教诲下，解放战争时期，华北国医学院的很多学生接受进步思想，有的参加"反饥饿、反内战"游行示威，有的投奔解放区参加革命，有的甚至为革命贡献了自己的生命，充分体现出华北国医学院办学之根基——"救中国，救中医"的爱国主义情怀。此外，学院在智育方面注重开阔同学们的思路，提倡科学求实的态度，鼓励百家争鸣的思辨精神，"凡学生对于所习学科有所发明或著述，确有心得，切于实际实用者，经教务会议评定后，报请院长奖励之"。当时，同学们自己创办的学术刊物就有四五种，学术氛围浓郁，确实体现了以德治学、德才兼备的育人目标。

自1935年后，华北国医学院每年招生，每届40人。一二年级学习中西医基础课,三四年级学习临床课。学院办学长达18年,共招生17班次,入学人数636人,为北京及全国培养了一大批高级中医人才,为中医教育史谱写了重要的一页。

1939年,施今墨为华北国医学院毕业纪念册作序:"诸君亦知中医之在今日,为存亡续绝之秋乎。外见辱于西医,谓气化为荒诞。内见轻于政府,成医界之附庸。今墨于数年以前早已逆知此变。今又隶于卫生行政,更可见吾人环境,非振兴医术,绝不足以自存。故敢断言中医之生命,不在外人,不在官府,而在学术也。学术之成否,当然在乎学校。唯以财力绵薄,积年心血,仅成立华北一校,而所授学课,颇不完善,自视阙如。所望者,诸君已渐能深造,冀更努力前进。本院宗旨,举凡病理方解,及审证用药,一切皆以科学之方式而研究之。庶几医学革新,地位增进,而个人之医业,日新月异而岁不同,此尤为今墨所愿望者也。"

1941年,上海复兴中医专科学校成立。施今墨出任董事长,创办校刊《复兴中医》。此后,施今墨在当时的北平、上海、山西、察哈尔等地协办或资助创办中医学院、中医讲习所、函授班、研究班以及用传统方式收授生徒多人,多渠道地培养了大批中医人才。

华北国医学院编写了一套完整的教材,这是中医高等教育史上的创举。据1961年《中医图书联合目录》所载近代中医教材讲义172种,其中华北国医学院教师编写的有12本,占6.9%。

施今墨重视理论联系实际的教学方法。他对中医基础理论课十分重视,强调"只有树其根基",才能学好临床课。对西医基础课,如生理卫生、解剖学、病理学、细菌学等,除课堂

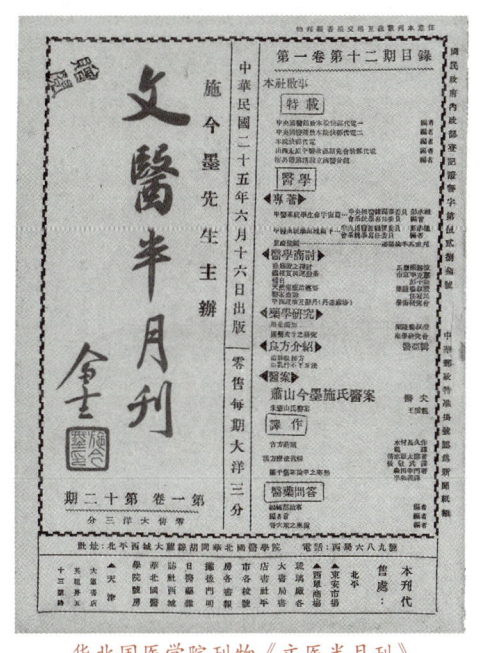

华北国医学院刊物《文医半月刊》

讲授外，还有实验课，学生可以参加北大医学院的生理、病理科的教学、尸体解剖、病案病理讨论等。

医戒铮铮十二条，心如朗月意彰昭。
一生多师开视野，垂范后学立风标。

第六节 妙手回春起沉疴 仁心济世收爱徒

在华北国医学院的历届学生中，有一个人很值得书写一笔，他既是施今墨妙手回春的病人，也是有幸得到施今墨改名的入室弟子，两个人之间发生了一段感人至深的故事。这个人就是张秀岩。

张秀岩，1915 年 3 月出生于河北省乐亭县张潘各庄。从小聪慧好学，1931 年 9 月，考上了设在滦县的河北省立第三师范学校。毕业后，回乡到一所民众教育馆任教。当时，张秀岩的家乡已经沦为日本侵略者的殖民地，张秀岩面对满目疮痍的乡土，终日苦闷，立志弃教从医。1937 年秋天，他考上了北平大学医疗系。

由于家境贫苦，进入大学以后，张秀岩终日苦钻学业，常常为了节省开支而吃不饱饭，得了病也舍不得买药，身体状况每况愈下。终于有一天，他的身体亮起了红灯，得了一场重病——非特异质性结肠炎，每天腹泻不止。他拖着病体四处求医，去过几家大医院，都徒劳无功。心灰意冷的张秀岩，索性绝食不吃东西了，他心想："空着肚子还有什么可拉的？"躺在学生公寓里的张秀岩，身上已经一点力气都没有了，只觉得天昏地暗，恐怕自己将不久于人世。

"少爷，你该去瞧瞧大夫啊！"

公寓里有一位负责烧开水的老人，见张秀岩病势沉重，每天都来给他送些吃的喝的。张秀岩有气无力地告诉老人，自己四处求医，跑遍了大小医院，还是不见好。

"对了，少爷，从西四往南走，西单小区附近有个中医，名叫施今墨，在北京城很有名气！你也是学医的，难道没听过他的名字？这位施大夫可是药到病除的名医，你不妨去找他看看吧。"

或许是求生和求学交织在一起的强烈欲望，张秀岩用尽全身的力气从床上爬起来，一路奔西单去找施今墨。令人意想不到的是，施今墨只用了三剂中药，就止住了张秀岩的腹泻；不到一个星期的时间，他的病就好了七八分，整个人也有了力气。张秀岩就像脱胎换骨一样，在校园里活蹦乱跳，遇到学友便说：

"祖国中医太伟大了，我要当一个像施今墨先生那样的神医圣手！"

与此同时，张秀岩也在心底动了念头——转学到华北国医学院。同学们听说他要转学，都把他当成疯子，放着未来的洋大夫不当，放弃可能漂洋过海留学的前景，偏要去做慢郎中？有的同学甚至劝阻他说：

"秀岩，你可不要一时冲动，中医是非驴非马之学，说不定哪一天，政府又会下一道废止中医的法令。你的饭碗还能保住吗？"

面对众人的劝阻，张秀岩依然铁定了一条心，于 1940 年正式转学进入了华北国医学院。入学后，张秀岩暗暗以名医施今墨为楷模，为自己的人生之路树起了宏伟的攀登目标。他听说施今墨先生招收了不少入室弟子后，心中又萌生起另一个心愿——拜师！

拜师！想法很容易，但真要实现却并非易事。当时，施今墨已不再担任华北国医学院院长，每天忙于繁重的应诊，张秀岩也只是在病重求诊时见过先生一面。拜师的念头一直在他心里盘旋，他也不敢向外张扬，生怕别人笑自己不知天高地厚。尽管想法闷在心底，又是焦急，又是苦恼，但最终还是自信心支撑起了他。在他的脑海里，施先生的样貌挥之不去，那位身材不高，方圆脸庞，双目炯炯的先生，慈爱，宽厚，温良，平易，像被一缕和醺的春风包裹着。张秀岩心中暗想：

"我张秀岩虽然只是一个从泥土里爬出来的穷学生，但我从心底尊重和敬仰先生，信奉他的学说，心甘情愿追随他学到精湛的中医医术，为人类造福。也许，施先生正需要我这样的人做身边的徒弟，我一定比其他人更下苦功……"

当时，华北国医学院毕业班的好多同学，都到施今墨的诊所去临床实习。有一天，张秀岩冒充毕业班的学生，跟在一个大师哥身后，混进了施家大门。他抬眼一看，诊室里密密麻麻地站满了人，实习的同学有的抄方，有的接诊病人，一个个手脚不停。他看到一位比自己大两三岁的同学，一会儿到施先生跟前抄记处方，一会又跑去给病人扎针。后来，张秀岩和这位同学混熟了，干脆替对方抄起了方子。他还向这位师兄提起自己的心愿，希望拜施今墨为师。听说张秀岩如何立志学医，如何被施先生妙手回春挽救了性命，又如何下决心转学到华北国医学院的经历后，对方一口答应向施先生推荐。施今墨听了张秀岩的经历，觉得这样的青年志存高远，是可造之材，便约定时间亲自面试一番。

张秀岩第一次登门拜见施先生，心里忐忑不安。施今墨打量着面前这个后生，口中反复默念着：

"秀岩，秀岩——"

张秀岩不解其意地望着施先生，又把自己重病之际蒙施今墨相救的经历讲了一遍，对施今墨的医术佩服得五体投地。施今墨微微一笑，谦逊地说：

"切莫言过其实，或者，是你的病情尚未达到垂危程度！"

张秀岩见施先生如此谦和，便直抒胸臆地说：

"先生，请您择良辰吉日，隆重举行拜师仪式！"

施今墨听到"隆重"二字，摆摆手说：

"时事艰难，当节俭从事，不必注重门面排场，务求实效。只要你专心致志，学有所成，老夫就备感欣慰！"

张秀岩言辞恳切地说：

"这是我人生中至为重要的大事，一定马虎不得，我张秀岩就是砸锅卖铁，也要办一次像模像样的拜师礼。这既体现我对先生的敬重，也是对自己从医之路的勉励！"

施今墨听张秀岩说得句句恳切，心中深受感动，慨然说道：

"秀岩，你的这番心意我心领了。这样吧，拜师礼的钱我来出，一定让你得偿所愿。但有一条你要答应我,将来你学有所成,挣了钱要回报病患和社会!"

"先生,秀岩一定谨遵教诲!"

就这样,施今墨用自己的积蓄为张秀岩置办了一身缎子面长袍马褂,又择定良辰吉日,在长安大戏院餐厅订下酒席,举行正式的拜师礼。参加拜师礼的客人中,除了施门师兄外,还邀请了华北政务委员会、北平市公安局、卫生局的多位官员以及报社记者等名流要人。拜师礼上,张秀岩恭恭敬敬地向施今墨三鞠躬。施今墨动情地说:

"医者,治病救人之责也。唯望你们勤奋学习,树其根基,为救国民之疾苦,先利其器。他日看到你们为人群造福,为中华医学增彩,老夫当至为欣慰。"

张秀岩向施今墨举杯敬酒的时候,施今墨又一次念诵起了他的名字:

"秀岩,你这个名字有点脂粉气。我给你改个名字,好不好?"

张秀岩一听先生要替自己改名,连声说"好"!施今墨思索了片刻,说道:

"医者,以仁义仁爱之心,施仁医济民济世也,就改为仁济吧!"

在场的来宾们纷纷称赞:

"好名字!施大夫就是一贯施仁爱济世!"

施今墨再次嘱咐张仁济道:

"仁济,作为医生,必多为病人着想,病人乃医生的亲人。对待病人应一视同仁,不可分尊卑贵贱。"

张仁济含着热泪望着先生,默默点头:

"老师,我记住了,永不忘记!"

后来,张仁济自华北国医学院毕业后,又东渡日本学习西医,他始终视师恩为楷模,努力无愧于恩师的教诲。在长期的医疗实践中,张仁济发现有54种中草药具有治癌作用,通过适当配伍,得到了奇特的治癌功效,最终走出了一条既不同于西医的手术、放化疗,也不同于传统中医"以毒攻毒"疗法的"中医抗癌免疫综合疗法"。后来成为被誉为"抗癌医师"的国医大家。

六十五年后,张仁济的子女为实现父亲弘扬中医药文化、促进中医药走向世界的遗愿，将父亲一生行医积蓄的 100 万元人民币贡献于社会，真正践行了施今墨当年的殷殷教诲。2006 年首届中医药国际贡献奖即以施今墨为这位弟子取的名字"仁济"命名。施今墨就是这样身体力行，以他高超精湛的医术和济世救人的高尚医德，润物细无声地影响着学生们。

仁心仁爱济世情，励志警心照慧明。
良师普渡如舟楫，如影随身踽踽行。

第七节 奔走张北大青山　将军拨款解燃眉

　　1935 年，施今墨在筹建华北国医学院期间遇到了重重困难。建校之初，施今墨自掏腰包，购买设备，聘请教师，编订教材，由于资金紧张，仅靠学费根本入不敷出。后来校舍不够用，学院便由宣武门外盆儿胡同的岳云别墅搬迁至宣武门内大麻线胡同。施今墨意识到，华北国医学院要想继续发展下去，必须依靠外界的鼎力支持。

　　这一天，施今墨正在桌案前起草着华北国医学院的办院方针，一面写，一面深思着学院未来的发展。忽然，工作人员送来一封加急电报。施今墨打开一看，上面写着这样一行字：

　　"速请施今墨大夫赴张家口诊病！急盼！——傅作义"

　　施今墨一看是傅作义将军的来电，心里不禁肃然起敬。他起身站到窗前，透过空中漫卷的乌云，久久地向北凝望着，就好像当年遥思外公李秉衡一样，一腔热血猛烈地撞击着胸口，脑海里浮现出一幅幅历史画面：

　　1931 年，"九一八"事变发生。傅作义与宋哲元等 50 余名北方将领联名通电，"呼吁全国各方团结一致，同舟共济，群策群力，共同奋斗"。

1933年1月，傅作义率领部队到达长城一带，当日军向长城各口发动进攻时，傅作义请缨上阵，命令全军全力抵抗，与日军激战三个小时，双方损失惨重。正在这时，国民党军分会委员长何应钦多次致电傅作义，命令其部队后撤，傅作义先是拒绝接电话，后来接到何应钦的后撤手令时，气愤地拍着桌子说："怎么抗日还有罪？只有日方先撤，我们才能撤，否则我们决不后撤。"

这一仗，傅作义部队共牺牲203人。傅作义深感悲痛地说："这样的战斗打得毫无价值，牺牲了这么多官兵，换来的却是妥协停战，战士们能死而瞑目吗？"为了纪念这些为国捐躯的将士，傅作义特地派人将殉国官兵的遗骸护运到归绥，把他们的忠骨安葬于张家口城北大青山下，建立纪念碑，并将烈士名字刻于碑上，以寄哀思。傅作义指挥部队在长城口抗战的消息传到各地后，人们大加赞赏，各阶层的代表纷纷到北平慰问抗战部队，给他们送来了"气壮山河""战史流芳"的锦旗……1935年4月，时年40岁的傅作义晋升为二级陆军上将。

一阵轰隆的雷声，让施今墨从纷杂的思绪中醒来，他合上电报，心中思忖着："自古英雄惜英雄，傅作义将军面对同胞战士战死疆场而无能为力的痛心疾首，何尝不是当年外公李秉衡的锥心之痛？！"一腔爱国赤胆，在残酷的现实面前杜鹃啼血，这种痛，施今墨感同身受。他不禁为傅作义将军的病情担忧起来，为将军治病要紧，自己务必急速前往，不可耽搁。就这样，施今墨收拾好行囊，火速乘坐火车赶赴张家口。

经过一番望闻问切，施今墨判断傅作义将军是为张家口一战牺牲的将士终日痛心，遂致心血耗伤，寝食不安，便开了几副养心安神的中药，见傅作义将军仍是眉头紧锁，抚着胸口长吁短叹，施今墨宽慰地说道：

"将军，我的外祖父李秉衡，当年在与八国联军最后一战中，宁向北而死，也不屈膝求生……这种锥心之痛，我感同身受。但是，大丈夫立身处世，当知进退权衡，将军已然竭尽其力，当为贵体珍重，眼下，国事内忧外患，百姓处水深火热之中，中华民族之兴亡大业，还要依仗将军勠力奋起，抗击外辱！"

傅作义听施今墨说得句句恳切，深受震动，说道：

"施大夫不愧是爱国名臣之后，辛亥革命时期，您曾为中山先生、杨虎城将军诊病，医术名扬京城，您不仅能医病，更善于医心啊！先生当年弃政从医，改名励志，正是于万般无奈下做的明智之举！'不为良相，便为良医'，先生不负先祖遗志，可钦可敬也！"

施今墨听到这里，不禁长叹了一口气。傅作义转而问道：

"施先生，您方才还在劝我，这会儿又因何叹气？"

施今墨深思片刻后，说道：

"将军有所不知，今墨自从弃政从医以来，时刻关注时局政事，一刻也不敢忘记家国忧患。只是一介郎中，不能像将军一样上阵抗击外辱，只求尽一己之力，兴中医教育，为国医存续培养新人。只是这条路，让我备尝艰难，如履薄冰！"

傅作义听施今墨这样说，慨然说道：

"施先生为兴国医教育，殚精竭虑。您有何难处，不妨直言说出来，若我能尽微薄之力，定当全力相助，决不袖手旁观！"

施今墨遂将创办华北国医学院的艰难困境以及资金紧缺等现实问题一一向傅作义道明，并略带犹疑地问道：

"将军，不知可否破例为国医学院拨款，以解燃眉之急？"

傅作义听到"破例"二字，笑着问施今墨：

"先生何出此言？"

施今墨答道：

"去年春天，将军的胞兄傅作仁因经商亏损向将军求助，要求支援10万元，将军是怎样回答的？"

"我一口拒绝道：'钱是绥远人民的，我分文不能动用。'"

"那如今为国医学院拨款，是否算'破例'为民？"

傅作义听罢，爽声笑道：

"好一个施今墨，原来你在这里等着我呢！你不仅医好了我的心病，还打开了我的心结，你能弃政从医，兴中医教育，我堂堂二级陆军上将，拨款为民，兴国医教育，天经地义！"

"好，将军慨然应允，今墨不虚此行，明日我到大青山脚下祭奠英灵后，即返京。"

大青山下，北风呼啸，忠魂长眠。施今墨与傅作义握住彼此的手，那颗为国为民的心，紧紧地联结在一起。

傅作义为华北国医学院拨款后，学员人数逐年增加。1940年，学院迁至宣武门外西砖胡同36号，直到1949年中华人民共和国成立。

从来英雄惜英雄，良医名将千古情。
青山脚下埋忠骨，无字碑前写丹青。

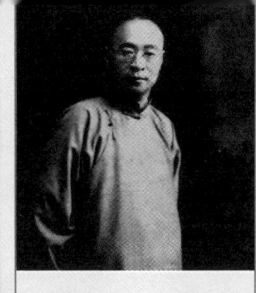

第三部分
临证·创新·传承

第一章 临证奇闻济世才

这一章记述了施今墨在数十年临证过程中，博采众长，治病救人，妙手治愈顽疾，惠泽苍生的故事。华北国医学院教授朱壶山曾说："施先生的处方内蕴军事、历史、哲学、文学、医学综合之美，所开处方药平和、细腻、融贯中西，法出自然，不偏不倚，不存门户之见，而自成系统。"

第一节　临证如临阵　用药如用兵

清代名医叶天士说:"医,可为而不可为。必天资敏悟,读万卷书,而后可借术以济世。不然,鲜有不杀人者,是以药饵为刀刃也。"可见,天资敏悟、多读书、读好书是成为良医的前提。施今墨博览中医典籍,且通读了二十四史,"国学做沃土,中医是名木",丰富的文史哲知识对中医大有裨益。古人讲格物致知,施今墨总结出"理真术效"四个字作为临床指导,即看病要先把道理弄清,道理弄清了,医术才能有效。

施今墨毕生致力于临床实践,认为中医理论必须与临床实践相结合。若无中医理论指导则无法无方,自然不能实践。反之,若奢谈理论,不立足于临床实践,中医的发展只能是一句空话。

施今墨说:"我辈中医从事临床时,所遇每一个病症,必须经过:(一)辨证的理论;(二)科学的诊断;(三)确效的方剂;(四)本草的普选。不可囿于遵古的形式,无论适合病情与否,一一照方抄录。亦不可顾虑未经古人使用的药物,便不敢创始采用。尤不可迷信,古人未治过的病,便认为不能治,古来未有之病种,便无药可医也。是乃革新进化工作,要大胆去做。"

施今墨在临床上,不分中医、西医,不分经方、时方,只要利于治病,均信手拈来。施今墨认为,古医书浩如烟海,且杂糅神怪,良莠不齐,往往因纰谬乖诈掩盖其真义,因此不能死啃书本,也不能简单地全盘否定,必须"以科学方法阐明之、沟通之、整理而辑述之"。

施今墨的治疗思想和遣方用药,与金元四大家中的李东垣最为契合,在当世自成一格,由于来找他诊治的多为疑难怪病或久治不愈的顽症,为加强药力,照顾全面,施今墨处方往往药味众多。他说:"治疗疑难大症,必须集中优势兵力,一鼓作气始能奏效。"施今墨处方配伍精当,药品多而有制,前后搭配无不相合,赞誉者称其方为"雍容华贵",而不屑者则称其为"韩信点兵——多多益善",

"漫天撒网——这头不着那头着"。其实，中医遣方用药，每药的使用必须与其他药物相互为用，七情和合。因此，药味越多，就越容易出现不和、不当的搭配，影响全方的整体性和治疗效果。施今墨对药品的搭配极有法度，他组方时不仅抓主症而且顾及兼症，不仅攻邪，而且注意扶正。他常见用药有二三十味之多，但配伍严谨，主次分明，照顾全面，君臣佐使的安排很有法度，即使为攻下之剂，也能令患者不觉攻下之苦，素以组方用药平稳而能除疾著称。其方药味虽多但毫无繁乱冗赘之感，反倒彰显其华贵大方，非常人能及其气度，常令中医药界的行家交口称赞。施今墨在处方上的风格，后人难以模仿，没有广博的理论素养和深厚的医学功底，贸然模仿，必不得要领，漏洞百出。

施今墨认证准确，用药精当。他常说："临证如临阵，用药如用兵。必须明辨证候，详慎组方，灵活用药。不知医理即难辨证，辨证不明无从立法，遂致堆砌药味，杂乱无章。"

施今墨认为，疾病千变万化，不应以主观意识决定客观实际，因此医生不应以个人所好和习惯成为温补派、寒凉派……而应"有是证，用是药"。他治病时没有成见，而是根据病情，该寒就寒，该热就热，兼采中西医理和各家之长，旁及民间疗法和单方草药，敢于创立新法新方，每奏起效。

施今墨为一位贵妇治病，这位患者发着高烧，浑身关节疼痛，请了几位医生诊治，药越吃病越重，以至于高烧不退，夜间浑身痛彻难忍，辗转不寐。施今墨初诊时，见患者在床上疼得凄声哀号，痛不欲生。施今墨细细地端详着患者的面色，只见她面色赤红，唇舌焦裂，眼睛里布满了血丝，再细细诊脉，脉象洪数。施今墨根据脉象判断，这位患者得的是热痹。他没有着急开药写方子，而是对患者家属说：

"请把以前几位大夫开的方子拿来给我看看。"

施今墨细细地看过前医开的方子，皱着眉头，暗自低吟道：

"羌活胜湿汤，独活寄生汤……这是都是以风、寒、湿痹治疗，用此辛燥祛风之药，无异于火上浇油，使火势越烧越旺，以至于血气沸腾！"

"大夫，依您看，这个病要怎么治？"

施今墨沉思片刻后，在处方上写下几行小字：

"紫雪散，一钱——顿服！"

果然，患者服药后浑身疼痛稍稍减轻，能够安静地躺一会儿了。但药力过后，疼痛再发。施今墨于是又让加用紫雪散，每日两次，每次服二钱。患者服药后疼痛大减，高烧渐退，可以安睡。就在这时，此前为患者开过方子的一位大夫质问施今墨道：

"紫雪散是寒药，不宜多服，服食过量可能导致痴呆！"

患者家属一听，心中也犹疑起来，要求施今墨马上改换方子，停服紫雪散。施今墨则坚持自己的观点，态度坚定地说道：

"临证如临阵，用药如用兵，患者如今的病势，正是到了两军对垒的关键时刻，没有别的办法，必须加服紫雪散，医家要胆愈大而心愈细，瞻前顾后，岂能运筹帷幄！"

于是，施今墨又在处方上写下：紫雪散二钱，日服三次。

患者服药后，烧退了，关节红肿稍退，浑身疼痛消失，行动自如，神色如常。此时，施今墨则改用活血理气之药调理，患者不日便痊愈了。

事后，有人问施今墨怎么敢给患者下那么猛的方子，数日内服紫雪散竟达二两之多。施今墨从容不迫地说道：

"经云：有故无殒，亦无殒也。如果仅仅知道痹症从风、寒、湿来，不知其化热之理，此病安能治愈？'紫雪散'药性虽寒，但其中含有麝香，其通窜之力最雄，血气因火热煎熬凝涩不通而致痛，以麝香之力行之，通则不痛，故能治愈！"

良医临证如良相，纸上遣将运奇方。
决胜帷幄于千里，点点韬略胸壑藏。

第二节 曹锟贿选祸起萧墙　巧用人参起死回生

民国初年，曹锟贿选总统，为捞取选票收买傀儡议员。一位广东议员在议会上与人激烈争执，大打出手，因暴怒吐血，被抬回旅馆延医诊治。谁知，服药后不但吐血不止，还增加了便血，一连换了几位医生都不见起色，家属只好慕名前去延请施今墨。施今墨刚走进病人房中，谁料病人的家属竟然将房门反锁了起来，怒气冲冲地说：

"施今墨，你今天要是把人治好了，就放你出去，要是治死了，就要你一起下葬！"

施今墨听见这话，不觉来了怒气，他本就对曹锟贿选总统的事情耿耿于怀，还曾写下"何处人间有自由"的八言律诗，以抒心头块垒。如今又亲眼看到这些议员的家属如此蛮横不讲道理，深感人心不古，但医生的职责立刻让他冷静了下来。望着吐血不止的病人，施今墨心里只有一个念头："救人要紧！"他走到患者床前，见患者脑袋无力地歪向一边，面色惨白，毫无血色，呼吸微弱，气若游丝，床帐、被褥、衣裤上到处都是血渍。施今墨轻声叫了叫患者，见他没有任何反应，随着微弱的呼吸，嘴角不时漾出血沫。施今墨将手指搭在患者的寸关尺处，脉象几乎摸不到。他捻着胡须，暗自思忖道：

"血自上出宜降，血自下出宜升，但现在上下皆出血，升、降显然都不合宜，只有一个办法——固守中州！"

想到这里，施今墨冲着门外的患者家属说道：

"你们速去取老山参一支来！"

施今墨命患者家属将 30g 老山参浓煎后，为患者徐徐灌下，不到一个小时，患者不再吐血，有了脉象。施今墨马上吩咐家属再取老山参一支，合入前支中再炖，再频频灌服。施今墨站在一旁密切观察着患者的反应，不一会儿，患者有了呻吟，眼睛也微微睁开了一条缝。家属喜出望外，一个劲儿地冲施今墨作揖，表示要重金感谢。施今墨微微一笑，拂袖而去。

事后，有学生问施今墨，此病为何独用老山参止血，而不用红参、白参等药味，施今墨回答说：

"固中州，惟有人参最良。人参中，又以野（老）山参最佳，至于红参、白参，为人工培植，有燥性，不甚好用。"

施今墨不仅善于用药，还是用参、认参方面的专家，一支人参在手，掂掂分量，闻闻气味，看看色泽，马上就能说出产地、品级和药效。

1928年初春，施今墨应邀到天津为一位五十多岁的患者诊病。这位患者已高烧十多天，西医诊断为肠伤寒，中医诊为温湿，看遍了中西医大夫，依然高烧不退。施今墨见患者口唇干裂，面色黧黑，神志时醒时迷，大便秽溏，呼吸急促，脉细如丝，生命垂危。他向家属要来此前大夫开的药方，细细过目后，不禁皱紧了双眉。原来，药方上桑菊、银翘、三黄、石膏、安宫、紫雪、至宝各种必用之药都已用尽，清解、调和、消炎、泻热、通利二便，各种能用的办法也都用了，为什么患者却病势日沉？这到底是什么原因呢？经过详细辨析，施今墨发现药方中祛邪与扶正的关系处理不当。施今墨低吟道：

"攻邪怕伤正，导致攻邪不力反留邪；扶正怕助邪，导致扶正不力正愈伤，屡成助邪伤正之势，导致正气衰微。"

经过深思熟虑，施今墨决定祛邪扶正同时并用，充分祛邪，大力扶正。他嘱咐患者家属用大枝西洋参三钱煎浓，送服局方至宝丹一丸。施今墨解释道：

"患者仅存一息，就像将要彻底熄灭的灰烬中残存着几点火星，想要吹火燃薪，气吹大了要灭，气吹小了也要灭。这就要求虚实辨证极为精到，而分寸的拿捏则如走钢丝，不能有一点偏差，必须恰到好处。"

施今墨集中精力，凭借自己数十年积累的功力遣方用药，当西洋参累计用过三两，局方至宝丹服用十丸时，患者的高烧退了，神情也清醒了，饮食恢复，大便成形，睡眠安稳。施今墨又将方子稍作调整，再用一周，加上饮食调理，仅仅不到一个月患者就奇迹般痊愈了。施今墨就这样凭借患者仅存的微弱阳气，使命垂一线的病人复发出勃勃生机。施今墨在总结医案时写道：

"局方至宝丹化痰、醒脑、退热，兼有解外邪之功。西洋参扶正而滋阴，药性和缓，用于久虚伤阴之人非常合适，此人此病选此药此量，证药相对，药量适当，可谓丝丝入扣，方能起死回生。"

施今墨擅长治疗妇科病，他讲过这样一个医案：天津一位妇女患血崩，出血不止，在医院止血药、止血针都用了，却无济于事，只得向他求诊。中医理论说"气为血帅，血随气行"，患者流血不止，当务之急是固气，因此施今墨用老山参浓煎频灌，终于止住了血，使患者转危为安。

施今墨在诊病过程中尤其重视辨证，以用参为例，有人以为人参既然能够止血，就把人参当止血药用，再遇崩漏，必用人参，结果不但不止血，还由此引发别的疾病。因此，人参使用得当可以起死回生，使用不当亦可伤身。当与不当，全在于辨证，施今墨认证准，施治确，由此可见其真功夫。

扶正祛邪巧用参，运方不露山水痕。
画龙点睛生妙笔，辨证施治显风神。

第三节 崇古宗法吴鞠通　温病学派巧化裁

施今墨幼承岐黄，中医理论造诣很深。在他的书案上，摆放着一摞摞厚厚的中医典籍：《内经》《难经》《伤寒》《金匮》《本草》以及金、元、明、清各家理论，他不仅擅于博采众长，对经方收放自如，又长于时方的化裁，使用温病学派的方剂更是得心应手。

说起温病学派，不得不提一个重要人物，他对施今墨的学术思想有很大的影响，这个人就是清代杰出的温病学家——吴鞠通。

吴鞠通（1758—1836），今江苏省淮安市淮安区人，对中医学的贡献在于他对中医立法上的革新和理论上的完善，尤其对于温热性疾病的治疗。他对理论的发挥以及他留下的诸多方剂，使得中医的基本治法在外感病和热性病方面得到了进一步的完善。1793年，北京大疫流行，不少病人因治疗不当而死亡，吴鞠通利用叶天士之法奋力抢救了数十位病人，名声大振。吴鞠通有感于当时医生墨守伤寒治法不知变通，撰写《温病条辨》七卷，提出温病的三焦辨证学说，对温病学说贡献很大，是继叶天士、薛雪之后的温病学派重要代表人物。吴鞠通的《温病条辨》，是温病学的一座里程碑，是一部不朽的中医著作。

施今墨十分尊崇吴鞠通的医术思想，桌案上那本泛黄的《温病条辨》不知被他翻看了多少遍。吴鞠通曾说："本方谨遵《内经》风淫于内，治以辛凉，佐以苦甘……纯然清肃上焦，无犯中下，无开门揖盗之弊，有轻以去实之能。"施今墨宗法吴鞠通之说，善于使用温病学派所创立的各种方剂。如《温病条辨》中的银翘散，方中有金银花、连翘、牛蒡子、荆芥、豆豉、薄荷、桔梗、甘草、竹叶、芦根等药，功用是辛凉解表，清热解毒。除风疹、麻疹、水痘等症之外，对温病发热、喉痛者，常用银翘散。热入血分者，用银翘散加凉血解毒药，常见显效。

除了善于应用前哲的方剂外，施今墨还善于自拟方剂，比如说，他将糖尿病区分为不同的类型，如虚寒型、饮多尿少型、血糖尿糖均高型、上消下消多年型、中消型等，其处方多由古今数个方剂化裁而成，时用原方，时采其意，药味虽多而不乱。主次分明，配合巧妙，结构严谨，浑然一体，往往数剂即见功效。

施今墨擅于经方、时方并用。张仲景的理中汤是《伤寒论》中著名的经方，方中只用白术、人参、干姜、甘草四味中药。功效为温中健脾，主治中焦虚寒、吐利腹痛等症。施今墨常用来治脾胃虚寒。寒多者以干姜为主药；虚多者以人参为主药；虚寒俱甚者，则参、姜皆为主药。如泄泻较频，方中白术改用土炒，以增加涩肠止泻的作用。若虚寒较甚，而见面色白，手足不温，则加熟附子，以加强温阳祛寒之力，名附子理中汤。或再加肉桂，名附桂理中汤，补阳祛寒之力更大。尤其适用于中焦虚寒，如慢性胃炎、溃疡病、慢性结肠炎、胃下垂等。施今墨还常用理中汤合左金丸、枳术丸、二陈汤、平胃散等，治疗脘痞腹满、吞酸嘈杂等。兼寒湿则加胃苓汤，肾虚就加四神丸，间参以涩肠止泻、燥湿健脾之品，在治疗上常见奇效。

同样是以治疗脾胃为主，施今墨还善于使用时方，著名的补中益气汤就是他常用的方剂。本方为金代李东垣所创，在《内外伤辨惑论》《脾胃论》《兰室秘藏》三书中，多有相关类方。方中有黄芪、人参、白术、陈皮、当归、升麻、柴胡、甘草等药，主要用来补中升阳，益气健脾。适用于胃下垂，脘腹痞满，身倦肢乏，消瘦，胃气虚，中气下陷所致之诸症。施今墨以本方为主，升清降浊，治疗各种肠胃病、泌尿生殖病、神经衰弱病等。身倦肢乏，消瘦，胃气虚，中气下陷所致者，用本方合香砂六君子汤，或加荷叶、桔梗升清。治慢性肠炎或结肠炎、久泻便稀，或时夹黏液、重坠腹痛、食呆疲乏甚至脱肛者，本方加苍术、白术、苡仁、血余炭。如便血则加芥穗、地榆、苍术、厚朴。兼有湿热可合葛根芩莲汤。如兼风湿加羌活、防风，火热加黄连、黄柏。阴虚加生地、麦冬，水气重加茯苓、猪苓、泽泻等。

经时并用运良方，妙手化裁济世长。
宗法先贤思革变，旧壶新酿施琼浆。

第四节　出奇制胜用单方　独辟蹊径小而精

施今墨十分重视被名家忽视的单方小药，他使用单方小药，每每出奇制胜，屡见奇效。一次，一位患有风湿性心脏病的患者慕名找到施今墨，说自己多方求医，医生都束手无策。施今墨诊脉后，并没有开方子，而是对患者说：

"你回去买一麻袋松子，每天吃三次，每次吃一捧。将松子仁细细咀嚼，嚼到白乳状再咽下。"

奇迹发生了，患者把一麻袋松子吃完后，感觉自己的心脏病好像没有了，到医院复查时，竟然真的好了！就连西医大夫们都惊讶地说：

"奇迹，施大夫用一麻袋松子治好了我们西医没办法治好的心脏病，真是难以相信！"

还有一次，一位患有腰椎骨质增生的年轻患者，腰痛得就像要折了一样，行动十分困难，看遍了中西医都无济于事。施今墨为他诊治了四次，诊断为肾虚所致，第四诊时，施今墨嘱咐患者说：

"你回家后，每日服枸杞子一两，坚持服一个月，再来找我。"

一个月后，患者的腰痛明显好转，已经行动自如；两个月后，身体完全康复。十多年后，这位患者再次登门向施今墨致谢，说自己这些年来腰痛再也没有犯过，盛赞施大夫医术高明。

施今墨是一个有心人，一生有两个习惯，一个是剪报，一个是笔记。只要在报纸或杂志上看到有关医学的信息，他就会剪下来，没时间整理装贴成册，就装在一个纸口袋里，以便随时拿出来翻阅查用。施今墨每次出门，都会随身带一个红皮小木子，每走到一个地方，听到民间流传的偏方、草药，他就随手记在本上。一次，施今墨到重庆坐着滑竿出诊。他看到抬滑竿的轿工，在重庆这座山城时上时下，爬山越岭如履平地，气息均匀，一点儿都不气喘，不禁好奇地问道：

"你们是怎么练就这样的好身体的？"

轿工告诉施今墨，他们在翻山越岭时，嘴里都含着蛤蚧尾。从此，施今墨便将这味中药用于治疗肾虚所致的咳喘，在临床应用中颇有奇效。

还有一次，一位女患者找到施今墨，她患有一种奇怪的疾病，舌头吐出来不能回缩，严重影响日常生活，在天津、上海访遍名医，都束手无策。施今墨给她开了汤药,又在患者的舌头上涂了些药。第二天,病人的舌头就能够回缩了。后来,施今墨的女儿施如瑜问父亲是如何治好这位患者的,施今墨徐徐说道:

"这就是《孙子兵法》中所说的出奇制胜,用药如用兵。这个患者正值更年期,卵巢功能衰退,机体内环境失衡,从而导致一系列脏腑功能失调。故拟汤方按肝肾亏损、心脾湿热、阴阳失调治疗,兼用古方'生蒲黄散'外涂舌面,湿热一清,肥胖的舌体缩小,再受到生蒲黄散药性的刺激,自然就回缩了。"

六十四岁那年,施今墨突然患上了胸膜炎,西医每天要抽胸水几百毫升,仍然没有起色。眼看着病势日沉,家人甚至为施今墨准备了后事。躺在病床上的施今墨,忽然想到古医书上有甜瓜子、西瓜子可以去除此病的记载,急忙嘱咐家属买来瓜子,捣碎煎汤,口渴了就喝汤,并用煎瓜子的汤做药引子熬药。不多日,胸腔里的积液竟然慢慢吸收,起死回生,而且再也没有复发。

出奇制胜用单方,药小效精靶向强。
处处留心皆学问,回生起死济大荒。

第五节 妙手巧抄 "四君子汤"

施今墨早年悬壶北京,经常往来于京津两地之间。有一次,天津的一位富商金先生身体不适,请了中医名家陈方舟为其诊治。陈先生开了三剂药方,嘱咐他服后再诊。结果,金先生服药后,自己感觉没有什么明显效果,心烦意乱,便不再复诊。恰逢施今墨也来天津出诊,金先生听说后,急忙差人去相邀。

施今墨到了金宅,见金先生年老体胖,面色萎白,说话声音低微,为其诊脉,脉细缓无力,又望了望舌象,淡而少苔,于是问道:

"金先生,您身体有什么感觉?"

金先生答道：

"多日来四肢乏力，食不甘味，便有稀溏。"

此时，施今墨通过望闻问切，心中已然下了诊断：此为气虚之症，当以"四君子汤"补之。施今墨言道：

"我听说您之前请陈方舟大夫看过，能否把此前的药方拿来让我看看。"

金先生将此前的药方递给施今墨过目，施今墨一看，上面所写的"人参、白术、茯苓、甘草"，正是四君子汤，陈先生辨证用药恰到好处，于是微微笑道：

"此方切中贵恙，照服数剂，便可痊愈。"

金先生连忙摆着手说：

"不行，不行，我已经服了三剂，病体如故。还望施大夫高诊，另外开一个方子吧。"

施今墨听罢，灵机一动，唤人取来笔砚，抖腕挥笔开出一个方子。金先生接过来一看，上面写着"鬼益、杨枹、松腴、国老"四味药，疑惑地问道：

"施大夫，您这四味药肯定能治好我的病吗？"

施今墨微微一笑道：

"只要安心服药二十剂，定能痊愈。"

金先生听后，心中踏实了下来，便遵医嘱安心服药。一个月后，病体果然痊愈，于是派人携带贵重礼品，专程到北京酬谢施今墨。施今墨推却道：

"不要谢我，应该谢陈方舟先生，是他治好了金先生的病，我不过是为陈先生抄了一次方子罢了。"

原来，施今墨开的方子中，人参又名鬼益，白术又名杨枹，茯苓又名松腴，甘草又名国老，还是原来的"四君子汤"，而施今墨只是掌握了病人的心理，通过巧妙地变换药名，使其能配合医生的治疗。

妙手巧裁易药方，岐黄四味君子汤。
仁心堪比君子贵，将心比心总思量。

第六节　三张药方　六十年医患情

施今墨一生诊病无数，治愈了无数疑难顽症，给了众多患者第二次生命的机会。许多患者对他深怀感恩之心，甚至数十年珍藏着施老的药方。下面这段故事就是一段六十余年医患情的真实写照：

一年除夕，施小墨先生一家正欢欢乐乐过春节，突然接到一个陌生的电话。电话那端是一位操着四川口音的老年人，他说自己在成都，名叫钟衍兰。当时，老人已经九十二岁，几经周折，才打听到小墨大夫家的电话。老人说，自己在六十五年前是宝成铁路局的一个技术干部，当时患咳血和气喘病，每月大口吐血一两次。此病已经迁延数年，后来越来越严重，于是到成都四川医学院附属医院治疗，诊断为支气管扩张。医生建议三个月后再来复查，再决定是否做手术。但是，年轻轻的他，并不想动手术，这样，他就来到北京，住在朱家胡同一个小旅馆里，想向仰慕已久的京城四大名医之一的施今墨大夫求治。可他人生地不熟，不知道施今墨大夫的诊所在何处。他向旅馆门口的三轮车夫打听。谁料车夫说："我拉您去吧，北京城谁不知道施今墨大夫啊。"于是把他拉到了东绒线胡同施大夫的诊所。

到诊所后，施今墨老大夫经过很长时间把脉之后，对他说："你这个病就是支气管扩张。不用害怕，完全可以治好。"于是给他开了方子，要他吃一个月的中药以后再来复查。这位患者就在前门外大栅栏的同仁堂抓了中药，并请药铺代煎。坚持服药一个月以后，奇迹出现了，他居然没有再吐血，喘病也好多了，于是他又去看病。施老大夫很高兴，就给他换了另一张药方。说他这是慢性病，改开了丸药。又吃了半个月，患者感觉已经好多了，就准备回成都，在临行之前又找了施大夫。施大夫又给换了一张药方，让他回去以后坚持再吃五十天。这样，他就带着抓的一包包中药和丸药，信心满满地回到了成都，而且遵照施大夫的嘱咐，坚持吃了六十天的中药。从此，他告别了吐血和气喘，健康地活到了九十多岁。

对施大夫的有效治疗，这位患者既非常佩服，又非常感恩。因此，几十年后，他特意打听到施老大夫后人施小墨的电话,想把施老大夫开的这三张珍贵的药方贡献出来,一则表示自己对施老大夫医术医德的敬畏和感恩,二则盼望施门后人对施老的药方做进一步研究,给今后相同的患者提供治疗依据。在电话里,患者向施小墨提出一个请求:

"我希望你们能够来成都,不知道我这个要求是否过高?"

施小墨大夫听后,非常激动,立即表示:"请钟老放心,我们马上就去成都接方。"

刚刚过了正月十五,施小墨大夫便同他的两个学生,乘飞机飞往了成都。到达时,天正下着小雨,他们马上打车到了钟老的家。敲开门以后,他们看到了九十二岁的钟老。他精神矍铄,满面红光,声音洪亮,热情之极。知道来人是施小墨大夫以后,老人激动地与小墨大夫拥抱。坐下以后,钟老先生打开了话匣子:说他在去北京之前,当时才二十多岁,但已经咳血七年,非常痛苦。不想到北京后,吃了一个多月的中药以后,居然不再咳血了,从北京返回成都时,在北京同仁堂又购买了中药,按照施老大夫的医嘱,坚持吃了六十天的中药,在此后六十五年中,再也没有犯病,既不曾咳血,也不曾气喘。现在除了腿脚有一点不太利落以外,他没有任何毛病。血压、血糖、血脂都非常正常,每想起施老来,感恩之心油然而生,因此要把施老给自己开的方子献给自己的恩人。同时钟老又讲道:"为了保存这三张珍贵的老药方,我打了一个柜子,里边设计了一个夹层,把这三张药方锁到里面。之所以这样,一是怕我今后再咳血,好照方抓药,二是觉得这个药方子,非常有保存价值,对患和我同样病的人也是一副灵丹妙药。"

小墨大夫接过那三张意义非凡的药方,心头感到沉甸甸的,这不仅是父亲留下的学术传承,更是父亲对患者的一片医者仁心。小墨大夫说道:"第一张药方,主要是降气、润肺、平喘、止血。我们也会开这样的方子,但是我父亲这个方子认真,复杂,面面俱到,特别是运用'对药',也就是疗效基本相同,但在阴阳、虚实、润燥方面将有所不同的一对药放在一起以增加疗效。比如说,白前和百部两药都是降气止咳的药。两药结合在一起,互相补充,这样疗效就增加了。接着,我父亲又用了紫苑和化红两药。紫苑又名还魂草，是一味很有力量、润肺化痰的药，而化红则是陈年晾干了的柚子皮，同样是润肺化痰之药，把这两副药结合在一起用，又增加了它的疗效。然后，又用了旋覆花和代赭石这两味药，它们主治的是什么呢？根据患者大口吐血的病情，这两味药的主治功能是降气平喘、降逆止血。我父亲又虑这两味药的作用还不够，于是又加入了止血疗效很强的仙鹤草。这张方子，连用了三组'对药'。都是平喘化痰止嗽止血的药。中医非常讲究中药'对药'的配伍功能以增强疗效。"

小墨大夫又说："我父亲还特别讲究中药的'炮制'功能。所谓炮制就是在提取中药以后，根据患者不同的体质，如阴阳、寒热、虚实，进行一道道加工制作。在我父亲这个方子里，我们看到头两组对药，前面都加了一个'炙'字，也就是说，要将这两组对药，加一些液体辅料，如白酒、米醋、蜂蜜或其他辅料，用火炒做加工。第三组中的旋覆花和代赭石则是一对对药。方子里注明，要放在一个布袋里，先煎时许才能把这两味药的疗效充分发挥出来。而仙鹤草这味药，上面写了一个'炒炭'，也就是说要把这味药炒成黑炭状，以增加它的止血功能。另外在生地这味药的上面，写了一个'鲜'字，生地这味药有清热凉血解毒的作用，而鲜生地的养阴功效要更大。此外，药方中还用了米炒丹参这副药，我们知道丹参有活血化瘀的功能，是一副好药，但它寒凉之性较强，所以我父亲开方说，要用小米炒这味药，以减轻它的寒凉属性，并增加它养血的疗效。"

远在三百五十年前，老字号同仁堂开业时，堂训中就特别强调这个炮制作用。称为"炮制虽繁，必不敢减人工"。炮制中药虽然很麻烦，但是中药只有如法炮制，才能够发挥中药的极致疗效。通过施老大夫的这张药方，使我们充分了解，中医药是十分讲究配伍和炮制的，虽然比较麻烦，但是简单不得，一旦马虎应付，就会大大减低它的疗效。正是因为这样，钟老先生按照施老的这个方子，一共吃一个月后，已经感到很舒服，不太喘了，并且没有再咳血。于是，施老就给他换了第二个方子，主要是吃丸药：施老制作的气管炎丸，还有各种平喘化痰，止血凉血的粉剂。之后，钟老先生便准备回成都，因为他觉得咳血、气喘已经好了，又到了诊所。施老又为他换了一个方子，除了继续让他服用气管炎丸之外，早、中、晚各服不同的药，这是根据早晨人的阳气最充足，就吃丸药，中午阳气渐衰，请吃配置的面药，到晚上阳气已衰，施老就给他开了三七粉和白芨粉，用水冲服，这两个药，既能活血止血，又能够养颜增寿，还对出血的溃疡面，形成保护薄膜，有类似创口贴的作用。钟老先生回到成都以后，不但服用了五十天，而且还多服了十天药。

这段故事让施小墨大夫备受鼓舞，他意识到，中药是有一个疗效的积累过程的。钟老先生的病之所以去得这么彻底，和他的坚持与配合也是很有关系的。因此，在这一点上，要感谢钟衍兰老人。最后，施小墨大夫又诚恳地说："习总书记说：'中医药是打开中华文明宝库的钥匙。'"这话讲得多么好啊，我们中医药是中华传统文化中的一个瑰宝。如果说中医比西医高明，这是偏见，这是一叶障目。但是，我们一定要很好地传承中医药强调配伍和炮制方面的功能，才能使其发挥出极致的疗效。我们要珍惜自己的宝贵文化遗产，要有坚强的民族文化自信。

六十余载医患情，三张药方显奇功。
人生如法同炮制，才得岁月炼从容。

第七节　香油条治咳血

一次，一位患支气管扩张多年的病人来找施今墨，病人咯血、咯痰，潮热盗汗，形体消瘦，多次住院经西医诊治，但咯血总时好时坏，痼疾缠绵难愈。施今墨先是以"急则治其标，缓则治其本"的原则，让病人服了数十剂汤药，待大咯血止住，病情稍加稳定后，再根据脉症，细审良思，终于拿出他家传专治肺组织损伤咯血的膏滋药验方。没想到，病人只服用了三个月的膏滋药，数十年痼疾就血止痰消，诸症悉除。接下来的十余个春秋，再也没有复发。

施今墨的学生问他，这个治疗支气管扩张的膏滋药验方究竟是什么，施今墨说：

"此方是我舅父李可亭先生传下来的，在临床实践中屡经修改，遂定成方，用之颇效。方中主要用西洋参、仙人头、生地、陈细茶、阿胶和香油条等。"

施今墨善于总结思考，对舅父李可亭先生留下的祖传方剂，反复研究，并根据现代科学做出佐证。他对学生们说：

"仙人头是打过籽的萝卜，质地粗松，富含纤维，既可入肺，又能加强肺之组织，且萝卜通气化痰，亦有利于祛痰降逆；陈细茶下气化痰，清六经之火，益心神；至于香油炸的油条，因香油有补肺气，益肝肾，润五脏之功，而白面则性甘温，补虚养气，助五脏，厚肠胃。其余是习用之品不再详述。唯独用香油炸油条其理未明。曾经多次实验不用香油条其功效即减，用之则疗效颇高，以待你们将来应用现代科学探讨其作用也。"

施今墨的学生刘福生非常用心地记着先生的话，在日后的学习中，一直潜心思索香油条在此验方中治疗咯血的奥秘。

有一次，刘福生的朋友犯了咯血症，刘福生在给他用此验方时，没用香油条，而是用了些香油来熬此膏滋药，结果患者服后，临床效果并不显著。后又改用香油条配制了一剂膏滋药，结果临床效果颇佳。后来，刘福生在自学西医药理学时，知道多数药物是水溶性的，有些药物则是脂溶性的。例如，维生素 K_1、维生素 K_2 就不能溶于水而溶于油脂（人工合成维生素 K_1、维生素 K_4 例外）。而从西医药理上讲，维生素 K 具有止血作用。他终于悟出这样一个道理，即从药理上讲，香油条并不一定能对咯血一症有特效，但从物理作用上看，香油条是切碎和其他药味混合在一起煎煮的。它的油脂在煎煮过程中一点点地析出在群药之间。因此，它使一些能溶解于油脂的药物成分大大增加。这种脂溶性的药物成分中，很可能含有对支扩咯血痼疾有显效的成分。

那么为什么用香油和群药煎煮效果不显著呢？那是因为香油比水轻，它只浮在水面上,不能和其他中药密切地浸和在一起,也就不能把群药脂溶性的药物充分煎煮出来。故此,单纯加香油煎药的话,疗效差。

总之,中药汤剂中应用大量香油条是比较罕见的。上述验方除了表明施今墨辨证、用药准确外,其中香油条的作用很值得研究。

祖传奇方香油条,标本兼施咳血消。
皆因油脂入群药,扩支更胜一步遥。

第八节 险用砒霜打虫子

有一天,施今墨的家人从大庆带回来一女子,那女子当时已在床上躺了两年,无法起床,抱着最后一线希望来找施今墨。女子还未跨进施今墨的房间,施今墨就听出了来客脚步声的异常,忙朝门外喊了一声:

"快把病人带进来让我看看。"

施今墨从脚步声中就已感觉到,对方患的是种很奇怪的病。

这位女子被带到了施今墨面前。施今墨把完脉,忙对旁人说道:

"去把我的那几个弟子马上都叫来。我行医六十年,这是我第二次把到这种脉。"

中医是很靠经验的,许多病,必须亲手把过这个脉,才能判断。

原来,这女子腹中有一种奇怪的虫子,得用中药打下来。怎么打呢?施今墨在药方上写了一行行书小字:

一两砒霜……

众弟子见了,一个个面呈惊色。一两砒霜!谁敢开这么奇险的药,万一病人吃了有危险,那该怎么办?其中一个弟子忍不住拉了一下施今墨的衣角,小声说道:

"老师,用砒霜是要出人命的,太危险了!"

施今墨面不改色地说道：

"不要怕，我有把握。"

这个方子，如果不是因为上面有施今墨的亲笔签名，去抓药的人一定会被举报。要知道，一两砒霜，能毒死好几头牛啊。结果，这一两砒霜吃下去，女子腹内打出了一盆极顽固的虫子，病也好了。

弟子们纷纷赞叹道：

"老师用药，用得既奇又险，但最可贵的是，有效！"

成竹在胸运险方，以毒攻毒用砒霜。
猛药若得良医手，救人性命化春光。

第九节 通便药催生

一次，一位即将生产的妇女，因妊娠催生住进复兴医院妇产科。患者入院不久，胎膜就已破裂，羊水流尽，但子宫颈口只开了3—4横指，宫缩无力。患者当时心慌神疲，虚汗淋漓，气喘吁吁，无力娩出胎儿。医护人员见状，要求家属签字做剖腹产手术。但家属及患者惧怕手术，于是赶忙去请施今墨，让他根据病情开一剂汤药，以助催生。

施老详细问过病情后，沉思半响，随即开了一个汤药方。方中主要用火麻仁、郁李仁、紫河车、肉苁蓉、当归、冬葵子和党参等，并一再叮嘱，马上回去抓药，还说两煎汤药一次服下。

患者服药后约一小时，子宫颈口逐渐开至十厘米。少时，便顺利娩出一男婴。

细审施今墨的药方，不见有何惊人妙药，但疗效确著。施今墨的学生疑惑地问："老师，患者平素没有大便干燥病史，即便平时素有大便燥结，那么在临产前也都得灌洗大肠，此时肠无积滞，为何用通便药火麻仁和郁李仁催生呢？"

施今墨说："胎儿不下，根据中医的治疗八法中，应该用'下'法才对，当时患者胎膜已破，羊水已尽，胎儿本应该顺利娩下。但是，宫口不开，胎儿不下，此时不用'下'法，更待何时？故此我重用火麻仁和郁李仁以'下'为顺，使胎儿顺利娩出。"

施今墨的一番教诲，使学生们顿开茅塞，从而深刻地领悟到"下法"的深奥道理。

施老的"对药"云："火麻仁，滑利下行，走而不守，功专润燥滑肠，通便泻下；郁李仁体润滑降，下气利水，行气通便，滑肠泻下。火麻仁偏走大肠血分，郁李仁偏走大肠气分。二药伍用，一气一血，相互为用，气血双调，通便泻下的力量增强。"

后来，施今墨的学生再遇到类似宫口不开的难产产妇，经过辨证，重用通便药火麻仁和郁李仁协助催生，效果就好，反之疗效就差。

经过潜心研究思索，学生们在研究《生药学》时发现，火麻仁的药理实验表明：本品能刺激肠黏膜，使分泌增多，蠕动加快。由于女性的生理特点，大肠与子宫之间只有一指之隔。由于火麻仁能增加大肠的蠕动，那么，它就很可能间接地刺激到子宫，使之有节律地收缩，从而对胎儿顺利地娩出起到一定的作用。郁李仁和火麻仁同用则是因为它们起着增强蠕动泻下作用。

下法催生通便药，理浅意深巧运毫。

寻常之中见卓术，精微无处显昭昭。

第十节　全蝎、蜈蚣治春温

一年春天，施今墨接诊了一个九岁的男孩。他高烧不退，头痛呕吐。他父母抱他来找施今墨时，四肢抽搐，已经昏迷，不省人事。施今墨问孩子的父母：

"让西医诊断过没有？"

男孩的父母告诉施今墨，西医给孩子做了抽脊髓液检查，诊断为流行性脑脊髓膜炎。西医治疗一直未见好转，这才来求他救救孩子。

施今墨见孩子嘴唇紧闭，没办法看到舌苔，便把手搭在孩子寸关尺上，诊得他六脉细数无伦，于是做出判断，孩子是感染春温时疫，邪热炽燔，热盛风动，热入心包，当以清热镇惊通窍法治疗，泻肝清热、辛香通窍，以复神志。

施今墨在处方中用了全蝎、蜈蚣、僵蚕、地龙、钩藤等药，并嘱咐孩子的父母：

"赶紧抓药，先吃一剂，观察一下情况，再来找我。"

孩子服药一剂后，夜间病情出现缓解，热势渐退，抽搐停止，但神志仍昏迷。于是，施今墨再次处方，将麝香、西牛黄、蜈蚣、蝎尾等药去掉，加郁金、夏枯草、节菖蒲等，孩子连服两剂后，体温恢复正常，神志清醒，但精神倦怠思睡。施今墨再次为孩子诊脉，口中徐徐说道：

"病邪乍退，正气未复之象。"

于是，施今墨再拟一方，孩子服药后不久，痊愈如初。

施今墨为学生们讲解病案时说，流行性脑脊髓膜炎是西医的诊断称谓，中医学谓之"急惊风"，即热极生风。中医治疗这种疾病，应以清热凉血，泻火解毒，息风止痉，醒脑开窍等方法施治。以全蝎、蜈蚣、僵蚕、地龙、钩藤平肝熄风止痉，清热退热，待孩子热退后，取杭白菊、大生地、鲜生地、西洋参养阴凉血，首乌藤、白蒺藜平肝止痛，麝香辛香开窍，西牛黄、羚羊角粉清心泻热，达到驱邪扶正的药用功效。

扶正祛邪治惊风，三拟其方猛药攻。
药到病除时疫退，更仗全蝎与蜈蚣。

第十一节　实事求是治疗食管癌

1925 年，孙中山先生患肝癌住进北京协和医院，遍请各方名医会诊，施今墨也在被邀会诊之列。

当时，西医专家主张做手术，但施今墨认为，孙中山的肝癌属于长年积劳成疾，肝气郁结，加上他当时虚弱的身体状况，需要多加静养，不宜马上手术，服用中药调理，或可延缓病情。

遗憾的是，孙中山先生身边的人多数受过西方教育，对西医怀着一种崇拜心理，施今墨的主张并未被采纳，手术后不久便离开了人世。

多年来，施今墨对孙中山先生的离世，一直怀着深深的叹惜，对中医在治疗癌症方面的不足与欠缺，更是万分焦急。不过，施今墨从来不故步自封，更不排斥西医。他认为，西医在解剖、病理、生物指标等方面，确实比中医先进得多，尤其是癌症属于疑难杂症，施今墨向来本着实事求是的原则，从不向患者担保药到病除。对自己不熟悉的疾病，他也从不隐晦，对病人坦诚相待。

一次，一位三十八岁的中年男性，经北京某医院检查，诊断为食管癌，已经有半年的时间了。患者每天只能吃流食，喉咙部位堵闷，胃部胀满，反酸嗳气，精神倦怠，西医建议进行手术治疗，但患者不愿意，于是来找施今墨，想用中医的办法保守治疗。施今墨对他说：

"癌症，余不会治，若能早期诊断，即可手术切除病灶，术后还可施以放疗、化疗之法，我辈中医，尚可配合中药施治，以减轻痛苦，延长寿命是也。"

施今墨为患者诊脉后，辨证立法为痰气交结，气血运行受阻，久则气血痰结，遂成噎膈之证，当以化痰解郁，调理气血为治。经过施今墨三次调方后，患者从老家寄信来说，吞咽困难的症状明显减轻，每顿饭可以吃一个馒头，一碗面条，精神比之前好了很多。施今墨根据辨证施治的原则，用旋复花、赭石、牛膝引气下行，降逆止呕，用瓜蒌、薤白、厚朴、绿萼梅宽胸理气，行气止痛，用茜草、丹参活血化瘀，牛蒡子、山慈菇、半夏清热解毒、散结消肿块，用桃仁、杏仁行气活血，润燥散瘀，消肿止痛。

施今墨一生坚持实事求是的作风，他在八十岁时写了一篇《关于阴阳五行学说辨证》的随笔，仍然强调实事求是的重要性："事实胜雄辩，真理在于客观，我们中医多至十万人，学术和贡献难估计，最好做一次民主测验，也就是让老中青全体中医成员亲笔写一句，他们是否懂得阴阳五行，他们治病是否运用阴阳五行；西医学中医的不论已结业者未结业者，不要遗漏一个，也让他们亲笔写一句，他们是否全都了解中医的阴阳五行。只要大家肯说一句真心话，然后取决于大多数，这将是实事求是的道理。"

求实为本不虚夸，中西相辅并蒂花。
常念国父身前事，漫天风雨尚为霞。

第二章　锐意改革崇创新

这一章记述了施今墨为中医事业发展，锐意革新、积极建言献策的精神。为了探索中西医结合之路，他创办中西医公社，创办药剂房，创办中国医药学会，并率先打破传统，在中医学领域使用西医病名，提出"中医辨证，西医辨病"的理论，提出"十纲辨证"，首开以西医病名命名中成药的先河。

第三部分 | 临证·创新·传承

第一节 治学严格 引导弟子兼收并蓄

施今墨治学施教,特别重视兼收并蓄,不仅要求弟子对中医内科经典著作用心研习,对妇、幼等科,更要下功夫研究。

门人弟子跟他侍诊之初,他会借张仲景、孙思邈等前人的例子告诫大家:

"经典著作是中医学之基本,是必修的功课。中医内科则概括妇、幼等诸病证治。故历来医家,其凡精于内科者无不兼工妇、幼等科。张仲景为内科证治专家之鼻祖,在《金匮要略》中则有妇人诸病脉证并治之作。孙思邈著录《千金要方》达六十卷之多,后来更著《千金翼方》以增充之,其内容对妇、幼等各科方治俱备,而尤备妇科。秦越人过秦为小儿医,过洛阳为耳目痹医,过赵则为带下医,可见中医内科概括之广,且为诸科之主。"

施今墨还说:"其有好逸恶劳者,怕下苦工,舍本求末。例如,学习妇科,若只固守傅青主一书不放,只习用生化、四物等数方不变,以统治妇人诸病,此乃借傅青主妇科之盛名,以自高身价而以专家自炫,欺世盗名,不足为训,非吾之徒也。"

如上足见施今墨对门人的要求是十分严格的。他对治学态度的教诲是:"必须锲而不舍,志坚金石;纵览群籍,精究专业;博采众长,不偏不倚。"对脉证并治严格要求:"切重实际,遵循真理,正确辨证,对证施治,深中肯綮,突出重点;整体考虑,全面衡量。"他尤其重视德才并重,主张"必须广结师友,德才自尚,

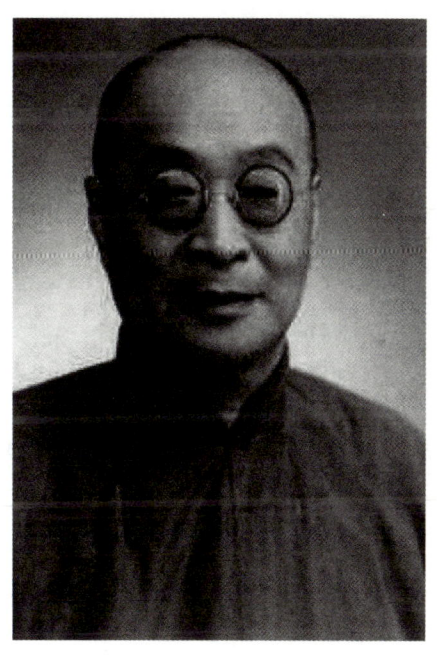

50岁的施今墨

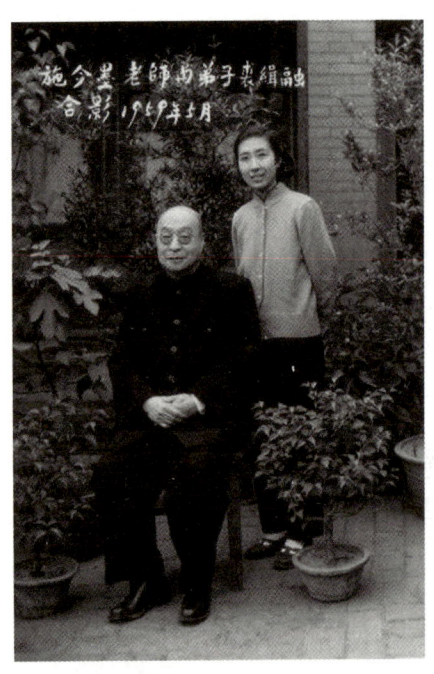

施今墨与弟子

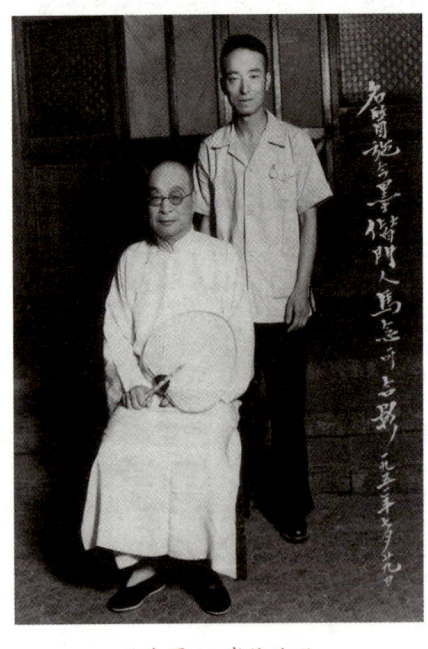

施今墨72岁收徒照

互相砥砺,真诚相见"。

施今墨还经常告诫门人:"戒主观,戒机械,戒玄幻,戒泛滥,戒故步自封,戒空论侈说。"所以,他既反对厚古薄今,亦排斥非理性的标新立异。他又经常郑重地指出:"病是活的,多数是复杂而多变的,而且机枢相通,顺逆相从,关系相应,矛盾相对,其间错综曲折,潜晦隐微,古今中外之上工高手,亦时苦未能尽窥其奥。所以在诊治上,千万要全面精察,苦心探索;灵活运用,谨密掌握;选药准方,选方准病;不可执一药以论方,不可执一方以论病;不可徇一家之好而有失,不可肆一派之专而致误。其有厌学图便者,只是习用极少数成方、单方以统治万病,非吾之徒也。"

有一次,施今墨好友的儿子想要拜他为师学习中医。施今墨让弟子随便从书架上抽出一本《内经知要》,叫好友的儿子把书中的文言序言念读一下。因为那本书是木版的,没有句读符号,那个孩子念不下来。施今墨婉转地对他说:"孩子,你把中文再学上一段时间,再来跟我学中医,那就好了!"

之后,施今墨又对弟子们强调,学中医,必须学好中文,才有深入钻研祖国医学的工具,这同西医有必要学好外语,才

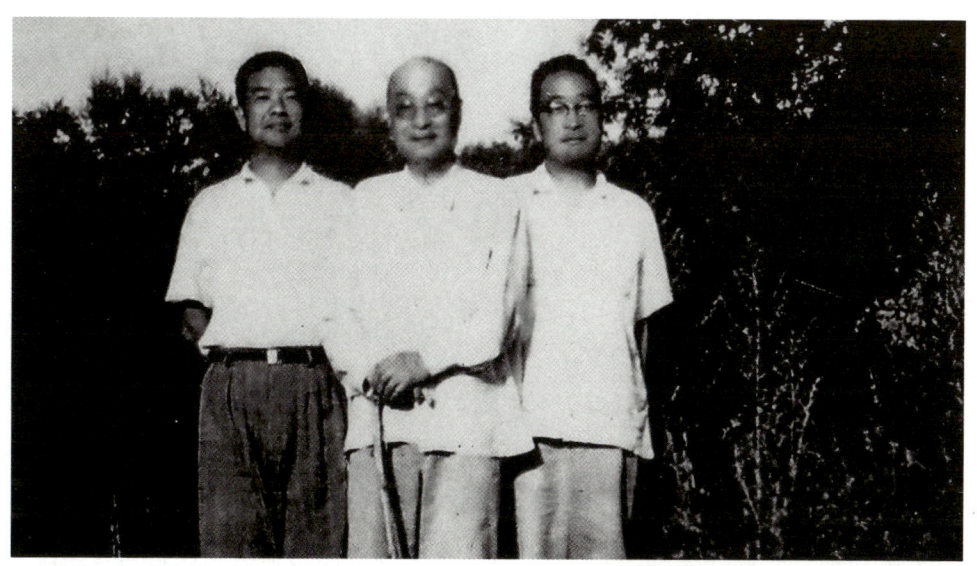

施今墨与其子施如楷（左一）、施如谷（右一）

能广泛吸收国际的先进医学是一样的。

据施今墨的弟子朱师墨回忆，他在从施老师学医时，对施老师治疗妇科崩漏病常用赤石脂、禹余粮、煅龙骨、乌贼骨、棕榈炭、陈阿胶等不理解，便向老师请教用药的根据是什么。施今墨考虑朱师墨是初学，医学知识还很肤浅，便只用简单的物理比喻作解说："假如屋内墙壁坏了漏水，泥工补漏，须用泥土、稠胶和麻缕等掺合一起，才能补牢。对功能性子宫出血症，如其症候宜用涩法，要达到补漏止血的效果，就必须采用质黏而性涩的矿土——赤石脂、禹余粮，质稠而善补的阿胶和纤维韧密而性能敛涩的棕榈等，综合

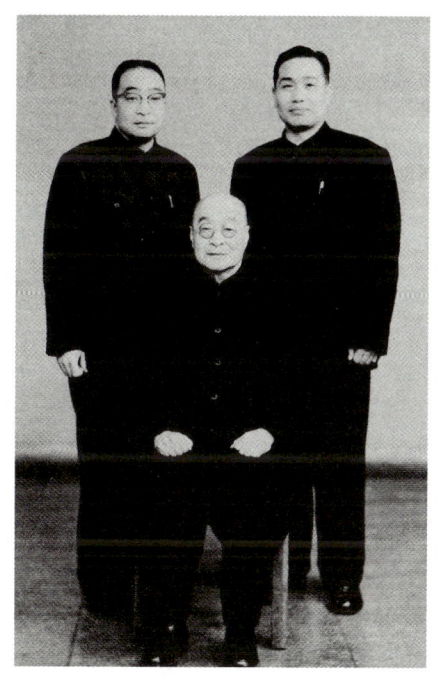

施今墨与长子施稚墨（左一）、原平安医院中医科主任张恒信（右一）合影

施用，始能奏效。《伤寒论》第九十二方赤石脂、禹余粮汤主治下焦滑脱性下利，亦是取其填涩作用而已。"

还有一次，朱师墨向施今墨提出关于"八纲"名称的问题：

"施先生，我以为'八纲'名称欠妥，应改为'一纲六目'才对。阴阳为天地万物之纲纪；表、里、寒、热、虚、实，俱为阴阳总纲下之项目，岂容纲目混淆，等量齐观。"

施今墨想了想，说道：

"你只说对了一半，'八纲'之称确实不当，但应改为'一纲八目'，六目之上应再加'气、血'二目，始更正确而包涵周到。"

中医文化的深邃魅力在于，以所知之气象万千，探求未知之无限。施今墨对门下弟子要求非常严格，要想做一个合格的施门弟子，必须时刻怀有知不足的谦卑，既要有万物一体的广博视角，又要有临事而精微的严谨态度，把自己视为沧海一粟，如水向源地融入中医的源流……

如水向源摄春秋，治世济人渡扁舟。
指上三寸洞万物，根柢一脉汇中流。

第二节　重视气血　提出"十纲辨证"

施今墨认为，疗效是检验医生理论是否正确的标准。学习、继承中医理论，必须与临床实践相结合，敢于突破，推陈出新。他善于融会各家之长，结合自己的临床经验，提出自己独到的见解，创立新说。

一日，天津一位工人慕名找到施今墨，向他诉说自己的病史。这个病人平时浑身疼痛，天气变化的时候尤其厉害，跑遍了全国各地的医院，都被诊断为"风湿性关节炎"，吃了各种药物都不见效。施今墨诊脉后，发现病人六脉沉软无力，判断是由于病邪日深，耗伤了气血，正虚邪盛，应当搜风逐寒，益气和血。由于久病，外邪已经深入经络，施今墨认为，此时应当用虫类药物去搜剔病邪。于是用川附片、乌梢蛇、全蝎、桂枝、地龙、细辛、石楠藤祛风散邪，用杭芍、川芎、当归、生熟地、西红花、延胡索、炙草节养血和络、治风治血。患者先服用两剂后，没有明显感觉，再服两剂后，感觉浑身像有虫子在蠕动，疼痛有所减轻，又服了四剂后，感觉全身舒服了很多。施今墨又加入黄芪、党参益气，去掉西红花、延胡索，患者服后疼痛明显减轻，精神也大有好转，于是又连续服用十剂，病基本痊愈。

这个病例的治疗，给了施今墨很大的启发，他通过总结，认为正是协调气血、辨证论治取得的殊效。施今墨逐渐意识到，传统中医的八纲辨证（阴、阳、表、里、虚、实、寒、热）并不足以概括临床的应用。气血是人体的物质基础，脏腑的功能全部依靠气血来通达，人体生理活动与病理变化，无不涉及气血，气血不调则百病丛生。而中医治病要从整体出发，首先从改善整体病变着手，从而改善局部病变。其治疗方法，多在于疏通气血，使气血协调畅达，从而恢复整体的阴阳平衡。

一日，施今墨诊病后，细细思考着气血在中医辨证中的重要性，想到关键处，便伏案奋笔疾书。他这样写道：

"以余之体会，气血在辨证中亦属重要……例如，气管疾病，若早用血分药物，常致发动阴血……若病邪入里，已在血分，而仍用气分药物，常致耗血伤津。由是辨气血在于临床临证方法中亦占重要一席。"

施今墨认为，气血辨证十分重要，应该补充到八纲辨证之中，于是提出"以阴、

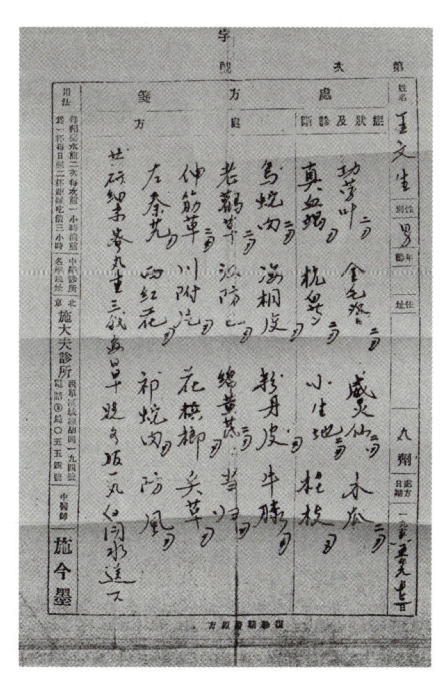

施今墨开的药方

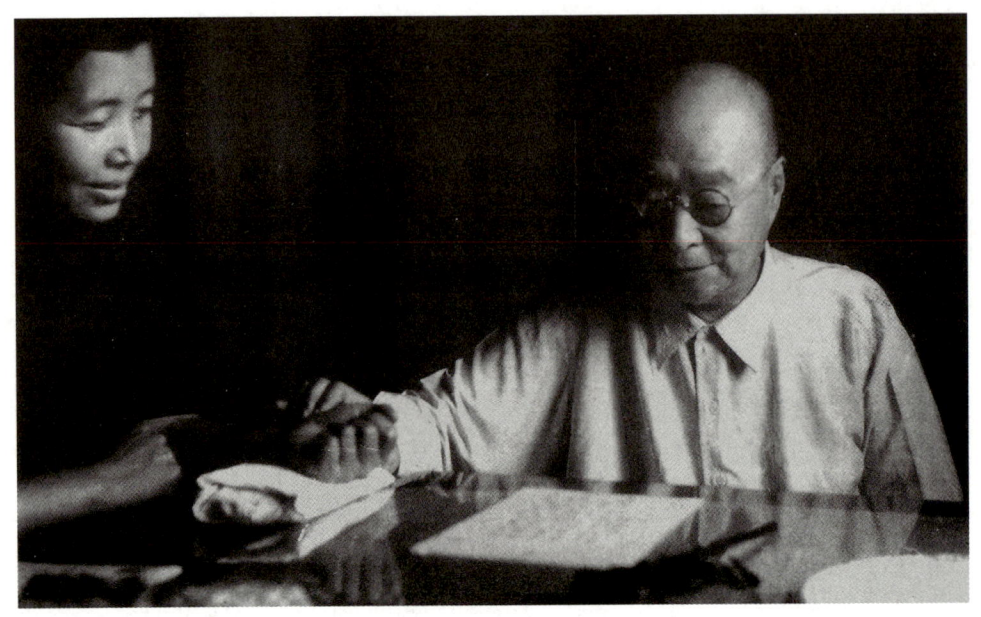

施今墨为患者诊脉

阳为总纲，表、里、虚、实、寒、热、气、血为辨证时之八纲"的十纲辨证理论，这是对八纲辨证法的一大发展。

施今墨在治疗妇科疾病时，尤其注意明辨气血之理。他认为，妇女以血为本，所以调经重在治血，但也有重在治气才可以治愈的例子。一次，一位闭经很长时间的妇女来找施今墨诊病，诉说自己看遍名医，月经依然不能按时而至。施今墨看过她之前用的中药方子后，发现前面几位大夫用遍了通、破、攻、补血等各种方法，均效果不佳。施今墨诊脉后，说道，

"你这个病，是由于情志郁结，气滞血涩所致，只有调其气机，经脉才可通畅，治血不行，我们便改用疏肝行气之法！"

就这样，施今墨改用疏肝行气之法治疗闭经，应手而愈。

十纲辨证充八纲，提纲挈领属阴阳。
气血双运疏肝气，学术振兴谱新章。

第三节 明辨表里 定量定性

施今墨提倡医学革新，但他绝不摒弃传统，他的一贯主张是——师古创新。他曾教导弟子们说："你们不仅要认真学习和继承前人的优秀遗产，更重要的是要拓创新知，建树新法，这是医学前进的正途。"

施今墨在教学过程中，常常以清代吴瑭《温病条辨》一书为例，说明吴氏是在学习了张仲景的《伤寒论》等著作后，吸取了历代医家之长才落笔成书的，也可说是在张仲景《伤寒论》基础上的一大发展，是自清代以来最大的医学革新家，有功于医林。对少数泥古不前的人，施今墨认为，那是违背事物发展规律的。

对历代医家都强调病因是外邪所致的外感热病，施今墨的认识也有独到之处。他认为，不论是外感风热还是温热，不论有没有传染性，必须将外因、内因综合起来看。六淫、疫病之邪皆为外因，若单单只有外因并不都能够致病。例如流行性感冒病毒，传染性强，传播广泛，但流行区域并不是百分百都被传染。又如夏日酷暑，湿热蕴郁，但中暑的人毕竟只是少数。施今墨认为："邪之所凑，其气必虚。"外因只有通过内因才能起作用，若没有内在因素，仅有外邪多不能伤人。

因此，施今墨在治疗外感病时，首先要辨明其表里、虚实、寒热、气血，这样才能层次分明。而且在治疗表证时，不能只知发汗，而要注意清里。尤其在用药的时候，更须注意表里比重，应在"解"和"清"二字上仔细推敲。

在施今墨的书案上，摆放着一本近代名医张锡纯所写的《医学衷中参西录》，张锡纯的学术思想深深影响着施今墨，给了他很大的启发。张锡纯是中西医汇通学派的代表人物之一，中西医之争若水火冰炭时，他撰文论中西医理相通，主张医界不宜作意气之争，亦可见其忠厚至诚，张锡纯处世为学以"志诚"为信条，书屋名"志诚堂"。施今墨对张锡纯的为人、为学极其敬重，尤其对他所提出的"清热、解表"理论稔熟于心，在融合西医定量、定性的基础上，施今墨创造性地提出了"按比例清解表里之说",即"七清三解"(清热药味与解表药味的比例为7∶3)"六清四解""五清五解""三清七解"诸法。在临床中运用这种方法,首先必须明辨"表、里"的比例关系,运用这种理论遣方用药,感冒发热往往只用两三剂药即可治愈。施今墨在此理论基础上创制的"感冒丹",因作用在于调摄阴阳,增强人体抵御疾病能力,疗效显著,行销东南亚乃至欧洲,深受广大华侨的欢迎。

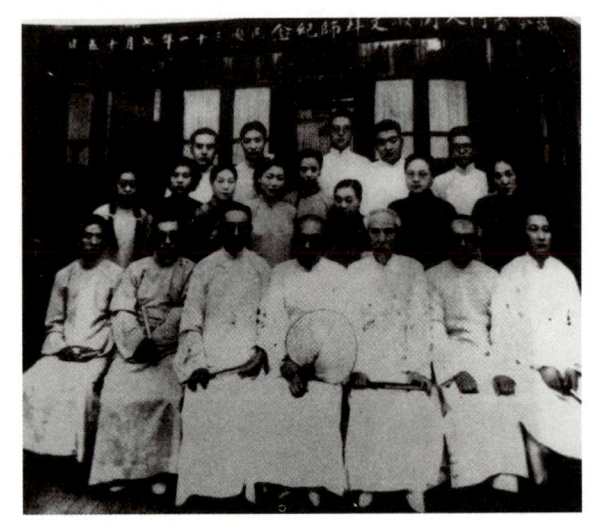

施今墨门人关淑文拜师纪念　二排左起第二人为关淑文

在组方中计算比例,也是施今墨创造的方法。施今墨组方十分精细,每每为病人遣方开药,他都要凝神思考良久,犹如调兵遣将,运筹帷幄,处方中血分药和气分药的比例,解表药和清里药的比例,扶正药和祛邪药的比例,入肝经药和入肾经药的比例,甚至同一个补益方剂中,补心、补肝、补肾、补阴、补阳……每类药各应占多少比例,他都有极为精确的安排。

人们常说中医治病,玄乎其玄,漫无边际,看不见,摸不着。对这种偏见,施今墨认为虽然是外行人的片面之词,却也反映了中医用药在定量、定性方面的不足。施今墨说:

"组方用药,比例恰当,首先在于辨证精确,虽辨证精确,但组方用药不注意君臣佐使的比例安排,疗效就差。两者相辅相成,缺一不可。"

师古创新是正途,明辨表里有密疏。
效法西学定量性,君臣相佐沉疴除。

第四节 温补厚肠　重视后天之本

施今墨崇尚脾胃学说，重视后天之本。他认为脾胃为后天之本，气血生化之源，脾胃之气的升清降浊是人体气化功能的枢纽。而肾是先天之本，系五脏之精气，为元阴元阳之寓。所以，脾肾发生病变必然波及其他脏器。因此，重视脾肾的调理，就是治其根本。在临床上，施今墨经常运用肺损补脾、肝损补肾的方法，体现了未病先防、五脏相关的学术思想。

在治疗各种虚劳病时，施今墨主张先从后天着眼，从调治脾、肾入手。不管病情如何错综复杂，先将患者的饮食和睡眠调整好，治病就理出了头绪；接下来，再针对主要病因加以调治，数法并用，多能获得显著疗效。

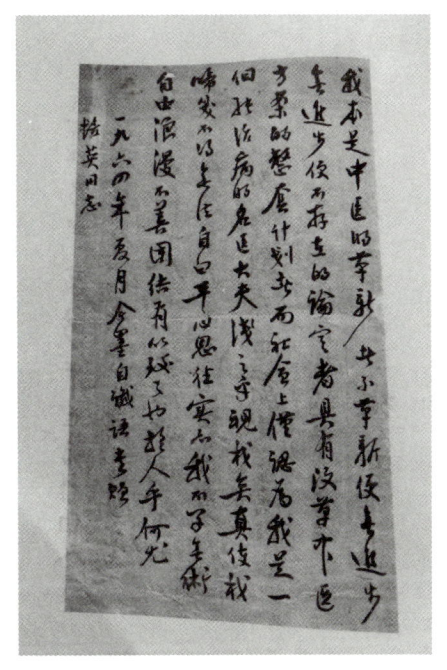

施今墨手稿

在临床治疗中，施今墨仔细观察肠胃病的发病规律，根据"太阴湿土，得阳始运，阳明燥土，得阴自安"及"脾宜升则健，胃宜降则和"的脾胃生理特点，归纳出"温、清、补、消、通、泻、涩、降、和、生"十种治疗脾胃病的方法：寒宜温，热宜清，虚宜补，实宜消，痛宜通，腑实宜泻，肠滑宜涩，呕逆宜降，嘈杂宜和，津枯宜生。以上十种方法，旨在察其阴阳，灵机应变。

施今墨曾经治疗过一位"过敏性结肠炎"患者，这个病人多年来大便不成形，看过多位中医大夫，都是用参苓白术健脾，附子理中温中，半夏泻心和肠胃，赤石脂、禹余粮固涩，四神丸补肾，但疗效不佳。患者告诉施今墨，吃了这些药，病情虽然有所好转，但只要一停药，喝口温水，或者吃片水果，又腹泻如初。施今墨仔细诊脉辨证后，仍采用温脾固肠之法，用附子、白术、赤石脂、禹余粮、茯苓、苡仁、木香等药，加海参1条，炖烂后加入天生磺5g，研成细末服下。患者服用十多副药后，十几年腹泻的宿疾竟然未再复发，这采用的就是温补厚肠之法。

施今墨在治疗糖尿病方面亦有独创之处。糖尿病，古人称为消渴症，其病机为火热伤阴或阴虚内热，也有从肾虚论治。因此，历代医家治疗糖尿病多以滋阴降火或温肾为主。而施今墨认为，脾主运化，血糖升高是运化受阻所致，因此提出了健脾益气活血治疗糖尿病的新思路。他说：

"脾者喜燥恶湿，治糖尿病时如一味应用甘寒、苦寒，滋阴泻火，常使脾功能受损，中焦不运，造成气虚更趋严重，病情迁延不愈。肾为先天之本，脾为后天之本，滋肾阴以降妄炎之火，补脾气以助运化之功，水升火降，中焦渐旺，气复阴回，糖代谢即可恢复正常。故糖尿病治疗中，健脾补气，实为关键。"

施今墨将糖尿病辨为九个不同证型，强调在糖尿病的治疗中，健脾补气实为关键。

施今墨临证常辨病与辨证相结合，即以病分证，循病求方，病证结合，处方用药不落俗套，既能用常规，又善于出奇制胜。如用绿豆汤治疗消渴症，绿豆芽配大豆卷治疗黄疸，五倍子治疗蛋白尿、自汗和白带过多，血余炭治疗尿结石及痢疾，连红皮花生米治疗尿蛋白、紫癜或下乳汁，黑芥穗治疗产褥热，麝香、樟脑伍乳香治疗阳痿及男女性欲冷淡，海浮石佐鱼枕骨治疗癃闭等，每每用药独出心裁，出奇制胜，获得了很好的临床效果。

脾胃为本重后天，十法应变巧调弦。
循病求方证型辨，出奇制胜须臾间。

第五节　施门巧用　唯物辩证法

施今墨的学生祝谌予在随师侍诊中，发现了一个特别有趣的现象：老师在处方中经常给病人使用"对药"，比如，在使用清热解毒的药时，用豆豉配伍山栀、芥穗，薄荷配伍银花、连翘，麻黄配伍石膏，黄芩配伍芥穗等。祝谌予见老师临床使用对药得心应手，便私下留心收集，一边随诊，一边记录，跟师几年下来，总共整理出了 100 多对药。一次，祝谌予将自己悉心整理的"施氏对药"拿给老师看，并虚心向老师请教其中的奥义。施今墨见祝谌予是个有心之人，便把自己多年来阅读古医书时的心得讲给他听：

"我在阅读古方时，发现古方中有许多起关键作用的药物，往往都是成对出现的，或一寒一热，或一升一降，或一气一血，或一散一收……有的互相配合，增强疗效；有的互相制约，防止偏胜……"

施今墨故意将语速放缓，引导祝谌予思考。祝谌予听到此处，似有所悟，说道：

"老师，这非常符合中医'阴平阳秘''以平为期'的原则，能够起到正反双向调节的作用。"

施今墨听罢，面带喜色，拍着祝谌予的肩膀说：

"谌予啊，你悟性甚佳，确是可造之材！"

施今墨在多年临床实践中发现，很多药味，用得少而精，反而药效显著。于是，他一边翻阅古籍，一边实践应用，把一对对药味积累起来，逐渐形成了自己的用药特点。有的根据药性一寒一热、一升一降配在一起，有的根据四气五味一气一血、一表一里相配伍，有的则是一阴一阳、一消一补、一脏一腑……巧妙配合，相得益彰。

一次，祝谌予在随诊抄方时，发现老师用苍术治疗糖尿病，百思不得其解，事后向施今墨求教道：

"老师，苍术本是燥湿健脾之药，用于伤阴之证的糖尿病，不是等于火上浇油、雪上加霜吗？"

施今墨指着方子上的另一味药说道：

"苍术燥湿，但可益脾阴，而玄参滋阴润燥，两味药相互配合，既可制苍术的偏燥，又可发挥它益脾的功效，岂不是相得益彰。"

祝谌予听后频频点头，对老师运筹帷幄、用药如神的医术钦佩不已。

又一次，祝谌予在翻阅古医书时发现，清代温病学家叶天士用晚蚕砂配伍皂角子来降胃浊，吴鞠通则用其来宣清导浊，而施今墨却在前人基础上充分发挥变通，临证用之甚广，上可治头晕，中可消脘满，下可通润大便，不禁对老师善阐发前人微意、融会贯通之巧思，佩服得五体投地。

施今墨巧妙运用对药之功，得益于他多年来对中药学、方剂学的深入研究，对中药的药性、药理稔熟于心，了解得十分透彻。大量对药的成功运用，犹如韩信点兵，两两相配，更加突显了其药方的华贵之气，被世人誉为"施氏对药"，堪称祖国医学殿堂中难得一见的艺术珍品。

后来，祝谌予潜心书案，将施今墨擅用对药的特点收集整理成册，编撰出版《施今墨对药》一书。师徒如父子，笔墨亦深情，捧着这本凝结师徒二人多年心血的医案撰著，施今墨动情地说：

"谌予，你这些年潜心中医事业，到如今还是一个人，也该成个家了……你只跟我学中医，是一条腿走路，你应该两条腿走路，到西方、日本去学医。"

后来，在施今墨的撮合下，祝谌予与施今墨的长女施越华喜结连理，成为一对令人艳羡的中医伉俪。施今墨把女儿、女

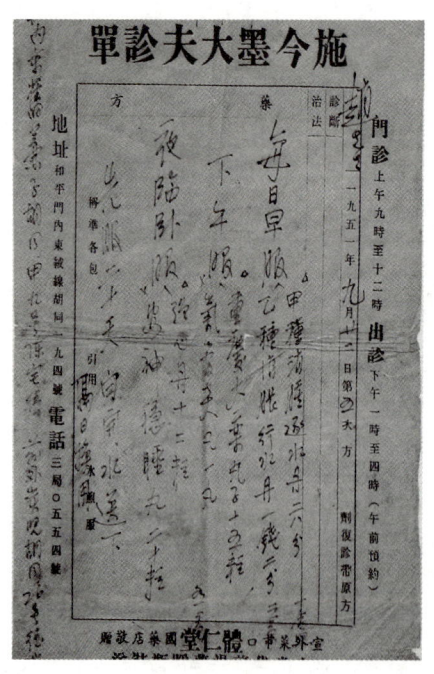

施今墨开的诊单

婿双双送到日本留学,祝谌予从日本金泽医科大学毕业后,回国继续跟随老师出诊,并且在临床中多有创新,创土茯苓配伍蚤休、甘草配伍蒲公英、葛根配伍丹参、羌活配伍菊花等30余对对药。关于祝谌予与施今墨的师徒情缘,后面的章节中将详细记述。

此外,施门弟子李介鸣、吕景山也发扬"施氏对药"的创新精神,创有延胡索配伍冰片、酸枣仁配伍夜交藤、桑白皮配伍地骨皮等对药。《施今墨对药》一书出版时,施门弟子云集堂前,俨然一幅"桃李不言,下自成蹊"的文人雅卷,对对药的药理作用,施今墨这样阐述道:

"对药作用,即唯物辩证法中相互依赖、相互制约的实践,非相生相克之谓。"

璧人成双药成对,味精效著堪华美。

施门桃李多创举,蹊下不言自章回。

第六节　五个方子　献礼新中国成立十周年

20世纪50年代,施今墨在一篇未发表过的论述中,曾开有一纸抗老防衰处方:

1. 黄芪、枸杞、桑椹、茯神、芡实,各20份;
2. 党参、黄精、首乌、黑豆、五味子、玉竹、紫河车、葡萄干、白术、大生地、菟丝子,各10份;
3. 大熟地、麦冬、莲子、山萸肉、炙甘草、怀山药、柏子仁、龙眼肉、丹参,各5份;
4. 乌梅2份。

上药每份以钱为单位，酌量研末和蜜为丸，每服三钱，早晚长期服用，具有补固神气精血、保护脏腑之功。

1959年4月，施今墨给冉雪峰老先生写了一封长信，信中附了五张方子以求冉老校正。1959年是新中国成立十周年，这一年在中医界是不寻常的一年。备受民国政府摧残的中医界人士，纷纷为祖国十周年庆典献礼，很多宝贵的医疗经验在这一年出版面世。如张菊人的《菊人医话》，冉雪峰的《冉雪峰医案》，还有各地争献的秘方。这五张方子便是施今墨先生献给祖国的一份礼物。施先生组方的初衷是"变事后医疗为事先保健预防，变衰退为强壮，变老年为童年，使每一个热爱社会主义、共产主义的中国人民，使每一个为社会主义事业而愉快劳动的中国人民，既能各尽其能，又能各尽其寿"。

在这封长信中，施今墨先生的博学深思和仁心济世得到充分的体现。通过对历代典籍的分析，施今墨先生指出古代的延年益寿"未由本源入手，又未充分储备生活新力，只知节流，不重开源"。施先生所要造福的对象是普天黎民，不是达官贵人，其云："本方制出正方两套，药味繁多，且有珍贵之品，盖欲其速效力钜，不得不尔，单非一般群众财力所能负担，难于普及。"为了使普通百姓也可益寿延年，施今墨又据学识经验，"另拟副方二则应用，虽不能如正方药力之强，仅属具体而微，常服久服，亦可全身远病"。

在解决了普通百姓的财力问题之后，施先生仍不忘考虑人事问题，"倘有人事纷颐，时间匆促，无暇累制及所作更张，开始即单服此一简化合剂，不另服其他正方或副方"。《黄帝内经》认为，若要成为大医，需要"上知天文，下知地理，中傍人事"，而施今墨先生一一具备，所以能成为名医，也不足为奇了。

施今墨先生锐意进取，时时刻刻关注着祖国科学事业的发展，为医治学，严谨求实，总是能站在时代的前沿，用发展的眼光看待事物。他曾对自己的学生说："人但知我为名医，不知我实为改革家。"在长信的末尾，施先生仍不忘寄希望于未来："无论何种事业，在少数人初创时，必定思虑不周，挂漏百出，经过集体群众一再研究,几经改进,方能渐臻完美,医药何独不然。今墨不揣固陋,草订上列各方。略陈'愚者千虑一得'之见,藉供研究开端。是否具有效验,还待将来事实证明"。

1981年,在北京同仁堂发生了这样历史性的一幕:施今墨老先生的嗣子施小墨,将施今墨先生生前创制的抗衰老药方献给同仁堂医药总公司。随后,北京同仁堂药厂于1984年开始临床验证,1985年开始生产,1986年,具有补固元气和保护脏腑功能的中药丸剂——抗老延年丸、防衰益寿丸正式研制成功,其显著的疗效受到社会一致好评。一位曾经卧床三年的七十八岁老人,以他的亲身感受现身说法,服药一段时间后,竟然可以自己上下楼。而施今墨创制抗衰老药的经过,还要从更早的时候说起。

施今墨的一生,历经晚清、民国、近代到新中国成立几个历史时期,亲身经历过旧社会的黑暗时日,亲眼目睹过军阀混战中的离乱与疾苦;幼时母亲多病,他立志随舅父李可亭学医,对生活在底层的百姓更是寄予了深切的医者仁心。多年以来,施今墨一直在思考一个问题,如何发挥祖国中医药最大的力量强国民之体,抗老强身,真正像中国最古老的医学经典《黄帝内经》中所说:"上古之人,春秋皆度百岁而动作不衰……"

每每翻读古医书,读着华佗"年且百岁,而犹有壮容"、孙思邈"年在百岁能上能下……视听不衰,神采甚茂"的辞句,施今墨都在凝神思考:长寿不仅是人们美好的愿望,寿满百龄,更应是人们应得的天年,未满百岁而死,都应该说是夭折短命。尤其在新中国成立后,百姓们脱离了旧社会的阶级压迫,逐渐远离了啼饥号、互相仇视和残害的生活,在具备了一定条件的社会基础下,如果再得到应有的医学保健,那么,延年益寿绝非难事。施今墨已经深切地意识到,一切抗老强身的方法,必须在新的社会制度——社会主义社会才能实现。

于是,他从20世纪50年代起,便开始了对抗衰老和养生保健的研究。在1959年全国政协三届一次会议上,施今墨向毛主席、各位中央委员,以及全国医药工作战线的同志们,作了名为《关于抗老强身的科学依据、社会基础和医疗方案》的发言，他掷地有声地说：

"我们提出的抗老强身，绝不是幻想长生不老，因为有生必有死，企图长生不老，是违反新陈代谢的客观规律。所以历史上只有长生不老的神话，绝无长生不老的真人。我们也绝不相信宿命论，说什么：人类寿命长短各有命定。我们提出抗老强身，是从科学论证人类在一般良好的生活环境和保健条件下，都可以得到百年以上的长寿……"

施今墨还引用了中国变法维新代表人物康有为在其所著《大同书》中的一段话，大意为："到了大同世界，由于社会进化、医药进化、人类生活保健条件随之改善，每人最少都要活到一两百岁……"对康有为当年提出的大胆设想，施今墨满怀信心，因为他看到了新时代的曙光与希望，切身感受到了新中国成立后社会主义制度的优越性。凡事喜欢运用唯物辩证法的施今墨，从中感悟到中医人责无旁贷的使命与责任，为中医药抗老强身指出了新的方向，施今墨充满激情地说：

"当前我国六亿人民，在英明伟大的中国共产党和毛主席的领导下，正以英雄的步伐向着社会主义的道路前进……六亿人民，首先在粮食增产方面，找到了规律。找到了这个规律，就相应地找到了改变整个社会面貌和劳动者自身面貌的规律。这就自然地对医药卫生战线提出了一个新的要求：变事后医疗为事先保健预防，变衰退为强壮，……使每一个热爱社会主义、共产主义的中国人民，使每一个为社会主义事业而愉快劳动的中国人民，既能各尽其能，又能各尽其寿，这个艰巨而光荣的任务，就不能不落到全国医药卫生工作者的身上！"

作为跨越新、旧两个时代的国医人，施今墨的一番陈词可谓发人深省，他谦逊而富有使命感地说道：

"新中国成立十年以来，全国医药卫生工作者，特别是中医药工作者，在党和毛主席的爱护和指导下，不断发挥潜力，在医疗和保健方面，都获得了卓越的成就，但比起新中国成立以来农业战线上的大丰收，还远远不如。……为什么作为高级物质发展起来的人，作为社会主义时代的新人，关于自身的生命，不能找到改造、变化、不断跃进、返青的规律。问题就在敢不敢、能不能采取积极有效的办法和措施。"

……

施今墨还提到，在20世纪50年代，国外的医药界也在研究返老还童的方法，他们普遍采取的是注射针剂，而且中国也有不少西医在试用。施今墨认为，这种药针和古代养生家服用松脂、芡实、柏叶等药物，都属于消极封闭的做法。所谓封闭，仅仅能使新陈代谢的作用暂时停止，就好比无本之木，无源之水，终有一天会干涸枯竭。只有掌握运用新陈代谢的客观规律，采取积极的措施，培养新的壮盛的机能，以代替旧的衰老的机能，才能达到延年益寿的效果。

当年，施今墨作为力挽狂澜、拯救中医存亡续绝的代表人物，曾为汪精卫的岳母治好了病，汪精卫特意手书荀子的"美意延年"四字相赠，每每望着这四个字，施今墨都在想，所谓"美意延年"，一定要在社会主义制度下，人人都过着丰衣足食、愉快劳动、愉快学习和生活的社会条件下才能实现。但是，阴阳寒暑的失调，起居饮食的失节，各种有害细菌的侵蚀，都在损害着人们的身体，人类仍须继续与各种自然灾害和疾病作斗争，所以，要想达到理想中的"各尽其能，各尽其寿"，仍须借助于医药卫生工作的提高。而中医中药，正是千百代劳动人民长期与各种天灾疾病斗争的丰硕成果。施今墨严肃而认真地指出，中药品目繁多，必须审慎选择，灵活运用，像秦汉以来那些以金石矿物，烧炼成丹，企图以吞服此类药物达到长生不老的方式，是非常不科学的，历代皇帝吞食所谓仙丹而死的，史不绝书，这类药品燥烈异常，绝非血肉脏腑所能融化，在新的时代，绝不能再以人的身体作尝试，让这种悲剧重演。

接下来，施今墨提出了自己对抗老强身的意见建议：

"抗老返青，必须采取如农业增产不断积肥追肥的方式，补养自身新生的机能，主要在补固精气，保护脏腑。只要精气不散，脏腑不损，天年未尽，便无死理；即便生机已尽，也可无病而逝……"

经过长时间的临床应用研究，施今墨创制出了五个抗衰老的保健药方，其中补固精气的正副药方各一，保护脏腑的正副药方各一，还有为了便利广大人民服用制成的综合简化药方一个。当时，正逢中华人民共和国成立十周年前夕，施今墨准备把这五个药方作为庆祝国庆十周年的献礼，献给祖国和人民。已经八十高龄的施今墨，饱含深情地说道：

"我亲身经历过旧社会的黑暗时日，年近八十，神志幸未全衰。但吾生有涯，不可不念。我已盼到了新生的祖国，我热爱祖国两千多年的丰富遗产，热爱祖国向社会主义跃进的今天，憧憬祖国向共产主义过渡的明天，更珍视与吾同逢盛世的全国卫药卫生工作者在医疗、保健方面已经获得的成绩，加上我渺小的一身几十年来临床的微末经验，更小心谨慎地斟酌了我们前人获有成效的各种秘方，从前人已经取得的封闭作用，再提高到积极追肥，培养新生机能，发展新的更壮盛的有生力量……"

六十二年前那一场慷慨陈词的发言，一个年近八十岁的老人，饱含着对新中国，对六亿中国人民，对中医药事业的碧血丹心，将自己倾尽毕生心血创制的五个抗衰老药方，献给了他心心所念的祖国和人民。1959年至1964年间，施今墨本人以及一些文化名人，如何香凝、朱蕴山、冯友兰等都服用过他创制的抗衰老药，收到了很好的效果；如今，施今墨创制的"抗老延年丸""防衰益寿丸"等抗衰老药已被同仁堂开发生产成"御品"上市，继续为中国人民的抗衰强身事业保驾护航。

时代在变，但中医人那份对祖国医药事业、对国民健康事业的责任担当，始终没有改变。抚今追昔，一场突如其来的疫情，再次考验了中医人的睿智与勇气，中医药再次在关键时刻起到力挽狂澜的作用，而我们，仿佛又听见那位奋战在祖国医药卫生战线上的耄耋老兵，慷慨陈词的铮铮言语……

六亿神州展精神，抗老强身铸国魂。
大疫当前步未止，铮铮陈词犹可闻。

第三部分 | 临证·创新·传承

第七节 探索中西医结合之途

在施今墨的办公桌上，除了堆放着一摞摞泛黄的古籍医书，还有听诊器、体温表、血压计……对此，有一些保守派老中医曾经略带嘲讽地问他：

"施今墨，你一个中医大夫用这些'洋玩意儿'，是不是不中不西、非驴非马？"

对这种质疑的声音，施今墨并不急于反驳，他依然经年累月埋首于自己认为正确的事业：1920年，他在北京和平门内西养马营创设中医医院，率先使用西医诊疗仪器，辅助中医辨证；1922年，他在马峰桥创设中医疗养院，设病床二十余张，创我国最早设置中医病房的先例；1924年，他在自己的中医诊所设立了化验室，开中医界独树一帜之先河……所有这些，都是为了实现自己心中的一个目标——中西医结合。

早在20世纪20年代，施今墨就提出了中西医结合的方针——中医科学化、中药工业化，他倡导中西医互相学习，取长补短，在自己丰富的中医临床经验基础上，广泛涉猎西医的诊断学、生理解剖学、药理学等，不断探讨借助西医理论来研究中医理论。对外界纷纷扰扰的质疑之声，施今墨淡然而笃定地说：

"中医积累千年之经验，必须与西洋医学相结合，始能究其真理。"

施今墨一生致力于中医的发展与创新。他认为，中医学是在观察总结宏观变化的基础上发展起来的一门科学。由于受历史条件限制，中医只能依靠直觉的感官，运用望、闻、问、切的方法进行诊断。而到了近代，自然科学技术得到了迅猛的发展，中医应借助先进的科学技术，对自身进行改革。比如说，当治疗一个肺结核病人时，虽然退了低烧，止住了咳嗽，还不等于全部治愈，此时，中医只凭借三个手指、两只眼睛，无法判断结核病灶是消失还是扩散，如果同时利用X光的摄片、化验室的生物指标检查，就可以进一步揭示肺部病灶的转归，找到具体的治疗方向。这样，既有具体临床内容，又有科学根据，融贯中西两套本领把病人治好。施今墨明确地指出：

"吾以为中医之改进方法,舍借用西医之生理、病理以相互佐证,实无别途。"

在施今墨的诊室里,时常可以看到一些金发碧眼的洋大夫,施今墨采中西医之长,不为门户所限,他真诚地与外国医生们交朋友,还去参观他们的医疗设施,观摩他们的解剖,与他们坐在一起探讨中西医的长短利弊,各抒己见,谈笑风生,丝毫没有名医的架子和门户之见。

一位外国医生在谈到"西学东渐"时,自以为西医的传入对中国贡献很大,颇有些洋洋自得地说:

"中医是旧时代的事物,就像你们中国旧社会缠小脚的女人,落后就要被淘汰,你们的望、闻、问、切早就过时了,迟早要被我们西医先进的设备取代。"

施今墨的一位学生愤愤不平地反驳道:

"中国医学,古奥玄深,寿世保民,几千年的悠久历史,岂是你们这些'洋大夫'能够弄明白的!"

施今墨见此情形,一面安抚自己的学生,一面对外国医生徐徐言道:

"学问之道本无止境,去短取长,学者本色。当此科学发达之秋,自应舍去吾国医学陈陈相因之说奥理,而走向科学化一途。近年来,西学东渐,西医亦输入我国……吾人研究学术,应将畛域之见去除,无论中医西医,其理论正确疗效有效者,皆信任之;反之,摒弃不可用人。"

施今墨将外国医生和学生的手拉在一起,真诚而宽容地说:

"学术无国界而各有所长,在我这里,中西医是朋友,没有门户之见。"

施今墨如此宽厚的医者胸怀和鞭辟入里的真知灼见,令外国医生大为叹服,从此对中医刮目相看。

为了摸索中西医结合的途径,施今墨曾经创办中西医公社,为了探讨中药剂型改良,他还创办了药剂房,试制各种合剂、浸膏、酊剂、片剂。一次,当年毕业于华北国医学院的孟昭威去施今墨家中看望,两人回忆起当年的峥嵘岁月,施今墨颇为感慨:

"昭威啊,你是哪年从国医学院毕业的?"

"施老师，我是1946年毕业，当时才十九岁。"

听说孟昭威毕业后留学日本，回国后从事西医临床与教学，尤其对中西医药理实验有所建树后，施今墨高兴地说：

"昭威，我正需要你这样有思想、有见地的帮手。我想，我们发起创办一个中国医药学会，借鉴西药剂型，改进中药剂型。我们还要组织举办中医学术研究报告会，创办学术刊物，促进中医教育事业的发展！"

说着，施今墨自己也兴奋了起来，他就像一个率真的孩子一样，跑回屋里翻出犀角、羚羊角、藏红花，又把次女施越秀叫到身边说：

"越秀的大学毕业论文就是研究中药药理，她姐姐越华在日本留学时也是研究药物学的。我看，你们就一起做药理实验吧。"

"太好了，老师，这也是我的想法。"

从此，施今墨的家变成了实验室，养起了兔子、老鼠，他经常和女儿一起埋首实验，一做就是一整天。看到这样一位有威望的名医，如此热爱医学事业，孟昭威委实被他身上的赤子之心深深感动。

中医改革志弥坚，西为中用发谏言。
赤子心怀如朗月，科学为伍试验田。

第八节　中医辨证　西医辨病

施今墨对自己做的事业有着清晰的定位，他曾在一篇随笔中这样写道：

"我本是中医的革新者，不革新便无进步，无进步便不存在论定者，具有改革中医方案的整套计划者。而社会上仅认为我是一个能治病的名医大夫，浅之乎视我矣。"

施今墨不仅是中医存亡的捍卫者，更是中医改革、创新道路上的开拓者。当年，一场沸沸扬扬的《废止中医案》牵动了多少国医人的心弦，二十余年来，与西学派代表余云岫唇枪舌辩的场景，始终萦绕在施今墨脑海间。他日日夜夜思考着中医发展的未来，如何在革新的道路上与西医取长补短，融会贯通，他更没有忘记，当年自己与余云岫拱手而别时的铮铮言辞——有朝一日，要让祖国中医真正在西医面前挺直腰杆，真正强大起来。

可能有人会问，当年与施今墨针锋相对的余云岫，后来在医学方面有何建树？多年来，余云岫在上海开业行医，一直致力于学术理论研究。新中国成立后，亦努力阅读马列主义书籍，开始重新审视中医。1950年，余云岫任全国第一届卫生会议筹备委员会华东分会委员，并被聘为全国第一届卫生会议特邀代表。1951年，任上海市人民政府文化教育委员会委员，卫生部中华人民共和国药典编纂委员会特邀委员，中华医学会理事。1952年任上海市卫生局成药审查委员会委员。1953年任上海市新成区第四联合诊所所长。1954年，七十五岁的余云岫病逝于同济医院，遵照其遗嘱，将遗体交医学院作病理解剖用。

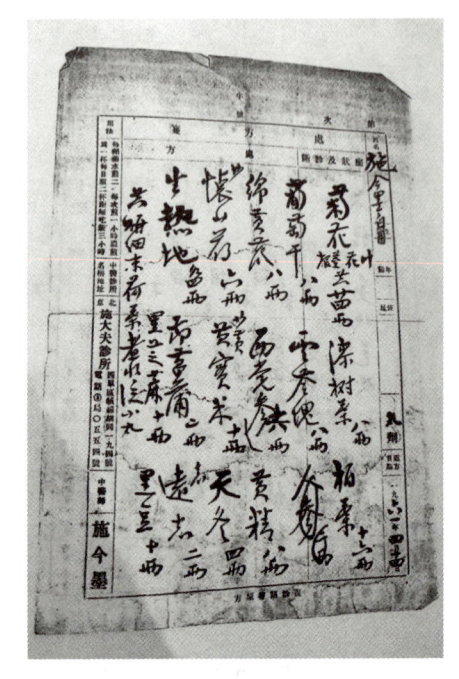

施今墨开的药方

在施今墨心底，一直藏着一个遗憾：他多么希望，自己能够再与当年针锋相对的"敌人"重逢，再与余云岫就中西医见仁见智的学术思想一辩高下，他更希望，两个历经沧桑、鬓发斑白的老者，能够拉着彼此的手，站在中西医团结的战线上，相视一笑泯恩仇……然而，自二十年前一别，施今墨再也没有与余云岫见面，他把心底的遗憾化作了中医改革的动力，在中西医结合的道路上上下求索，真正践行了当年的誓言。

在为华北国医学院编写教材时，施今墨就大胆地提出了中西医病名统一的主张。他认为，中医病名较为繁杂，不利于中医的标准化和规范化，于是打破传统，率先在中医学领域使用了西医病名。

1940年出版的《祝选施今墨医案》一书《凡例》中说："本书按西医规律化之分门别类以便检查。"全书共分为传染系、呼吸系、神经系、消化系、泌尿系、生殖系、血液及物质代谢系、运动系、杂病、妇科十章，每一章中的病名均以当时的西医疾病命名。例如，呼吸系中有急性气管炎、急性肺炎、肋膜炎、肺脓疡等。该书出现了以现代医学疾病命名、以中医辨证论证治疗的病例，创前人未有之先例。

在临床上，施今墨尝试用中西医结合方法诊断疾病。他认为疾病诊断越明确，在治疗上越有把握。他精通中医四诊，仍推崇应用现代科学仪器明确诊断。例如，治疗急性肾炎，退热，消水肿对中医来说并非难事，但这些症状消除并不能认为是痊愈，如用仪器检查，明确蛋白尿及尿中血细胞是否消失，若未消失，即可开方消除尿蛋白、血细胞，这就提高了中医治疗水平。不仅如此，施今墨已经开始用西医诊断方法进行鉴别诊断。

施今墨在治疗疾病时，以使用中药为主，但必要时亦劝病人用西药，如静脉输液、肌肉注射西药等。他主张只要对病人有利，中药、西药都可以使用。

施今墨认为，运用中医学理论以西医学疾病分类学为纲，总结西医各种疾病的证候规律和特点，是临床中西医汇通的一条值得探索的途径。这种方法，既可以保持和发扬中医特色，又可促进中医的规范化和中西医汇通，沿此方向不断努力，逐步总结出西医学中每一种疾病的证候规律特点，中西医之间的共同语言就会越来越多，编辑中西医通用标准用书的目的才能实现。

施今墨临证常参考西医的诊断，对西医诊断的某种病，他则根据这种病临床最常见的症状和体征，运用中医的理论和方法，归纳主证和主方，在辨病（西医学疾病）的基础上，再针对每个病人的具体情况辨证施治。其主要有三个步骤：

一是以病分证。以西医学疾病分类学为纲，根据各自疾病的临床表现，运用中医理论，总结出疾病的主证作为西医学某种病的证候提纲；二是循病求方。在以病分证的基础上，根据这种病的主证，拟定出治疗的主方；三是病证结合。在临床上遇到患有这种疾病的病人，要结合每个病人的具体情况进行辨证，对主方进行补充或修正，做到病证结合。如西医诊断为某种肿瘤时，中医辨证为气虚血瘀，那么就在补气活血药中加入软坚消肿等药，并根据西医检查出的肿瘤部位和中药归经的特点来筛选药物，组织处方，颇见实效。他的医案中常附有中西医两说，中西并举，融会贯通。

施今墨运用这种辨病与辨证相结合的方法，不断探索西医学中各种疾病的中医治疗规律。经过长期的临床实践，他对西医学中的一些常见病，如高血压、支气管炎、糖尿病、肾结石、胃溃疡、肝硬化等，在找出主方的基础上，进一步总结发展为治疗这些疾病的验方，并将其中有卓效者制成成药，而且此成药直接采其所治疗的病名命名，如气管炎丸、神经衰弱丸、胃病丹、感冒丹、强心丸、高血压速降丸、皮肤病血毒丸等。施今墨开创了以西医病名命名中成药的先河，现在许多中成药的命名都采用这种方法。

用中医辨证的方法治疗西医明确的疾病，中医辨证，西医辨病，这不能不说是施门学术思想极具创造性、开拓性的精髓所在。施今墨用他的所思所行，用他难以企及的学术思想高度，向世人证明了中医博大精深的价值，为祖国医学打了一场漂亮的翻身仗！我想，漫漫长夜，当施今墨回忆起二十余年前与余云岫激烈辩驳的一幕时，他亦会在心底默默地说：

"余先生，你我一别，再未重逢，愿你看到中西医携手共进之今日，亦可与我冰释前嫌！"

…………

漫卷风云二十年，见仁见智未了缘。
梦里相逢前嫌释，恩怨都作故纸言。

第三部分 | 临证·创新·传承

第九节　在毛泽东思想的指引下建言献策

施今墨追求的目标，绝不仅仅是成为一代名医，他更关心的是中医这一民族文化瑰宝的振兴和发展。他认为要振兴中医、振兴学术，复古保守、因循守旧是不可取的，只有吸取西方医学的精华改革中医，中医才能焕发新的生命力。施今墨学术思想的核心，是创立既继承中国传统医学的优点，又充分吸收现代医学和现代科学技术的中国新医学。他的这种观点，既符合马克思唯物主义辩证法，又与毛主席提出的中西医结合思想不谋而合。

在研究对象上，中医关注整体状态下的人，西医研究机体的结构和功能，从研究方法上，中医重系统，西医重还原。毛主席在肯定中医理论科学性的同时，又指出了其理论表述上的缺陷，为中医的改进指明了方向；此外，毛主席还指出了西医在科学技术上的先进性，同时也指出了其在医学理论方面的先天不足，这就为中西医结合指明了必要性和可行性，这就是毛主席医学思想的伟大之处。

毛主席倡导的中西医结合思想，正是施今墨一辈子为之奋斗的方向。在创办华北国医学院时，他坚持中西医课程兼授，尽管曾经遭到中医保守派的质疑与反对，但施今墨从未动摇过自己的目标。1949年新中国成立，中医迎来了新的曙光。毛主席在1950年8月第一届全国卫生会议上题词：

"团结新老中西各部分医药卫

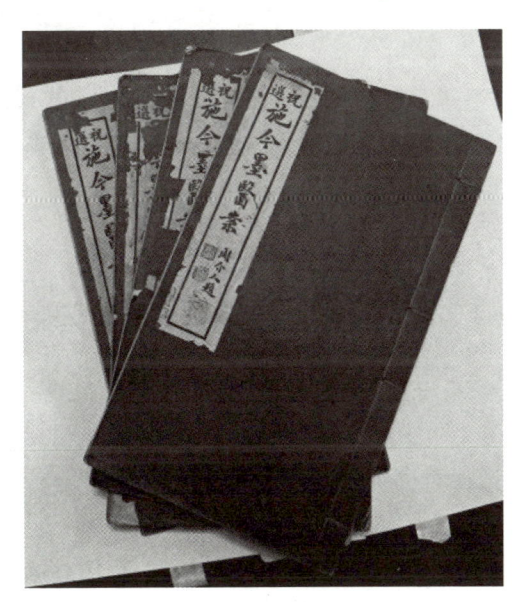

施今墨医案

生人员，组成巩固的统一战线，为开展伟大的人民卫生工作而奋斗。"

1954年，主席发出"西医学习中医"的号召，明确指出：

"学习西医的人，其中一部分又要学习中医，以便运用近代科学的知识和方法来整理和研究我国旧有的中医中药，以便使中医中药的知识和西医西药的知识结合起来，创造中国统一的新医学新医药。"

1958年10月11日，毛主席在《关于组织"西医学中医"离职学习班的总结报告》中批示：

"中国医药学是一个伟大的宝库，应当努力发掘，整理，提高。"

"我认为中国对世界上的大贡献，中医是其中的一项。中医是在农业、手工业的基础上发展起来的。西医是在近代工业基础上发展起来的。中医宝贵的经验必须加以继承和发扬，对其不合理的部分要去掉。西医也有不正确的地方，也有机械唯物论。将来发展只有一个医，应该是唯物辩证法作指导的一个医。"

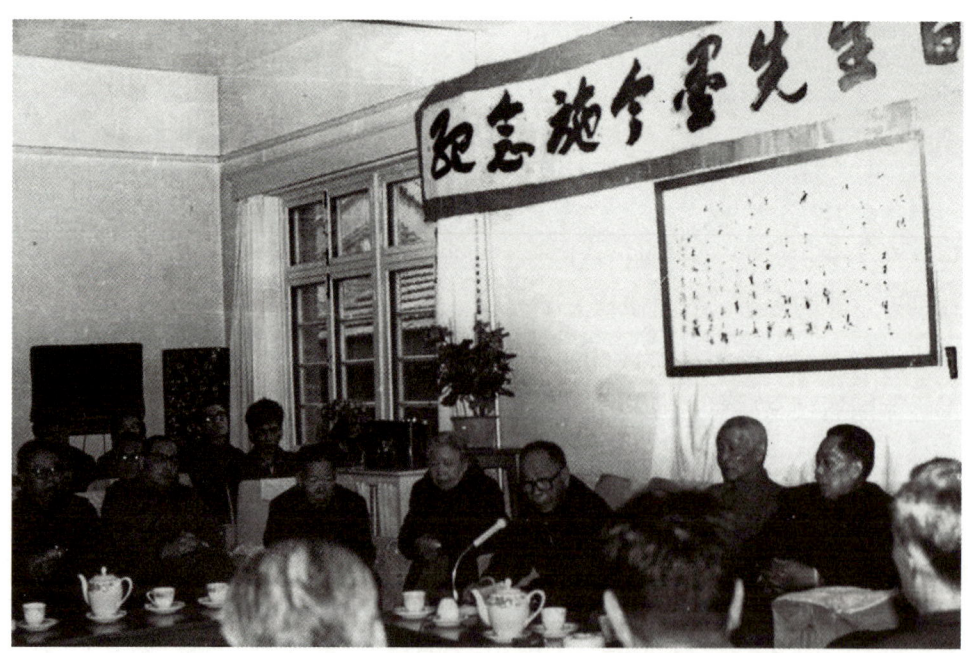

1981年施今墨百年诞辰纪念座谈会

有了毛泽东思想的指引，施今墨更加坚定了自己当初认定的方向，他为毛主席卓绝的医学思想而震撼，更为自己赶上这样一个新时代而庆幸，充满了振兴中医事业的动力。

在毛泽东思想的指引下，施今墨全身心地投入到中医改革的探索中。他主张借助现代科学技术，从中医的标准化、规范化入手，进行中医改革。他提出：

"复兴中医有三大重点：即编书、办医院、开学校三位一体之事是也。盖编书是保存过去经验，办医院为应用现代经验，开学校为推广未来经验。三者不备而言复兴中医，是犹工厂投资不足，原料机械人工缺一任何条件，希欲获得优美之货色，能乎不能？"

在1954年召开的医学高等教育会议上，施今墨对振兴中医的三大重点做了详尽论述。同年，施今墨先后上书国务院、卫生部，提出了《编辑中医统一标准用书建议》《成立中国医学学典、编纂处的建议》，建议编辑《中国历代名医传》《中国医学年鉴》《中医验方汇编》，编辑《中医统一标准用书》。施今墨强调说：

"从事系统编纂，搜集被埋之医学零金碎玉，将必收获价逾连城。不仅为发扬祖国文化遗产增加了财富，而且对医药学术裨益更深。"

施今墨提出《为迎接国家的社会主义文化建设必须加强中医工作的建议》，就各省普设进修学校、继续发展中医实验医院、调整中医学会组织系统、改进中药制剂、促进中药科学化、编辑中医统一标准用书、重点试办中医学校等方面提出了建议。此后，他又提出《科学院设立中医学理研究所意见书》《关于中药科学化建议》，并在其中指出了中医研究的具体工作：

一、编纂中医书籍目录；

二、做好中医名著的提要、校勘、注释、标点等工作；

三、辑录中医史料；

四、编辑中医论文的索引（包括外文）；

五、编撰中国医学史年表；

六、编撰中医术语辞典；

七、编绘有关中医理论研究的图谱；

八、搜集有关中医的情报。

施今墨说："这些工作，过去专家们往往不想做而又需要它，资料的处理必须科学化，才能对于理论研究工作提供有利的条件。"

1957年，施今墨在《中医杂志》发表《重视祖国医学理论研究工作》中指出："祖国医学诚然是几千年的经验积累，但经验到达一定程度，就要提高到理论，再由理论返转回来用以指导实践，如此循环不断，推陈出新……中医的理论和现代医学是有一定距离和差别，我们固不应该认为中医理论和西医有距离和差别就武断地定为糟粕，而且应该在这个距离和差别中去发现正视医学科学中的精华。特别是中医在实践中所理解的脏腑之间的关系，却是现代医学还未讲过的。"

举例来说，中医认为肺主皮毛，肺开窍于鼻。肺不是孤立的，它同脾、肾是相生的关系，同肝、心是相克的关系，同大肠是表里关系……一个肺与这么多脏器都有关系，这些关系并不是凭空臆造的，而是在临床中总结出来的。中医认为肺脏有病，绝对不是单纯地治肺，而是观其生克，察其表里，全面分析，治其本原，以期获得很好的疗效。可是，古人在实际观察中，虽然体会到肺脏与各脏腑之间的关系，限于当时的客观条件，只能说有了方向，却没有说明走哪条路。施今墨认为，《内经》中说的"肺主皮毛"，这种解释并没有把肺与皮毛的真正关系说清楚。如何来解释它们之间的关系呢？只有用现代科学通过实验才能说明，解释它们之间的关系，这当然就扩大了现代医学的生理和病理学范围。于是，在诊断上就更加详细和正确，治疗方法也随之增多，解决病痛也就更加迅速。施今墨总结说："中医之所以能够存在至今，能够被广大人民群众所信任，因为它有疗效，疗效就是临床的实践。"

施今墨还撰写了《打破旧框框，大胆革新》一文，在肯定中医研究工作取得成绩的基础上，呼吁大胆革新，坚信新医学派必将产生，寄希望新一代中医大胆革新，不断前进，使中医学成为世界医学的重要部分，为人类健康做出伟大贡献。

主席号召西学中，破旧革新天堑通。
办学编书医院建，洋洋谏言意铮铮。

第三章 宣明自有后来人

这一章记述了施门后人的从医经历与学术成就。

以祝谌予、李辅仁、曹治安、董德懋、翟济生、张仁济、马继兴、施小墨等为代表的施门二代传人，以祝肇刚、吕景山、薛钜夫、张大宁等为代表的施门三代传人，在继承施今墨学术思想的同时，为培养新一代中医人才不遗余力。施门桃李遍天下，其中佼佼者成为了当今中医学界之栋梁。真正应了施今墨在1964年出席全国政协四届一次会议时，为中医革新写的那首诗：

千年保守太深沉，难望一时遽革新。

医术归根真理在，宣明自有后来人。

第三部分 | 临证·创新·传承

第一节　祝谌予：能治病是中医的根基

祝谌予（1914—1999），字慎余，著名中医专家，施今墨入室弟子。1914年生于北京。祝家祖上原是米商，也是京中望族，阖族百余口人，居住在前门外打磨厂板井胡同一号，家境殷实，没有一人习医。祝谌予十九岁那年，母亲得了一场重病，神昏高热、狂躁妄语，祝家请遍了北京城的中西名医，都束手无策。后来，请来施今墨为其母诊治，病势才略有好转。谁料，施今墨去南京出诊期间，祝谌予的母亲病情加重，又延请别的医生诊治，结果每药愈重，不治而亡。祝谌予清晰地记得这样悲催的一幕：母亲病危之时，他苦苦哀求一位大夫，可那位大夫诊脉后，竟然双手一摊，淡淡地说道：

"已经没药可治了，快把出诊费给我，我还要去别处。"

祝谌予和几个兄弟哭着跪在地上，挽留那位大夫再想想办法，哪怕多延缓母亲几日的生命，那人却一脸漠然，收了钱，拂袖而去。母亲去世后，祝谌予的精神受到了极大的震动。他看到在为母亲诊病的大夫中，有的态度傲慢，诊费昂贵，而治疗乏术；有的自视清高，虽然诊断明细，服药却效果甚微；只有施今墨大夫，仪态谦和，诊病细心，而且开的药颇为有效。"为人父子者，不可以不知医……"祝谌予默念着古人的话，心中萌生了一个念头：要拜在施今墨门下，笃志学医，做一个能为苍生百姓解疾除苦的有德良医。

拜入施今墨门下后，祝谌予与师兄弟

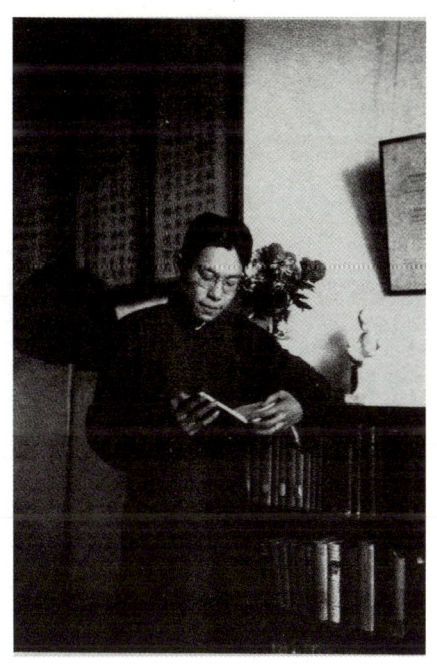

青年时期的祝谌予

张介鸣、张遂初、张宗毅上午在华北国医学院侍诊，下午随施先生外出诊病，晚上听周介人老师讲解《黄帝内经》《难经》《伤寒论》《金匮要略》等。一年365天，日复一日，祝谌予就像着了魔一样，每天把自己关在书房里，从早到晚，仰着头，闭着眼，口中喃喃自语地背诵着医经典籍……在施今墨的指导下，他遍览《张氏医通》《赤水玄珠》《千金要方》《千金翼方》《外台秘要》《肘后方》《医贯》《医林改错》等历代名著。有时，施今墨看到祝谌予读医典如痴如醉的样子，生怕他用功太甚，耗伤了气血，便出面劝他说：

"谌予，你学的是医学，当知养生之道，张弛有度，不能再这样不分日夜地苦读。"

1937年"七七事变"后，祝谌予随施今墨到天津，独立开业应诊。由于对施先生的医术熟谙于心，运用得心应手，疗效颇佳，来求诊的病人日益增多。但是，祝谌予仍然感觉到，自己对医学还是知其然而不知其所以然，他希望能够深究其理，有所深造。而此时，在施今墨的撮合下，祝谌予与施先生的长女喜结连理，成为了施今墨的门婿。一天，施今墨对女儿、女婿说道：

"谌予，越华，你们夫妻二人要想在医学领域有所深造，不能只守在我身边，要出国去学习，学习西医先进的技术和理论……不过，有一点你们要记得，学习了西医之后，万不可数典忘祖，而是要更好地革新中医。"

1939年，在施今墨的鼓励下，祝谌予与妻子施越华东渡日本，入金泽医科大学医学专门部，学习西医。到日本后，祝谌予夫妻度过了一段极为艰苦的日子。他们与中国留学生同住几个月，一直没有通过语言关。为了更快地掌握日文，祝谌予毅然租借日本人的房

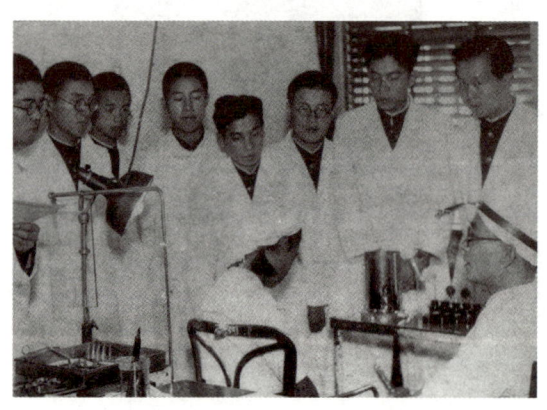

祝谌予与同学们参加临床实践

子，住在日本当地人家中，仅仅用了三个月时间，就顺利通过了语言关，不仅能听懂日本教授讲课，还能用日文做笔记，与老师和同学们交流。日本的西医，源于德国，教学制度极为严苛，祝谌予凭借自己过人的毅力，求知若渴地学习，诸多课程都名列前茅。当时，正值日本侵华，中国留学生在日本普遍受到歧视，也有一些中国人学习了西医后，数典忘祖，对祖国医学横加批评。祝谌予一面要刻苦学习西医先进的理论，一面又要矢志不渝地坚守中医精髓，不管遇到何种困难，他始终铭记着施先生临行前的教诲。他深知自己学习西医的初衷，是为了更好地革新中医，不止一次在心里对自己说，要用自己的学业成绩，为民族争气，为中医图强。

1943年，祝谌予以优异的成绩毕业，冈本教授挽留他继续深造，三年后又取得了博士学位。当时，日本侵华气焰嚣张，国内形势非常不安定，面对待遇丰厚的留日工作，祝谌予毅然决然地选择回国，他坚定地说：

"我的祖国是中国，我的事业是中医。"

回国后，祝谌予在北京北池子文书馆悬壶开诊。当时国内战事频繁，民不聊生，来看病的人寥寥无几。施今墨经常把自己的病人介绍过来，接济祝谌予夫妻的生计。祝谌予临诊，采用西医的检查手段及诊断，又参考中医辨证施治，收到了非常好的效果。原国民党政府交通部公路总局第八区公路局局长罗英之子，患有骨结核病，求治多医无效，前来请祝谌予诊治。祝谌予借助西医诊断，中西医结合方法进行治疗，病人很快痊愈。后来罗英调任昆明，特邀祝谌予前往主持公路局医务室工作。

1956年，国务院要组建北京中医学会，需要既会中医又懂西医的人选，周总理向施今墨先生问询，施今墨力荐了祝谌予。周总理下了三次调令，才把祝谌予从昆明调回北京。回京后，祝谌予在北京西苑医院主办全国第一期西医学习中医班，为培养中西医结合人才奠定基础。

从20世纪50年代初，祝谌予就开始着手编写《施今墨医疗经验集》，每隔一段时间，他就要去施今墨的书房，向施先生汇报编写进度，将近期完成的书稿一字一句念给先生听,请先生批示。祝谌予认为,文字是自己写的,反映的只是自己的领悟,符不符合先生的思想,还需要施先生本人审定才行,每段文字,一定要按照先生的意见进行修改。祝谌予做任何事情都特别严谨认真。"认认真真做事,老老实实做人"是他一贯的风格。

有一次,祝谌予照例去请施今墨审阅书稿,施先生讲过修改意见后,对祝谌予说道:

"谌予,毛主席、周总理都很关心中医,重视中医,党和政府要大力发展中医,中医发展遇到了好时期呀!中医同中国同命运啊!中国衰则中医衰,中国兴则中医兴,中央决定建中医大学,培养中医人才,第一阶段要在北京、上海、广州和成都各建一所中医学院,周总理让我给北京中医学院推荐教务长,我打算推荐你。你在华北国医学院读过书,参与过教学,熟悉中医教育,你还去日本学过西医,相信你能把这份工作做好!"

1957年,祝谌予在施今墨的力荐下,出任北京中医学院第一任教务长。当时北京中医学院所请教师,都是原先开业的中医,只有带徒经验而没有办医学院经验,所授课程为中医四部经典,即《黄帝内经》《伤寒论》《金匮要略》《神农本草经》。教师既没有教学大纲,又不懂课程设置。祝谌予看到这种情况,便与施先生商议,向卫生部申请,会同上海中医学院、广州中医学院、成都中医学院三个学院的教务长,来京共商教学计划、教学大纲、课程设置等问题,制定出一套前所未有的中医教学体系,为系统培养中医人才打下基础。那段时间,施今墨经常与祝谌予彻夜长谈,说到新中国要办中医大学,施今墨异常兴奋,他对祝谌予说:

"谌予,办中医大学是中医开天辟地的大好事啊!这样中医就后继有人了。国家的力量大啊!想当年我办华北国医学院多难啊,一没资金,二没师资,三没经验。我把全部积蓄都拿出来了,满世界寻找人才,到处取经。谌予,你是知道的,为了办华北国医学院,我还曾经乔装成患者到上海去找丁甘仁老先生看病,为的就是能够结识丁先生,以便向他请教中医教育的事情。丁先生开办上海中医进修学校,培养了许多的好医生,取得了很好的成绩,有经验,我得向他学习啊。

第三部分 | 临证·创新·传承

中医要复兴，必须做好办学、办医院、编书三位一体的事情，这也是中医发展最重要、最基本的三件事情。"

还有一次，施今墨和祝谌予说过书稿后，回忆起中医兴衰的历历往事，感慨地说：

"谌予，天爱苍生，所以天不灭中医。日本早就把汉方医取缔了，这对中国的影响很大。想当年黑云压城城欲催！国民党政府准备取缔中医，当时要求取缔中医的呼声很大啊！国民政府是决议要取缔中医的，但后来他们收回成命，为什么呢？一般都说是因为全国中医请愿，政府迫于压力，这当然很重要，但是……"

施今墨说到这里，脸上露出了几分自豪而率真的笑：

"汪精卫转变态度也很关键啊，他是行政院长，本来是主张取缔中医的，为什么他的态度突然转变了呢？那是因为我治好了他岳母的病，真是天不灭中医啊！谌予，你是知道的，我这些年给病人看病，从来不向病人承诺什么，也不说那些吹嘘的话，但那一次，我敢对汪精卫说，他岳母的病'一诊可愈'，为什么？如果在那个紧要关口，汪精卫岳母的病让西医给治好了呢？那就没有我施今墨治病的机会，就没有汪精卫态度的转变，那取缔中医就可能会成为事实。所以，你看清楚没？中医一定要能治病，要治得好病，如果不能治病，中医就不会有今天，也肯定不会有未来。能治病是中医的根基，根基不牢，地动山摇啊！"

1962年，在施今墨先生的指导下，祝谌予会同翟济生、施如瑜等施门弟子，开始系统整理施今墨临床经验。从施今墨临床诊治的三万多例医案中，精选诊治思路独特、疗效卓著的病案三百余例，经过历时四年的努力，《施今墨临床经验集》终于完成初稿。遗憾

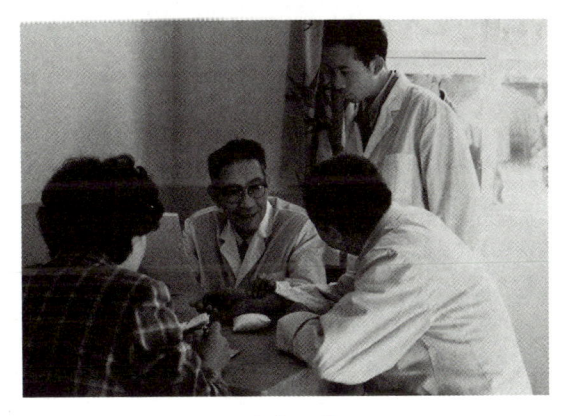

祝谌予工作照

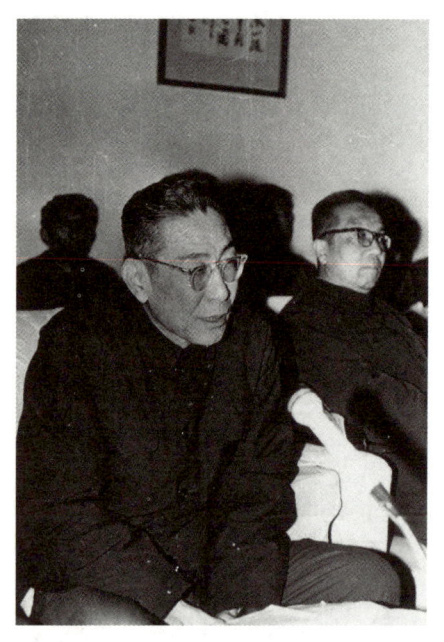

祝谌予在施今墨百年诞辰纪念会上讲话

的是,该文稿不慎在"文化大革命"中遗失。改革开放后几经周折,五易其稿,再次完成书稿,于1982年正式出版发行。

1971年,祝谌予被借调到中国医学科学院,主持医学科学院西医学习中医班的教学工作,连续主办了十期西医学习中医班,培养学员五百余名。其中有不少高级西医学专家,如黄家驷、谢少文、曾宪九、陈敏章等,许多学员成为了中西医结合事业的骨干力量。

1975年,祝谌予任中国医学科学院北京协和医院中医科主任、教授、硕士研究生导师。他创建了协和医院中医病房及中医实验室,使中医科逐步发展成为拥有中等规模的临床科室,在以西医为主的协和医院内具有一定位置和影响,在医疗、教学、科研方面不断取得成绩。古稀之年以后培养研究生,为协和医院中医科的建设发展和协和医院中西医结合事业的开展做出重要贡献。

施今墨病重的那段时间,祝谌予经常去看他。施先生不让祝谌予总往自己那里跑,叮嘱他把时间和精力放在工作上。施今墨临终时,紧紧握着祝谌予的手说:

"谌予,旧社会中医命运多舛啊!好在中医挺过来了!如今遇上了好时候,党和政府支持中医。你们一定要把中医教育搞好,未来靠你们,靠青年人,一定要搞好青年医生培养,搞好传承。"停顿了一会儿,施今墨又一次说起了那句话:"中医一定要能治病,不然,中医是没有希望的……"

祝谌予始终牢记施先生的嘱托,把复兴中医的使命当成义不容辞的责任。当时的北京中医学院,师生教学充满了热情。祝谌予、董建华、刘渡舟、赵绍琴、王绵之,每一位教师都会带学生到临床一线去,到基层去,到农村去,在诊疗实践中进行教学，早临床，多临床，扎扎实实培养学生的临床能力。祝谌予常说："认认真真诊病，老老实实做人，这是我的座右铭。"他认为，时代在发展，医学在发展，中西医结合是必由之路，他要像自己的恩师、岳父一样，为中医事业的发展奋斗终生！

半子之礼情亦深，杏林又继一昆仑。
中西结合毕生志，西学不泯华夏魂。

第二节　李辅仁：安老扶康　德音遐布

李辅仁（1919—）是施今墨的入室弟子，出生于中医世家，父亲、兄长皆以行医为生，家中开有诊所。少年时期，李辅仁经常在功课之余到父亲的诊所抄写方药，并且在父亲、兄长的指导下系统学习《医学三字经》《药性赋》《汤头歌诀》等中医典籍。家庭的熏陶，使李辅仁坚定了学医、行医的决心。

在学医之初，面对浩如烟海的中医典籍，父兄就曾对李辅仁说，"中医贵在实践，晦涩抽象的中医理论只有在病人身上、在临床实践中才会变得异常灵动与直观。如果离开临床，仅靠死读书、读死书是学不会中医学的。"因此，李辅仁从学医之初就清楚临床实践的重要性，而不是一味死读书，家里的诊所为他提供了极好的临床实践机会，也使他积累了扎实的中医理论基础。

1939年，二十岁的李辅仁经人引荐，正式拜京城四大名医之一的施今墨为师。当时，李辅仁吃住都在位于东绒线胡同194号的施今墨家里，他与施今墨的长子施稚墨住在一个房间，关系颇为亲近。

跟随施今墨学医期间，李辅仁在医术、医理、医德各方面都延续乃师之风，白天随师临证，并常常代师出诊，晚上与老师谈心，深得施今墨的信任。后来，李辅仁又进入华北国医学院学习，毕业后先后在北京、天津两地行医，早年以擅治妇、幼科疾病而闻名。1944年，李辅仁在北京建立辅仁诊所，正式开始其独立行医生涯，不久便声名远播。1954年，李辅仁开始在卫生部北京医院中医科从事保健医疗和老年病中医防治工作，同时担任党和国家领导人的专职中医保健医师，从此他的主治方向也转为以诊治老年病为主。

李辅仁认为，人体的衰老是一个必然过程，盛极而衰是无法抗拒的自然规律。老年人的生理特点就是正气渐衰，维持生命活动的各种物质与功能都在全面衰退，五脏功能日益低下，生命状态处于较低水平的、很不稳定的平衡中，同时，他还强调了肾脏与衰老和常见老年疾病的密切关系。

李辅仁根据临床经验总结出，老年病的病理特点是虚实夹杂，寒热互见，病情错综复杂。在正虚基础上，老年人的病理状态往往较为复杂，不是机体的纯寒、纯热或纯虚、纯实，也不只涉及到一脏一腑，而是虚实夹杂、寒热互见，缠绵难愈，而且越是高龄，越是疾病后期，这个特点越是突出，越不容易重新恢复新的阴阳平衡，所以由衰老引发的许多不适与疾病是生命后期的必然，人与病长期共存是老年人的生存常态。

针对老年病错综复杂的特点，李辅仁主张用药要杂而不乱，分清主要矛盾与次要矛盾，明确立法治则。纵然病情复杂，矛盾重重，遣方用药时仍须遵循君、臣、佐、使的组方原则，繁而有序，杂而不乱，理法方药一气贯通。

此外，李辅仁还提出顾护正气，留人而后治病的观点。他强调治疗老年病，用药补勿过偏，攻勿过猛，用药要

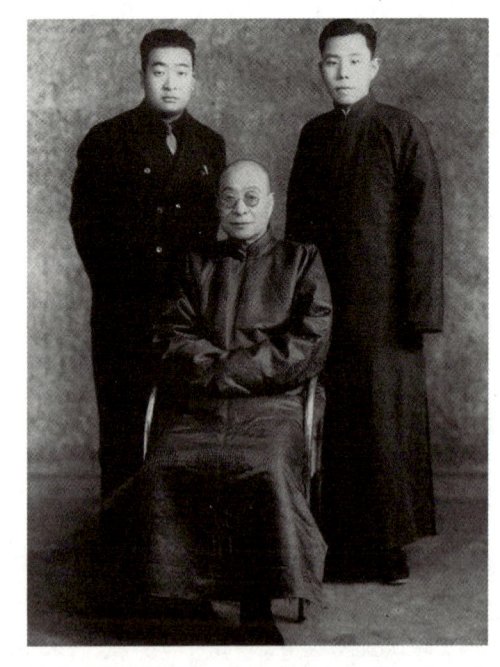

施今墨与施稚墨、弟子李辅仁合影，右一为李辅仁

平和。老年人正气亏乏，五脏俱虚，因此时刻要注意顾护正气，即使要攻邪，也要攻补兼施。李辅仁反复强调，只要正气尚存，生机就在，因此顾护正气为老年保健的根本大法，尤其是病情危重时，应以扶正为当务之急，以求正气有所复，留人治病。如邪气缠绵，经久不愈时，可转而扶助正气，以求增强机体抗邪能力，祛邪外出。

在为病人开方时，李辅仁非常谨慎，很少使用龙胆草、黄连、栀子、大黄、附子、川乌、草乌、细辛、乳香、没药、地龙、全蝎等过于苦寒辛热、损肝伤肾的药味，即使使用也必是中病即止，或同时佐以和胃解毒药物，以防发生毒副反应。对大苦大寒、大辛大热、峻猛攻伐及有毒之品，如麻黄、芦荟、芒硝、木通、二丑、大戟、甘遂和虫类药，则根本不用，恐怕老年人难以承受而发生各种严重的毒副反应。李辅仁用药忌用大苦大寒之品，而以甘寒之品替代。他反复告诫学生们：一、患者多为老年人，对药物的耐受力极差，不宜使用过于苦寒之品；二、患者多为北京居民，北京气候干燥，患燥热者多。甘寒药物可清热润燥、养阴生津，最为适用，而苦寒之剂却有截阴之弊，过用恐加重症状；三、苦寒药物口感差，影响患者的依从性，甘寒之品却无此缺点。

善用对药是李辅仁用药的另一显著特点。李辅仁继承了老师施今墨善用对药的经验，临证处方时多将古今数个方剂化裁而成，时用原方，时采其意，药味常成对出现，或一寒一热，或一升一降，或一气一血，或一散一收，多而不乱，主次分明，配合巧妙，浑然一体，达到了相辅相成或相反相成的目的。

在临证时，李辅仁特别注意固肾与调和脾胃。在他的诊室里，经常可以看到他语气温和地询问病人，食欲如何、排便是否正常、有无腰腿酸痛、行动坐卧是否便捷等，以便了解病人的肾和脾胃状况。在开方时，他经常加入和胃健脾、补肾填精的药味。在抢救危重症时，尤重扶助正气，固本培元，独参汤、生脉饮、十全大补汤是李辅仁常选的方剂。

对恩师施今墨提出的中医辨证、西医辨病理论，李辅仁可谓深得其精髓。他解释到，中医重辨证，"证"是辨证论治的核心和出发点，是疾病发展过程中某一阶段表现在机体整体层次上的综合病理变化。"辨证"就是通过四诊（望、闻、问、切）识别和理解"证"的过程。"证"与"辨证论治"的优势在于，直接把握病人的机体反应状态，着眼于改善机体内在的稳态调节机制，调动机体综合抗病能力。但"证"只能从疾病反映在外的症状上去揣摩，带有较大的主观性和模糊性。而西医重辨病，运用奠基于现代科技与实验研究的基础理论，说明病的解剖部位、组织的病理改变、器官的功能异常，甚至分子生物学变化的详情和细节，将其归纳为"病"的概念。"病"形成了病因、发病机制、诊断及鉴别诊断，因有结构、功能的变化，影像、化验为依据，描述具体，治疗也是针对病因，令人一目了然。

李辅仁认为，中西医结合之关键，在于辨证与辨病相结合，而不在于理论体系之争鸣。医生治病辨证的关键不在大同，而在小异。他主张，临床上要抓住主证、断然处方。对疑难重症，要有"药到而立起沉疴"的胆识，对经方与时方要灵活化裁运用，在制方用药上要做到不求标奇立异，唯疗效必须出奇制胜。

数十年从事老年保健医疗工作，李辅仁一直本着"人之痛，己之痛"，"己所不欲，勿施于人"的精神，尊敬和爱护病人。李辅仁临证时，不仅耐心细致，辨证严谨，用药精当，还常以自己丰富的人生阅历及时疏导患者，劝导患者多与他人交流，丰富兴趣爱好，调节情绪，从而感受生活的美好，树立战胜疾病的信心。患者们都非常愿意到李辅仁的诊室，甚至有"李老诊病，如坐春风"的美誉。

李辅仁一直倡导中国特色的人文情怀。他说："一个医生的一生，归根结底就是医德、医术和医风。中医与西医不同，中医讲究辨证施治，中药方每个人与每个人都有所不同。作为医生来说，不能只开明哲保身的方子，这样做对不起自己的良心。"李

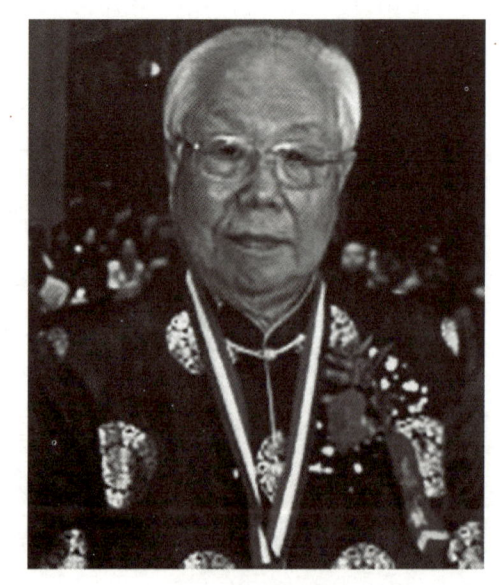

国医大师李辅仁

辅仁每次诊病开方，都要深思熟虑，花费很大的心血。他还深入挖掘中医药的优势，不排斥西医的科学性，古为今用，洋为中用，去粗取精，创出了治疗慢性支气管炎、高血压、肿瘤、老年痴呆等疾病的新方，并在临床上取得了很好的疗效，为祖国的中医药发展注入了极大的财富。1998年，时任国务院副总理李岚清亲自为其颁发"中央保健工作特殊贡献奖"。2003年抗"非典"时期，李辅仁从未因年老体弱而停过一次门诊，他和学生们一起反复研究疾病，联名上书温家宝总理和吴仪副总理——疫情就是命令，医务人员当责无旁贷，主动要求参与一线救治，并献上了自己抗SARS病毒的处方。

年过百岁的李辅仁，经常与人分享他的养生观念，他不抽烟、不喝酒、不吃甜食，生活琐事亲力亲为，随时随地运动，勤动手勤动脑，在工作、生活中都保持年轻的心态。李辅仁说，自己这一生遇到的不顺利和波折太多了，中医百年坎坷，自己经历大半，如果不是豁达的心态，恐怕早就没有今天了。心胸坦荡，上不愧天，下不愧人，保持平和的心情是老年人保健的一大秘诀。李辅仁常年担任全国政协委员，因长期负责中央领导的医疗保健工作，被誉为"当代御医"。著名书法家赵朴初曾题赠李辅仁："白衣之慈，青囊之术，安老扶康，德音遐布。"这也是对李辅仁品格的真实写照。

德音遐布沐春风，施门丰臬继医宗。
辨证论治承泽被，顾护生机郁葱葱。

第三节　董德懋：推荐病人读《脾胃论》

董德懋（1912—2002），我国著名内科学家。1937年毕业于华北国医学院中医系，后开业行医。曾任华北国医学院副院长、总务长。先后创办《中国医药月刊》《中华医学杂志》《北京中医月刊》，并任社长、主编。擅长中医内科、儿科。对脾胃学说有深入研究。编著有《中医基础学讲义》《中医药物学讲义》《董德懋医话》《董德懋医疗经验琐谈》《脾胃学说初探》等书。

董德懋出生在北京房山曹章村。由于家境贫寒，1926年高小毕业后，他就中断了学业，后来为了维持生计，经人介绍到一家商店做学徒。董德懋的弟弟不幸身染重病，被一名庸医误诊而丧命。董德懋万分悲痛，遂立志学医。他先跟随岳父赵廷元学习《医学三字经》《医宗金鉴》《雷公药性赋》《濒湖脉学》，学习十分刻苦，每天手不释卷。一次，董德懋到姑母家串门，坐立行走，一时一刻都不忘背诵医书，姑母被他刻苦发奋的精神感动，决定资助他报考由施今墨先生创办的华北国医学院。

1936年，董德懋从华北国医学院毕业后，正式跟随施今墨学习内科，与哈荔田、祝谌予、李介鸣等同学一起侍诊，帮助施今墨抄方子，并从事针灸临床，一直坚持了五年之久。在这样优越的环境熏陶下，董德懋学业大进，他白天随师侍诊抄方，晚上整理脉案，阅览医书……他将施今墨先生的脉案按病、按证、按方分别归类整理，并查阅相应的文献，作笔记、加注释、按语，还把个人的体会一一记录下来。如此日复一日，温故知新，反复验证，从中领悟老师的学术经验。

董德懋充分继承了施今墨先生勇于创新的精神，受施先生学术思想影响，他崇尚脾胃学说，熟读《内经》《难经》《金匮要略》《伤寒论》等经典著作，对金、元、明、清各家之长融会贯通，逐渐形成了独具特色的以脾胃学说为中心的学术思想。

董德懋治病，有一个特点：不论什么病都先在脾胃上找原因。病人来了，他先看看舌苔，摸摸脉，再问问大便情况。只要是能找出一点儿根据，他一定先从脾胃入手进行调治。董德懋给病人看病时，态度特别温和，甭管病人脾气多急躁，他从来不急。有一次，董德懋接诊了一位重度抑郁患者，当时开的方子是平胃散、温胆汤合方，方子里陈皮用了9克。病人一看方子就急了，说陈皮不能用9克。董德懋问为什么，病人从兜里拿出一本卷着边儿的古医书，翻开其中一页，对他说：

"您看，这上面明明白白写着'脾虚泄泻，陈皮不能重用'。"

董德懋非常耐心地接过那本书，笑着说：

"还有这么好的经验，你自己体会过吗？"

病人又从书包里掏出一张药方，说道：

"您看看，我吃这个药方就拉肚子，这里面陈皮是 12 克。所以，您必须把量给我减少。"

董德懋拿起笔来，认认真真地把陈皮的药量改成了 6 克，病人刚要拿药方走人，董德懋就拦住他说：

"您等等，陈皮的用量改了，厚朴的量也要调一下比例，我原来用的 9 克陈皮，是根据厚朴的量配的。要不然，我这方子就不合乎病情了。"

病人一听，对董德懋严谨的医德医风特别服气。过了一段时间，病人来找董德懋复诊，一见面就笑着说：

"董老，我吃您那药别提多舒服了。"

董德懋对病人说：

"我能给你提个要求吗？这本书不要看了，这个书不太好，容易把你误导引偏了。我推荐给你一本《脾胃论》，是我的老师施今墨老先生常让我们读的……"

等下次病人来复诊时说：

"董老，您推荐的那本书我看不懂啊。"

董德懋乐呵呵地回答说：

"看不懂没关系，你哪儿不明白，你来问我，你看不懂还可以问我的学生，我的东西他们都熟悉。"

董德懋认为，中医药学是我国医疗卫生事业所独具的特色和优势。所谓特色是对国内而言，我国医学有中医、西医，中医是我国医学的特色；所谓优势是对国外而言，从总体上讲西医的优势在国外，中医的优势在国内。在临床诊疗的过程中，融会古今，重在脾胃，调理气机，治养结合，强调"外疏通，内畅遂""里气通，表自和"，对疑难大症注重整体、辨证论治。

董德懋博览医学典籍，融伤寒、温病为一体，尤其推崇刘河间"六气皆能化火"之说，及叶天士"温邪上受，首先犯肺"的论点，遥承《黄帝内经》《伤寒论》《温病条辨》，继承了施今墨的学术思想和临床经验，结合自己的经验，逐渐形成了清解外邪的学术思想，并提出了"善治者治皮毛""六淫首先犯肺""火热致病的广泛性"等一系列清解外邪治疗外感病的重要学术观点。

董德懋的调理脾胃法是对脾胃学说的具体运用和发展。他尤其推崇《金匮要略》中"四季脾旺不受邪"和周慎斋"诸病不愈，寻到脾胃而愈者颇多"的论述，认为脾胃病应分清虚实寒热、脾病多虚、胃病多实和脾病多寒、胃病多热等证，临床病情复杂，往往虚实夹杂，寒热并见，治疗应以攻补为纲。归纳出调理脾胃十法，其中通下、理气、清热、祛湿、消导为攻法，益气、升举、温中、固涩、养阴为补法。根据临床具体证候，每法又分为数法或数法合用。他遣方用药主张平和，强调脾胃病药量宜轻，用药宜精，重病轻取，用效通神。主张慎用呆补以防阻遏气机，慎用苦寒以免损伤胃气。他常说："勿伐天和，勿伐无过。"重视肝脏对脾胃的影响，善用疏肝理脾法。他认为《内经》中有关摄生的内容极为丰富，应该继承发扬。同时脾胃病易治易复发，因而要巩固临床疗效，必须指导病人摄生。他钻研气功理论，总结出"精气神为人之三宝""调气积精全神"的论点，以及练功十六字诀，即"安神静坐，物我相忘，心息相依，呼吸自然"，运用于临床治病调神，屡起沉疴。董德懋还擅长针药并施，且造诣颇深，在京津一带有"金针董德懋"之美誉。

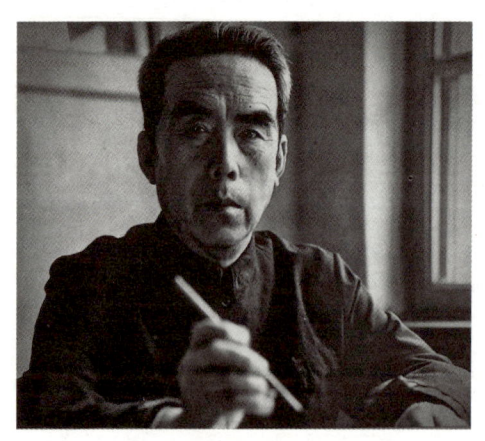

董德懋旧照

安之若素融贯通，徐疾有度语从容。
脾胃论治承师训，惠泽后世运针锋。

第三部分 | 临证·创新·传承

第四节　翟济生：擅用"温运"治顽疾

翟济生出生在一个贫寒的家庭，幼年时父母早亡，凭借自己的奋发图强，勤工俭学，于1927年考入山东医专，后考入施今墨创办的华北国医学院，是华北国医学院第一届学生，在班上担任班长，成绩优异。1935年，以第一名的成绩毕业于华北国医学院，拜师施今墨，成为其及门弟子。笔者查阅《华北国医学院第一届毕业纪念刊》，有一段同窗学友描写翟济生的文字，颇见其性情：

> 翟君济生，一铿锵峥嵘之少年也，富个性，恶浮华，学冠全班，每试必列首席，知识卓越，见义勇为，真今之马季良也……医学方面，精深有得，触类旁通，中西医书，靡不博览殆尽……

翟济生创办了华北国医学院察哈尔分院，担任院长兼教学工作。1974年，又调入同仁医院工作。行医六十余年，全面继承了施今墨的学术思想和丰富的医疗经验，结合自己的临床实践经验，勇于创新，处处体现出独具的匠心。翟济生一贯倡导理论与实践紧密结合，他强调，中医理论不能脱离临床实践，一生致力于中医改革事业。他还曾经创办中医学校，以理论指导临床，结合"胃不和，卧不安"理论，创立温通法治疗脾胃病的系统治疗方案，并对"阴气复咳自愈"的理论进行反复验证，确立了这一理论在指导咳喘病中的重要意义。翟济生一贯坚持中西医结合的指导思想，把西医辨病与中医辨证紧密结合起来，将西医的用药方法与中医辨证论治相互贯穿，使中药治疗更加准确，疗效更加突出。

翟济生在临床上熔各种有效的辨证方法于一炉，尤强调气血辨证，在治疗上注意和脾胃以调气血，自成一家，对多种内、妇、儿科病证有卓越的疗效，尤擅治脾胃病、咳喘病、老年心脏疾病。他主张辨证"以阴阳为总纲，以虚实、寒热、表里、气血为目"，倡导治疗内科疾病"以健脾和胃为先导"的理论，临床擅于运用"气血相关论""气机升降论"辨识疾病根源，辅以"温通顺补""调理气血"等诸法。在临证用药上以对药、炭药、温补药为特色，创立了专方治专病的"温中养胃汤"、"温胃制酸汤"治疗萎缩性胃炎，"脱敏定喘汤"治疗顽固性咳喘证，"宁心安神汤"治疗功能性心律失常等。

翟济生以重视气血辨证为基础，强调脾胃论治为先导，奠定了临床用药以温运为特色的一套学术思想。他认为"温能和，和中以畅气""温能下沉，与命门相契""补虚扶正，正强则邪自去"，掌握了温补药所具有的特性。现代药学研究表明：温热药一般含有某些生物活性物质，能提高中枢神经的兴奋性，促进脏腑功能的活动，以及内分泌系统的功能，提供营养物质和能量，这与他所体会的温热药能使胃肠蠕动加强、功能兴奋是一致的。他在继承施今墨老先生学术思想和医疗经验的基础上，进一步扩大了温补药的临床应用范围。翟济生在治疗慢性咳喘证时，擅用温肾纳气、温化寒痰之沉香、补骨脂，借温脾阳以温其下，散寒纳气；在治疗脾胃病时擅用良姜、官桂以温全身之阳气，通过兴奋中枢神经，达

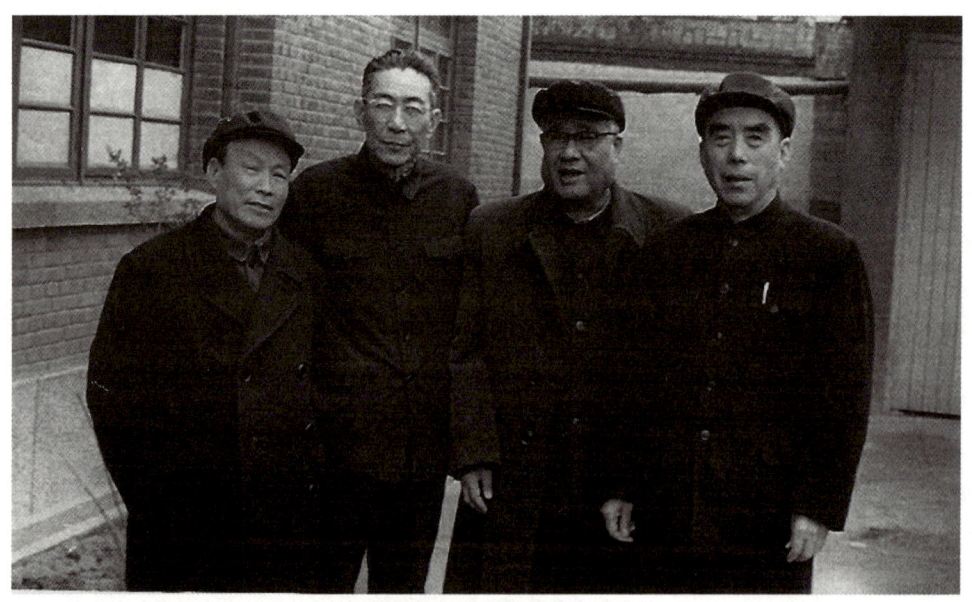

施门四弟子翟济生（左一）、祝谌予（左二）、哈荔田（右二）、董德懋（右一）

到调节各系统机能的目的；在治疗心脑血管疾病时，以鸡血藤、丹参、葛根的辛苦温性来养血活血，调节血管弹性，改善血流速度，振心阳、健脑神。他临床运用温补药，主要突出表现在内科疾病中，通过温补脾胃，不仅治疗脾胃之疾，也能治疗和预防其他脏腑的多种病症。在治疗上注重脾胃的温和、调补作用，将脾胃学说和温补用药有机地融合在一起，给后人留下了宝贵的经验。

说起翟济生大夫高超过人的医术，张永和（本书作者之一）是亲身感受过的，他与翟济生大夫还有一段颇为难忘的医患之缘：

那是1995年，他在北京东交民巷首都宾馆为相声表演艺术家唐杰忠撰写《笑佛唐杰忠》，与唐杰忠同住了一个星期。当时正值盛夏，屋子里开着温度很低的空调，唐杰忠因为体胖，又有糖尿病，光吹空调还不行，又拿来一个大电扇放在屋里，昼夜不停地对着吹。离开宾馆后，他就觉得浑身不对劲，身上一会儿冷一会儿热，浑身乏力难受，但也不发烧，就是那种感冒的感受，看了西医，吃了些治疗感冒的药也不见效。后来，他去吴祖光老师家，说起自己的情况。祖光老师对他说：

"我给你介绍一个大夫，叫翟济生，在同仁医院任中医科主任，是名医施今墨先生的入室弟子，我给你打个电话，再给你写个条，你就去找他看吧。"

第二天，吴祖光老师就给他打来电话，说已经和翟济生大夫联系好了，让他马上就去。他二话没说，拿着条子就去了同仁医院。翟济生主任是一个个子不高、身材瘦瘦的老头，态度非常和蔼。翟济生细心地为他诊脉后，对他说：

"你这个病是'空调病'，我给你开个方子，你吃三剂药就好了。"

他半信半疑地抓了三剂中药，回家去熬药。没想到，吃到第二剂就感觉跟没事儿人一样了，他不禁在心里说：

"翟大夫真不愧是施今墨老先生的弟子，真是神了！"

气血辨证承师宗，擅用温运气机生。
温补脾胃和五脏，自成一格立标风。

第五节　索延昌：为燕京学派发展史留下鲜活一页

　　索延昌（1918—2000），华北国医学院第三届毕业生（1937年），施今墨先生的得意门生和入室弟子。索延昌从十六岁踏入华北国医学院大门到八十二岁去世，一生惟一热爱和从事的职业就是中医。他平凡而精彩的一生，为燕京国医学派发展史留下了鲜活的一页。

　　1918年，索延昌出生在北京一个满族没落贵族家庭里。伯父索崇仁在满清光绪、宣统年间是皇家紫禁城禁卫军副都统，父亲索崇义在家做家族总管。全家族享有朝廷优厚的俸禄，家道从容。随着辛亥革命的爆发和清王朝的覆亡，家族的特权和待遇也随之消失，从此家道中落。到索延昌先生出生时，家族生活已日渐窘迫。

　　索延昌一岁时，染上了时疫麻疹，高烧多日，咳嗽不止，昏迷不醒，命悬一线。当时按照满族人的习俗，病重将死之人是不能放在床上的，于是生命垂危的索延昌被家人放到卧室地面的席子上，等待死亡的降临。恰巧此时，父亲的一位中医朋友王少兰大夫来家串门，见此状紧急施救，诊病、开方、抓药一阵忙活。在王少兰大夫的救治下，索延昌奇迹般地活了下来。但由于高烧时间过长，落下了支气管扩张的后遗症，稍遇感冒便会咳嗽气喘。十六岁初中毕业后，立志学医以求自救病体的索延昌以高中同等学历大胆报考了华北国医学院，在众多考生中，有幸被学院录取。

　　索延昌是班里年龄最小、学习最努力的学生。他认真钻研，勤于思考，常得师长们的关心和教诲。他不满足于只学课堂讲义和教材，经常借阅或购买中医古籍经典和近代中医专著，遇到读不懂、想不通的问题，就登门向老师们请教。施今墨先生向来喜欢勤于钻研、独立思考、用心探索的学生，回答学生疑问时格外耐心亲切。索延昌在前辈医学专家们的精心教导和培育下，获益甚多，为一生行医生涯打下了坚实的基础。

第三部分 | 临证·创新·传承

1937 年，索延昌完成了四年的学业，收获满满地从华北国医学院毕业了。为了早日获得从医资格，他在临毕业前就考取了录取率只有 10% 的中医师合格证书。毕业后，为了掌握更多的临床经验，索延昌先后跟随华北国医学院教授、太医院出身的瞿文楼先生侍诊一年，又跟随自己当年的救命恩人、民间名医王少兰先生侍诊一年，深得两位前辈的指教。

1939 年，索延昌联合了华北国医学院同学丁鸣九、孙魁卿、杨耕云三人在北京西城新街口大街上开了一家"索延昌大夫联合诊疗所"，开始了悬壶济世的生涯。他先后在北京和平门丽生堂、西单同乐堂、灯市口济仁堂、西四乐舜记药铺和白塔寺琪卉堂等药店坐堂行医，在多年坐堂行医的经历中，接触了社会上各阶层的市民百姓，也接触了内外妇儿，五花八门的各种疾病，其中不乏急症和疑难杂症患者，因此积累了丰富的中医临床经验，为后来在中医行业中大展奇才奠定了坚实的基础。

1949 年后，索延昌考取了北京市卫生局颁发的中医师开业执照，继续在京城几家熟悉的老药店坐堂行医。1957 年，北京市卫生局号召中医大夫归队，进医院中医科门诊工作，索延昌积极响应，主动申请，被分配到北京市崇文区第四医院中医科。进医院工作以后，索延昌很快成为中医科的骨干医师，并担任了中医科主任的职务。1958 年又担任了北京市中医资格鉴定委员会委员的工作。

1959 年，北京市一时出现麻疹大流行的疫情，市卫生局积极组织医务人员集中力量对疾病进行控制，索延昌主动要求到第一线参加控制麻疹疫情蔓延的工作。

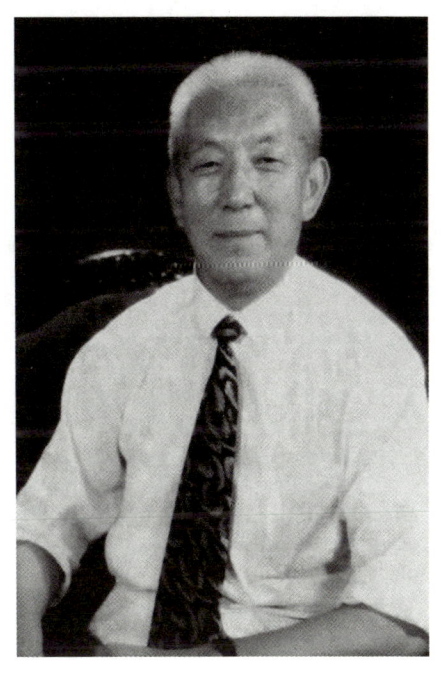

索延昌

· 173 ·

他当时主要负责东花市地段的疫情控制。两个多月中，共治疗了157名麻疹病患儿，其中不乏病情危重的患儿。索延昌依照中医对麻疹病必须"透表"的治疗法则，确立了最佳治疗方案，对症下药，药到病除，创下了无一例死亡的佳绩。疫情过后，索延昌对此次医疗救治工作做了认真总结，写出了《麻疹病157例治验总结》的论文。这篇论文后来被选载于《北京市老中医经验汇编》中。

索延昌在临床上，始终牢记施今墨先生的教导，遵循中西医结合的方向。当年在华北国医学院学习讨论时，索延昌就发表过如下见解："由于电学、化学、光学等科学门类在西医上的广泛应用，促使西医有了较大的发展。而我国传统的中医学只用望、闻、问、切四诊来诊断各种复杂的疑难病症，难免有所局限，所以应当取西医之所长，补中医之不足，才能使中医有较大的发展。"索延昌在临床工作中立足中医，学习借鉴西医理论，认真研究多种疾病的西医诊断方法，同时按照中医辨证理论确定治疗方药。

1963年国庆节时，施老专门给索延昌题词，阐明中西医结合的重要性："今日可以说是中西医和平共处，还不是中西合而为一。中西医不合一，研究的途径就不能统一，便无法探知人体的秘密，便无从尽医疗的能事，则人终不免死亡于疾病，不能尽其天年者矣。若要中西医合二为一，就必须在二者与科学相近相似之处入手痛下一番结合的功夫。如果说中西医永远是两个体系，那还怎么能合二为一呢？新中国高于世界水平的新医药学将何日实现呢！"老师的鼓励和鞭策使索延昌更加重视在中医临床中借鉴西医对各种疾病的诊断依据和方法。他有时在工作之余虚心地和年轻的西医学员一起坐在教室里学习西医课程，学习西医各种检查疾病的手段，如心电图检测方法以及各种生化检测指标的病理意义，并在临床中作为诊病的主要参照依据。

索延昌医术高超的口碑在京城百姓中不胫而走，经常有医院请他去参加疑难重病的会诊，也有患者家属找上门来求助。有一次，索延昌应邀到中国人民解放军309医院为一位患产褥热的妇女会诊。该妇女高烧40度，已昏迷三天不省人事，索延昌确诊病症后，用针灸和鼻刺中药的方法对病妇进行抢救，几小时后患者高烧渐退，苏醒过来，转危为安，随即继续住院治疗，患者家属激动不已，千恩万谢。还有一次，有一位破伤风患者昏迷七天七夜，服西药无效，生命垂危，家属恳求索延昌去抢救，索延昌用肛门给药法注入中药，并配合针灸治疗，患者数小时后苏醒过来，然后继续服药，直至痊愈。此类案例不胜枚举。

高超的医术和显著的疗效、扎实的医学功力使索延昌在国内医学界颇具影响。1976年，北京市卫生局为继承老中医的宝贵经验，特为全市190名老中医配徒，索延昌即为北京市卫生局选定的名老中医之一。

1980年，北京市药材公司特聘索延昌协助研制"消栓再造丸""偏瘫复原丸""安宫降压丸"等中成药。这些中成药在临床应用中都取得了显著疗效，在国内外均享有盛誉。1982年，索延昌作为北京市中医代表出席了在广州召开的"全国中西医结合虚证研究及老年病防治会议"。索延昌在大会上所做的学术报告，受到与会代表们的赞扬。1984年，索延昌担任了北京市中医科研成果鉴定委员会委员。

1986年，索延昌的第二部医学著作《新脾胃论》出版了。这本书是索延昌中西医结合思想最具代表性的成果，也是传统中医理论与现代医学理论有机结合的典范。这本书分别从中西医两个医学系统出发，对从口腔、食道、胃、小肠、大肠直到肝、胆、脾、胰等整个消化系统的生理和病理机制以及整个系统各脏腑器官疾病的治疗方法都做了详细的阐述。同时，也对古籍医书中尚未论述过的"脾阴虚"证的病机、病因进行了辨证分析，并提出了治疗方药。《新脾胃论》一书的问世，是索延昌在中西医结合道路上探索的一个里程碑，对传统中医学向现代化发展起到了积极的推动作用。《新脾胃论》出版后，索延昌自费捐出100本，将其赠送给北京市中医药管理局，并通过他们把这些书转赠给北京市各医院中医科的中青年大夫们，供他们在临床中学习参考。

由于索延昌对中医药事业做出的杰出贡献，他先后获得英国剑桥国际名人传记中心和美国名人传记研究所授予的"世界突出贡献人士"称号，其业绩也被载入国际知识界《国际名人录》中。

1989年，七十岁高龄的索延昌从医院的工作岗位上退下来。退休以后，索延昌先生把晚年生活安排得丰富多彩。他酷爱昆曲、京剧，召集了一些喜欢京剧的票友组织了一个业余戏班子，定期聚在一起吹拉弹唱；他向来喜爱书法，经常在书房里挥毫书写诗文；他喜欢打太极拳，每天早晨到小区花园里和老邻居们一起打拳健身；他也会打牌下棋，偶尔也有几个邻居或老友找上门来娱乐一会儿。他每天的生活总是安排得很紧凑、很充实。老伴是外贸部离休干部，身体健康，退休后，在家打理家务。老两口生活宽裕，无忧无虑，但是，索延昌还是情系中医，总希望凭自己的一身医术再为社会做点贡献。

　　退休两个多月以后，索延昌便开始实施开办中医诊所的计划了。他带着几个弟子先后在朝阳区六里屯和西坝河试办了两个中医诊所，结果反响热烈，新老患者闻讯后纷至沓来，使小小诊所人满为患，应接不暇，诊所面积扩大已势在必行了。

　　1991年，经多方筹备，索延昌向卫生局申请，在长安街建国路100号的一个住宅楼里开办了大北窑中医门诊部。为了把门诊部办得更好，能为更多患者服务，索延昌请来当年华北国医学院的老同学翟济生、李德衔、赵松泉、李鼎铭，以及当时京城中医界久负盛名的中医专家关幼波、祝谌予、赵绍琴、谢海洲、刘韵远、方和谦、张作舟、李鸿祥、屠金城、吴静芳、梁贻俊、陈彤云等前来门诊部应诊。老专家们都热心支持，积极响应。

　　同年5月21日，大北窑中医门诊部正式开诊。开诊当天免费义诊，闻讯而来的患者多达数百人，排了上百米的长队。索延昌从门诊当天的药费收入中拿出1500元，其中1000元捐献给宋庆龄儿童基金会，500元捐献给当时的大兴县水灾地区的农民群众。7月初，北京日报社推荐大北窑中医门诊部在大兴西瓜节期间搞三天义诊活动。索延昌积极组织了部分老专家和弟子参加了大兴西瓜节的义诊活动。义诊结束后，索延昌把三天义诊活动的全部收入捐献给当时的怀柔县灾区群众，受到怀柔县政府和人民群众的感谢。

　　大北窑中医门诊部开业以后，索延昌经常组织老专家和年轻大夫们到京郊各县开展义诊活动，为边远地区的农民送医上门。北京郊区十个县都留下了他们义诊的足迹。

1994年,索延昌在北京电视台教育频道上看到一则新闻,当时的京郊怀柔县喇叭沟门乡中心小学的一些贫困家庭的孩子因交不起住宿费、饭费而失学。于是,索延昌萌生了一个为贫困山区孩子举办义诊募捐活动的想法。他把这一想法向相关单位做了汇报,并得到了支持。于是由相关单位出面组织,在北京中山公园内的中山堂搞一次大型义诊募捐活动,义诊募捐活动所得善款全部捐给山区失学儿童。为了搞好这次义诊募捐活动,索延昌除动员在大北窑中医门诊部出诊的中医老专家们参加外,又亲自登门请来了二十多位中医老专家,组成了一个四十位平均年龄七十岁的专家义诊团队。

义诊当天,中山堂大厅门前,人山人海,水泄不通,已分不清是游客还是患者。大厅里几十张诊桌前都排着待诊患者的长队。一上午下来,每个老大夫都接待了几十位患者,中午各位老专家只简单吃了一份盒饭,稍事休息,就又接着给患者们看病,一直忙到下午4点多才收尾。但所有参加义诊活动的老专家们都是满腔热情,毫无怨言,大家只为完成一个心愿——让贫困山区失学的孩子重返课堂。

义诊之后,索延昌把义诊所得的6000多元全部通过当时的怀柔县教委转交给喇叭沟门乡中心小学,使二十多名退学的小学生重返学校读书。从这次捐资助学活动以后,索延昌每年都从门诊部的收入中拿出6000元在6月1日前按时送到喇叭沟门乡中心小学,保证二十名贫困学生完成学业。这个捐资助学行动一直坚持到索延昌去世前的1999年。

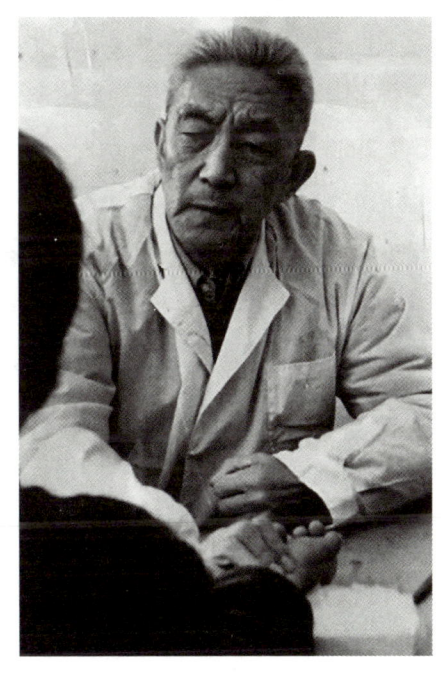

索延昌为患者诊病

除此之外，索延昌还向怀柔教委提出由他个人再出资单独捐助一位特困生，直到完成能达到的所有学业。怀柔教委按照索延昌的意愿为他找到了一个正在上初中一年级和奶奶相依为命的孤儿马永。马永在索延昌的资助下经过六年的学习一直到中专毕业，走上了工作岗位。索延昌坚持常年捐资助学的善举受到了当时的怀柔县委的表彰和广大农民朋友的尊敬。

1991年6月，索延昌在大北窑中医门诊部开诊后，又与北京饭店合作，在北京饭店客房区内的9009房间创办了"首都知名中医专家特诊部"，目的是为来自世界各地的游客们提供中医治疗和养生保健服务。这是全国第一家开在涉外大饭店里的中医门诊部。特诊部开诊以后，通过给住饭店的各国来客提供医疗服务的渠道，将中医文化最大限度地传播到世界各个国家和地区。特别是亚洲近邻日本和韩国的民众经常组团来北京饭店集体就诊。韩国电视台还派专人来北京采访索延昌先生和中医专家特诊部，并录制了一组宣传片带回国在韩国首都电视台晚上的黄金时间播放，向韩国民众介绍索延昌和北京饭店中医专家特诊部。欧美国家也有越来越多的患者定期来北京饭店求医治病，甚至在索延昌去世的第二年，还有美国和英国的医疗机构来信邀请他去开会和出诊。

2000年1月，索延昌历时五年收集、整理的一部介绍民国时期北京中医行业状况的史料书《京城国医谱》（第一集）出版了。这本书介绍了从辛亥革命后到1949年活跃在京城地区的两千余名中医大夫的基本情况，对构成燕京国医学派三大流派的宫廷御医派、民间家授师传派和名医学院派代表人物的医术专长及传承关系做了详细的阐述。索延昌为了理清这段历史时期各医学流派主要代表人物的行医状况、医术特点和传承关系，花费了大量的休息时间，跑遍了北京四九城的几十条胡同，挨家收集珍贵史料，耗费了很大的精力和心血，最终在他去世前半年完成了这部史料集。《京城国医谱》（第一集）的出版，填补了近代中医药发展史上的一段空白。索延昌收集了大量宫廷御方和民间验方，研究整理后在临床上借鉴使用，收到良好的疗效。索延昌是宫廷御医派、民间师承派和名医学院派学术思想和临床经验的集大成者，是京城一位有自己独立学术思想和医学专著的名老中医，他是燕京国医学派当之无愧的代表者。

幼向岐黄为自医，学术精进战顽疾。
济世苍生天延寿，燕京学派立勋奇！

第六节　马继兴：中医古籍"寻宝人"

在施今墨众多的门人弟子中，有一位非常特别：他的学术研究开创了"中医文献学"这个领域，他是第一个破译马王堆出土汉代医书《五十二病方》的人；从马王堆帛书到敦煌残卷，从楼兰古城到武威古墓……他一生绝大部分时间都在埋头医书古籍，皓首穷经，与青灯为伴。他就是中医科学院教授、医史文献学奠基人马继兴。

马继兴（1925—2019），出身于山东济南一个名门望族，从小过着富足安逸的生活。上中学时，他经常去舅姥爷家玩，舅姥爷是济南一带的名医，曾在清宫里做过御医。玩耍之余，马继兴会经常帮助舅姥爷抄录、整理医案，闲时便翻阅书案上那些泛黄的中医古籍。正是从那时起，马继兴对中医古籍着了迷，翻看着带插图的针灸书和本草书，手不释卷，乐此不疲。

十六岁中学毕业后，立志学中医的马继兴只身来到北平求学，就读于施今墨创立的华北国医学院。上学期间，在家庭的包办下，十八岁的马继兴和就读于辅仁附中的王瑞珍结合。婚礼当天，嗜书如命的新郎官因为看书差点误了行礼，家人四处寻找才把他从书房找来拜堂。王瑞珍却因为这件事对这位书生顿生好感，觉得他是一个以后能做大事的人，婚礼上的小"事故"成就了一对举案齐眉的佳侣。

马继兴很快就表现出了在医学方面出众的才华，医学院毕业后，他进入北平临时大学（今北京大学医学院）担任助理教员。1955年，而立之年的马继兴进入新成立的中医研究院担任学术秘书，从事热爱的中医古籍研究，很快写出了《中医本草学源流》等书稿。

两年后，马继兴被打成"右派"，跌入生命的谷底。从1957年"戴帽"到1984年"平反"，从三十三岁到五十九岁，一个知识分子最黄金的岁月被荒废了。他先在石景山钢铁厂和居庸关绿化大队劳动，后来又到了顺义农村医疗队，最后到江西"五七干校"种稻喂猪。即使在这样的境遇下，马继兴依然没有放弃看书和研究，白天不能看就晚上看，单位不能看就在家里看，只要有书就行。

1974年，国家文物局组织部分学者成立了马王堆汉墓帛书整理小组。当时，马继兴作为中医研究院的文献古籍专家加入了这个小组。马继兴能够加入这个小组，并非靠运气，而是机遇偏爱有准备的头脑。马王堆可以说是马继兴命运的转折点，实际上他那时正处于人生的最低谷，"右派"的帽子已经戴了十多年，在江西的"五七干校"喂猪。但是这十多年间，他从来没有放弃过学术钻研，虽然只能偷偷摸摸干，但是深厚的古文功底和博览群书的眼界，使他在这个领域里的专业水平几乎无人能及。

马继兴凭着脑子里千百本中医古籍的底子，通过这些古籍相互印证，一个字一个字攻克，最终把《五十二病方》这部上古医书破译出来。这本书是目前发现的我国最古的医方，全书52题，9911字，每题都是治疗一类疾病的方法，少则一二方，多的二十几方，总数共280方，书中涉及的疾病症候名称103个，涉及内科、外科、妇产科、儿科等。就是在《五十二病方》里，出现了如今大名鼎鼎的"青蒿"，书中还特别记载了青蒿在荆楚地方的土名。这本诞生于秦汉之际的古医书，可以说是古代劳动人民长期积累的宝贵医疗经验。

马王堆汉墓帛书的研究让马继兴对出土古医书一下子着了迷，因为那些只流传下名字而内容失传的医学古籍很可能会在出土文物中留下线索。于是，他开始在全国考察跋涉。甘肃敦煌、湖北云梦、四川绵阳、内蒙古黑城遗址、新疆吐鲁番、古楼兰、和田……都留下了他的足迹。

1900年，在敦煌莫高窟藏经洞内发现了一大批卷子书籍，约写于隋唐前后，绝大部分为佛经，也有不少医学残卷，但这一发现并未受到清政府的重视，反而引来了国外盗匪，英、法、日、德、俄等国掠走了大批敦煌卷子，古代的宝贵遗产流落他乡。

"敦煌卷子中的医书在历代出土医籍中规模最大、数量最多，约有百余种，都是唐以前失传的古书，其中《张仲景五脏论》《平脉略例》《本草经集注》《新修本草》等都是未见传世的珍品。"

说起这些流失的国宝，马继兴痛心疾首。数十年后，这批卷子的真迹被海外学者整理，陆续公之于世，他偶然间从刊物上发现了这些资料，甚为珍视，悉心收集。

从20世纪60年代到90年代，马继兴用了三十多年的时间，多方查找关于敦煌卷子的相关资料，最后一共寻找到敦煌医药卷子84种。资料有的来自英国、法国、日本、俄罗斯等国的图书馆，有的来自私人收藏家。根据这些影印复制的资料，马继兴于1988年写出了《敦煌古医籍考释》，成为我国中医文献领域第一部全面系统研究敦煌古医籍的专著。流落海外的敦煌卷子最终能够以复制、研究的形式回到国内，也是中医古籍的一大幸事。

经过多年调查，马继兴终于列出了一个海外佚亡古医书的目录，包括世界上11个国家和两个地区的137家图书馆收藏有27250部中医古籍。马继兴带着他的课题小组在世界各地奔波，迄今复制回归了总计266种宋、元、明、清版本的善本医书和抄本，复制页数达174152页，校点出版或影印了69种善本古医籍，这是中国近代以来最大的一次中医善本古籍的抢救回归，被业界称为"功在当代，利在千秋"之举。

马继兴一生读书、寻书、藏书、爱书。1994年，他做出了一件令所有人吃惊的事：向中医研究院图书馆捐赠了多年来个人收藏的14部96册古籍珍善本图书，它们有的来自外国友人的馈赠，有的是他出国期间费尽心血找到的。马继兴说：

"这些中医瑰宝不属于个人，它们应该属于国家。"

研究古籍是一个必须耐得住寂寞的事业，终其一生钻在故纸堆里，默默无闻，孑然独行。对马继兴来说,他坚持一辈子是因为对这份事业爱到极致,他笑称自己就是一个"中医古籍里的寻宝人"。

2019年,九十五岁高龄的马继兴驾鹤西去,而他长寿的秘诀就如自己所说:"不动心指的是不要有过分的欲望,不要看到别人如何自己就去攀比,动脑做学问,动体散散步,简简单单,平平淡淡最好。"

皓首穷经淡泊心,故纸犹香魂梦亲。
若有来世悬壶罢,还做中医寻宝人。

第七节 张仁济:仁心仁术 济世活人

前文中我们曾说过,施今墨在华北国医学院任教时期,曾经为一个叫张秀岩的年轻人治好了非特异性肠炎,救了他一命。后来,张秀岩怀着对中医的崇敬之心拜在施今墨门下,为了鼓励张秀岩"以仁心仁术,济世活人",施今墨为他改名"仁济"。这也是施今墨众多门人弟子中,惟一一个经过老先生改名的弟子。后来,张仁济经过多年的不懈发奋钻研,成了一代"治癌名医"。

1939年,张仁济从华北国医学院毕业后,为了深入地学习药理,东渡日本,进入日本厚生省开办的医药塾学习药理学。1947年,入国民党暂编新二军三十一师师部军医处,担任上尉军医。1949年,在秦皇岛创立了仁济医院,1951年至1956年,在河北省漳村煤矿职工医院任主治医生,1956年至1971年,在河北省机电学校任校医。1980年,张仁济回到北京,在北芦草园胡同创办了中医张仁济诊所,1988年创办张仁济肿瘤研究所,1993年创办百草堂中医治癌研究中心、百草堂中医门诊。

说起张仁济与施家的渊源,确有一段令人动容的故事:"文化大革命"时期,张仁济由于解放前担任过国民党军队军医而受到冲击，一家人身心备受摧残，张仁济在监狱里度过了一段极其痛苦的日子，还当过狱医，他的妻子因为备受折磨，四十多岁就撒手人寰。而张仁济当年拜师施今墨以及毕业于华北国医学院的全部资料、照片也都被毁掉了。20世纪80年代初，张仁济从河北回到北京，决定开办诊所，继承施老学术思想，济世活人。可是，施今墨老先生已然故去，没有人能够为他提供克绍施门的历史证明。就在这时，施今墨的爱人张培英女士带着女儿施如瑜来看望张仁济，并且为他带来了20世纪30年代拍摄于东绒线胡同194号施家老宅的一张黑白照片。照片上，施门弟子云集堂前，正在举行庄重而正式的拜师仪式，最后排左边第二位，那个个子瘦高，戴着一副黑边眼镜的年轻人，就是风华正茂的张仁济。一张旧照片，终于为张仁济师从名医施今墨的身份做了有力的佐证，同时也联结起他与施门之间非比寻常的深情厚谊。

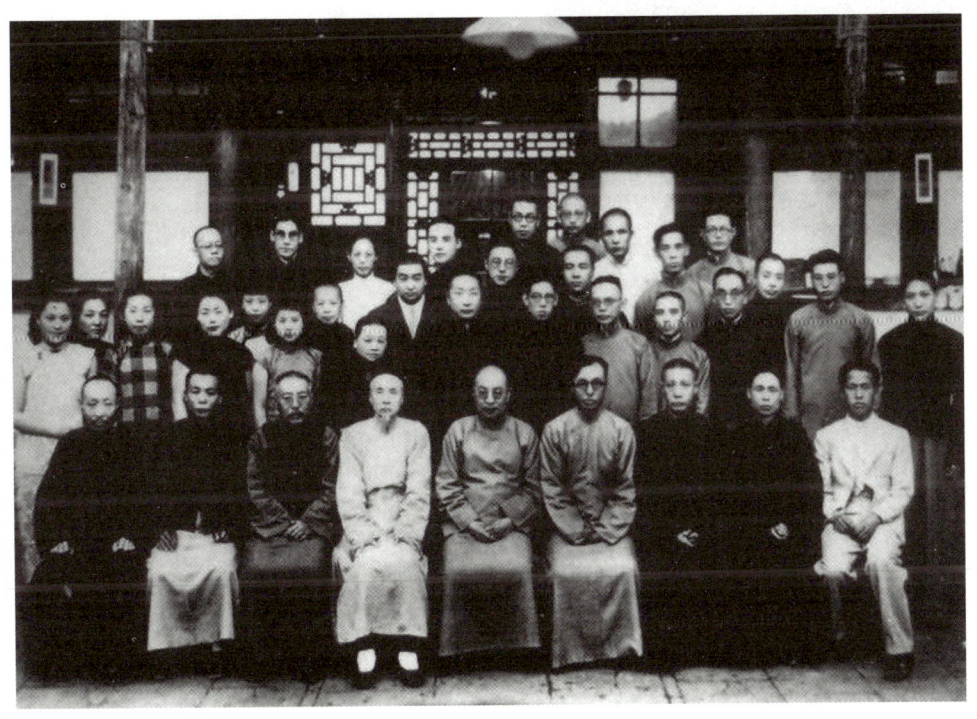

施今墨在东绒线胡同收徒合影，后排左二即青年时期的张仁济

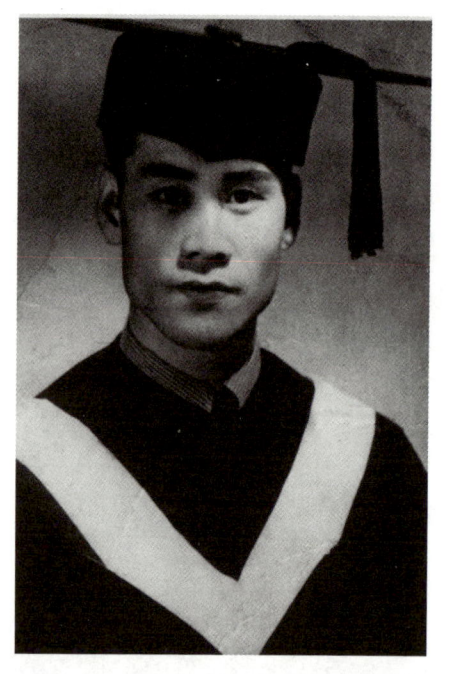

张仁济华北国医学院毕业照

每当回忆起这段往事，张仁济的女儿、原中国人民解放军后勤学院门诊部中医科主任、现北京鹤年堂中医药研究院院长张大宁都会深情地说：

"我对施家怀着一份感恩之心，培英奶奶用她的行动，为我父亲当年成为施老入室弟子的身份做了佐证，作为仁济老先生的后人，我们只有好好继承两代老先生的医德、医术，把施门的学术思想和文化精髓一代代传承下去！"

行医数十年，张仁济始终视恩师为楷模，努力践行着"仁济"二字的思想精髓，在长期的临床实践中，他总结出54味对肿瘤具有明显抑制作用的中草药，开创性地使用如石见穿、虎杖、龙葵、白英、半枝莲、半边白花蛇草等具有抗癌、抑癌效果的草药，得到了奇特的治癌功效，最终走出一条既不同于西医手术、放化疗，也不同于传统中医"以毒攻毒"疗法的"中医抗癌免疫综合疗法"，被誉为"抗癌名医"的国医大家。

张仁济以其独创的"中医免疫疗法"为数以万计的癌症患者造福。他曾为开国元勋、海军大将肖劲光治疗结肠癌。当时，肖劲光的病情十分危急，已经出现了肺转移，解放军310医院28个大夫集体会诊，一致认为必须手术。谁知，经过张仁济的中草药治疗后，肖劲光的癌症肿块明显缩小。

1987年，在北京永定门外某粮库工作的老工人孟昭玉，自感上腹闷胀、疼痛，到天坛医院看病，当即诊断为胃癌。医生把确诊结果告诉了老孟的儿子，要他准备住院押金，尽快安排手术。为了不让老孟有思想负担，大夫对他说的是"胃溃疡"。老孟心想："我都这把年纪了，不如先吃点中药试试。"他早就听说有个叫张仁济的大夫专治疑难病症，第二天便找上门去，要求开几剂中药吃吃。谁知，老孟服了十三四剂药后，自觉精神爽快，胃也舒服了。一个星期后，他儿子带他到天坛医院复查，令所有大夫惊讶的是，原来的癌变肿块找不到了！老孟一家人不胜感激，特意请人做了一块匾，题上"胃癌不用刀"几个大字，送到张仁济家里。

1986年4月下旬，清华大学五十七岁的教师魏宗仁，突然出现讲话声音嘶哑、喉干症状。经检查，左声带肥厚，表面粗糙，左室带膨隆越过声带。经北京医科大学第三附属医院取活体诊断为"早期鳞癌"。魏宗仁跑了几个大医院，各医院都主张采取半喉切除或放射治疗。到底做不做手术呢？魏宗仁一时拿不定主意。他经人介绍，来找张仁济商量，张仁济则主张不动刀。从1986年5月上旬开始，魏宗仁开始服用张仁济开的中药治疗。到7月中旬，声音嘶哑及喉干有明显好转。9月底暂停服药后，经北京医科大学第一、第三附属医院及肿瘤医院间接喉镜检查，一致认为"左声带表面光滑，稍有肥厚，但无肿块，左室带膨隆无明显变化，双声带运动闭合好。流动观察期限可由过去的半个月延长为3个月左右"。

像这样通过中药治疗使癌症肿块缩小甚至消除的例子，在张仁济治疗的病人中不胜枚举。有一位经他之手治愈的肝癌患者，特意为他送来一副书法题词：

肝癌催我去，神医唤我归。扁鹊当今在，何愁顽疾危。

与传统的中西医治癌方法不同，张仁济敢于在治癌方面独辟蹊径。张仁济认为，西医对癌症采取的手术、放射、化疗，总的来说，是有一定的"破坏性"。治癌的同时，使人体的一些组织与健康细胞也受到了一定损害。传统中医采取"以毒攻毒"法，对健康细胞也有伤害作用。张仁济则主张采取一种保护性疗法：不动刀，不用毒性大的药，使患者服后无副作用；用清热解毒的药来攻癌，用活血化瘀药来消除癌症病灶。

所谓保护性疗法，就是免疫性治疗，即通过服用中草药来增强人的免疫功能和造血机能，使血相恢复正常。张仁济认为，所谓癌症，从中医理论上讲，是人体气血运转不畅造成的，而气血郁滞就容易产生内热。"中医抗癌免疫综合治疗"主张采用清热解毒、疏通气血的治癌方法，使患者身体机能恢复平衡，增强抑制癌细胞繁殖的能力，使某部位的癌瘤得到控制或治愈。用药多为寒凉，佐以理气活血药，不用大补药与毒性大的药，以免增加病体内热和损伤免疫功能。免疫功能的高低与预后密切相关，所以千方百计地保护和提高患者的免疫功能，是这种治疗与西医的手术、放化疗，以及传统中医的"以毒攻毒"疗法的区别，也是其取得明显疗效的关键所在。

张仁济的女儿张大宁，是施门第三代传人，毕业于北京市中医药联合大学。学校教育给她打下了坚实的理论基础，而后随其父耳濡目染，丰富了临床见识。1998年张老八十三岁辞世后，她继承并发扬了父亲中医治癌的精髓，坚持中西医相结合的治癌思路，对肺癌、肝癌、食道癌、结肠癌、乳腺癌、膀胱癌、恶性淋巴瘤等多种癌症治疗积累了丰富的经验，在减轻癌痛、降低癌热、提升血相、防治放射性肺炎及肺纤维化等方面，有独到之处。

走进张大宁大夫在北京鹤年堂中医医院二层的诊室，抬头便见一副书写着"济世大宁"四个字的书法作品，这是一位经张大宁之手治愈的癌症患者敬赠的，嵌入了仁济老先生为女儿取名的寓意。张大宁感慨地说：

"我是1948年出生的，当时那个年代，女孩子很少叫这个名字，我就问父亲，为什么给我起'大宁'这个名字。父亲说了八个字——'有容乃大，无忧则宁'。他亲身经历过旧社会的动荡，目睹过中国百姓的疾苦，他希望国家安安静静，百姓无忧则宁……"

作为施门第三代传人，张大宁身上秉承着父亲张仁济"仁心济世"的医德医风，她感觉冥冥中有一股力量，牵引着她在中医事业上克绍施门风范，效仿施家，将施今墨老先生留下的学术精髓继续发扬光大，代代相传。

在张大宁的记忆中，老父亲每每谈起自己的恩师施今墨，都会情动于中地说：

"看一个人是不是施门的后人，主要看两点，一是诊病后起身送病人离开，

第三部分 临证·创新·传承

二是会不会用'对药'……"

据施家人对张大宁讲，仁济老先生当年总爱穿一身米黄色的杭罗绸，戴一副眼镜，手里拿一把扇子，一副书卷气模样。说到施今墨当年为老父亲改名这件事，张大宁补充说：

"施老给我父亲改名'仁济'，还有一层意思，就是'济世活人'，我原来也不明白，为什么不是济世救人。后来，培英奶奶告诉我，这个'活'字，深刻地诠释了中医中药的精髓和施门的学术思想。"

父亲张仁济曾给她讲过一个故事：20世纪30年代，张仁济跟随施今墨出诊，一个病人高烧不退，施今墨诊脉后，怀疑是肺痨，就给病人开了三副药，对病人说，"吃了好再来，三剂不好就另请高明"。当时施今墨在药方中将生石膏用了60克，张仁济问师父："您怎么用这么大的量，这不是给驴吃的剂量吗？"施今墨成竹在胸地回答道："人与牲口的生理构造有相通之处，病人的病情，不用这么大量，烧降不下来……"患者服药后，高烧果然退了下来……张仁济深感施老用药的精准，用"稳准狠"三字概括老师用药用量的功力。

张大宁深得父亲真传，在运用"中医免疫疗法"治疗临床各种癌症的过程中，秉承施今墨用药方法、药性药理，尤其擅用大方组合，在掌握西医诊断与化验指标的同时，运用中医辨证思想，中西医左右开弓。张大宁说：

"施老当年就曾为孙中山先生治疗过肝癌，只是那个年代，癌症属于疑难杂症，不高发，大家也不太引起重视；而老父亲在80年代就提出了扶正固本的思想，1986年来就诊的肺癌、肝癌病人，经过中医免疫疗法的治疗，到现在还活着，有力地佐证了两代老先生的学术思想。"

谈到中医传承，张大宁用饱含慈

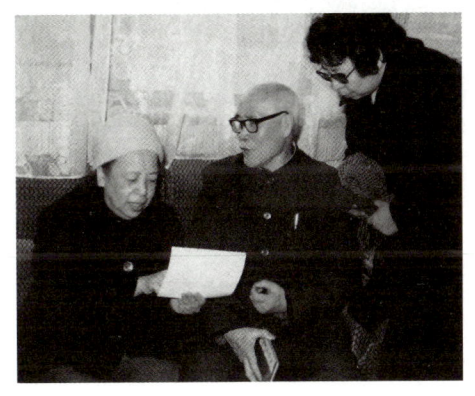

施今墨夫人张培英携女儿施如瑜探望张仁济

爱的目光望着她的学生们：

"我感觉，很多事情都是冥冥中有一条线在牵引着，我们就是要用自己的行动告诉孩子们，什么是中医的'今墨'精神，什么是'仁济'思想，什么是'济世大宁'，用后人的学术成就，为两代老先生的医德医风佐证……"

医道文脉两相承，盛世无忧乃大宁。
济世活人秉仁术，四代施门杏林情。

第八节　曹志安：珍藏一辈子的药方

年逾百岁的曹志安老大夫，是施今墨的入室亲传弟子。曹老身上，有一种旧式文人特有的风神气韵，且看他于1944年6月19日拜师施先生时的旧照片：施先生一身长衫，双手垂膝，端坐于右侧，曹志安一身长衫，外披马褂，手拿一柄折扇，眉目间清秀俊朗，书卷气十足。

曹老这一辈子，低调处世，淡泊宁静，一直默默耕耘在临床第一线，一丝不苟地传承和发扬着施门的行医理念和风格，融会贯通地把施先生众多的临床经验，实在实用地用于解决患者的病苦上，宁可淡泊十句，也不虚夸一句，有人问曹老：

"您这些年怎么没有著书立说，也不申请评选名老中医？"

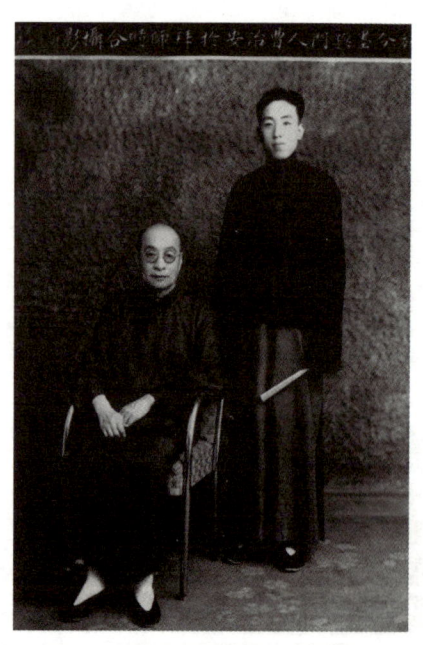

曹志安拜师照

曹老操着一口四平八稳的京腔，安之若素地说道：

"施先生才称得上名医，我们这一辈子也赶不上老师，我还是踏踏实实，安安静静，给病人看好病，用结果和疗效说话吧。"

尽管曹老在行医和做人方面，都低调淡泊，但有一件事，他却一直放在心上，每每说起这段往事，曹老都对恩师施今墨先生充满了感激之情。

那是 20 世纪 30 年代，曹志安拜在施今墨门下，成为其入室弟子。一日，施今墨先生独自去前门外庆云大院 13 号出诊，病人刘先生年事已高，患有多种杂病。此前，施今墨已经来诊过两次，都是曹志安随同他一起来的。这一次，恰巧曹志安家中有急事，没能侍诊左右。施今墨在诊房给病人开方子时，忽然想到，曹志安前面两诊都来了，第三诊没能跟随自己来，错过了一次学习的机会，实在可惜。于是，施今墨就在抄写方子的间隙，找来一张旧宣纸，简单地几笔，把刘先生的病案和方子记录了下来。晚上回去后，施今墨特意到曹志安房中，把方子交给他说，

"志安，前两次出诊都是你随我去的，这一次你没能去，我把方子简单地抄下来，你看看吧。"

曹志安回到房中，打开方子一看，上面是施先生用俊秀的行书写的几行小字，由于在诊房中开方匆忙，施先生只用简写的方式把方子记了下来，比如，旋复花代赭石汤，就写旋 2 钱、代 3 钱，厚朴花、玫瑰，就写厚、玫各 1 钱半，治疗失眠的秫米半夏汤，就写秫 4 钱、夏 3 钱……

曹志安手捧着先生手写的这张与众不同的方子，心里无比激动，他心想：施先生在那么忙碌的应诊之余，还能想着给我抄回一个方子，让我对照脉案、药味学习，真是用心良苦，我真是遇到了一位良师啊！

六十多年过去了，这件事始终萦绕在曹老心底，他在这张药方上盖上自己的印章，一直悉心保存在身边……

一张小小的药方，不仅传承着施老的学术思想，更凝结着施门师徒间深厚的情义，施老在教学中对学生的责任担当和良苦用心，被曹老视为弥足珍贵的财富，

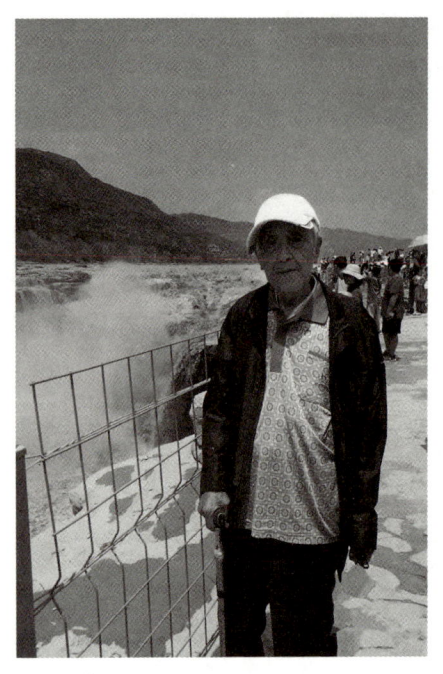

晚年的曹治安

伴随他走过了云淡风轻的几十年行医路。

在2009年举行的施今墨去世四十周年纪念大会上，曹老深情地回忆了这段往事。他说：

"施老师不仅是临床家，教育家，还是民主革命家，每次跟老师抄方，他总会在闲暇的时候，给我们谈论他对国家政事的见解，他的思想非常有见地。"

还有一段往事令曹志安记忆犹新。当年世界时局的动荡不安，强烈撞击着施今墨的思想，他日夜思考着中国未来的发展，为中国工业发展忧心忡忡。一天深夜，曹志安见老师书房的灯还亮着，就到老师房中请教白天抄写脉案的问题，见老师正伏在桌前奋笔疾书，便问道：

"老师，您又在写什么呢？"

施今墨把他叫到跟前说：

"志安，你来得正好，我给你念念我刚写的随笔……"

说罢，施今墨念道：

"说民主，道民主，民主就是民做主。人人有饭吃，人人有衣穿，在家住好房，出门行路便。"

原来，施今墨是在拿新社会和旧社会做对比，旧社会虽然也讲民主，但只有新社会、新中国，才真正是人民当家做主。我们国家在新中国成立后的60年代，也有了原子能工业，施今墨提出，这才是正义的先发制人，化暴力为动力，发挥原子能作用做出百千万亿种生产所需要的物质，用于人民生活的改善……

多少年过去了，曹志安回忆起聆听恩师施今墨教诲的往事，感慨道：

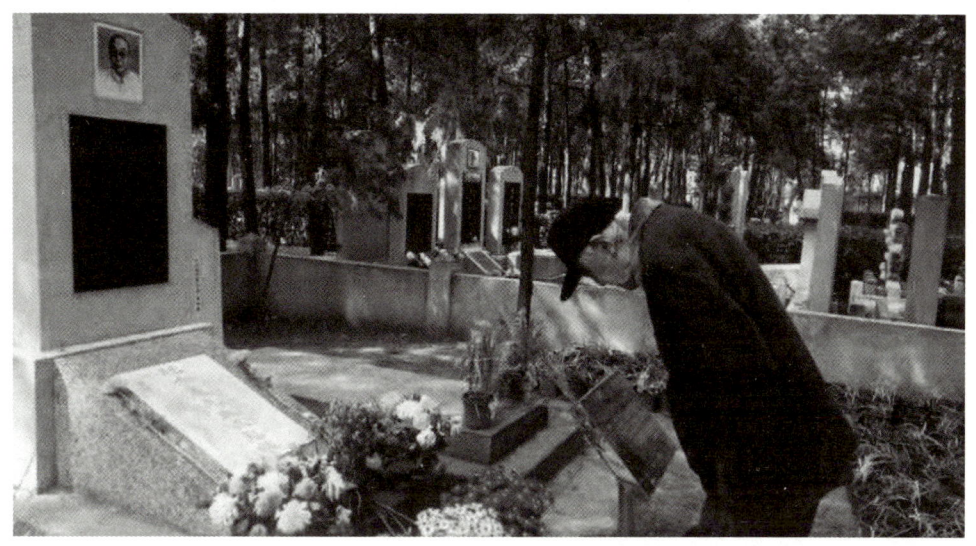

曹志安到万安公墓祭拜施先生

"老师的思想总是那样超前,古人说:'穷则独善其身,达则兼济天下。'老师无论穷达,都怀着兼爱的思想,爱国的思想……"

曹志安老先生今年已是期颐之年,走过了一个世纪的人生路。谈到他的长寿之道,曹老说,他多年来都有一种不老心态,从没把自己当作老人,无论大事小事基本都是自己亲力亲为,绝不轻易麻烦别人。他提倡人要自强自立,直到现在年逾百岁,生活方方面面还基本都是自理;曹老热爱生活,求知欲强,平时擅于动手动脑,对各种事物都充满好奇心,闲暇时喜欢读书看报,经常是手不释卷,在书海里遨游可以做到废寝忘食,他经常说"当医生就应该多读书,读好书,这样可以充实大脑,少走弯路"。

曹老还喜欢外出参观各类历史、文物书画展览,游览祖国大好山河,名胜古迹,年届九十岁时还登上了井冈山,九十五岁时又登上泰山,乘缆车并行走数千台阶至天街最高处,先后还游览了山西壶口瀑布、西安兵马俑等地,历年所到之处,每当被问到年龄时,都会引起众多同行游客的赞叹。饮食上,曹老比较节制,特别尊崇古人的一句话"已饥方食,未饱先已",一辈子不抽烟,不喝酒,注重生活节俭，也容易知足；对待疾病的态度是既重视又轻视，反对过度医疗，主张用药要适度，相信自己有很大一部分自愈能力。

曹老多年谦恭待人，迎来送往总是起身恭候，对待长幼也都是谦逊有加，这一点真是传承了施今墨先生的遗风；而且曹老待人以诚，知无不言，言无不尽，对多年未见的同事、故友名字和过往经历，都能如数家珍。曹老知足常乐，能忍自安，认为一切都是过眼云烟，只要所说所做有益社会，无愧他人，亏己奈何，善莫大焉，这样达观务实的人生姿态，应是曹老传承施门学术与思想精髓，乐享期颐之年的长寿之道！

点点墨迹皆是情，苦心育才待凤鸣。

毕生永念施门义，名如云淡风也轻。

第九节　吕景山：从辑录"对药"到发明"对穴"

1962 年夏天，北京东绒线胡同 194 号四合院里，耄耋之年的施今墨握着学生吕景山的手，殷殷地叮嘱道：

"景山，毕业了，要当个好大夫。每天看完病回到家，在脑子里过过电影，哪些方子开得可以，哪些可能还有问题，哪些是疑难病症，再准备下一次的方子……"

当时，吕景山只有二十八岁，他希望自己有一天能做像老师一样受人敬重的中医大夫。时光轮转，2014 年，也到了耄耋之年的吕景山，在第二届国医大师表彰会上，赢得了众人的赞誉和尊敬。

1934 年，吕景山出生在河南洛河边，外公在大槐树村邙山山腰开了一家中医诊所，每天上山采药、制药，为乡亲们诊病，在邙山一带救人无数，深受百姓们赞誉。吕景山深受外公影响，自幼习读中医著作。由于家境贫寒，吕景山从小脾胃很差，一顿饭吃的东西还不如一只猫多。长大一些后，吕景山随父母搬到了山西永济。有一次得了中耳炎，父亲用石榴花和冰片磨成粉往耳朵里吹，没几次就好了。正是这次生病，引起了吕景山学医的兴趣。

1953年，吕景山初中毕业，考入山西省太原卫校。除了学习西医基础知识外，他还第一次系统地学习了针灸。在山西运城人民医院实习的半年里，吕景山学到了更多的中医知识。放暑假回到村子里，乡亲们知道有个在卫校学习的娃回来了，就都来找他看病。吕景山的第一位患者，是位三十多岁的妇女，因痛经彻夜不眠而来求诊。吕景山给她在归来穴和三阴交穴上扎针，没几分钟，疼痛就已减半。

1956年，中央决定在上海、北京、广州和成都各建一所中医大学。因学习成绩优异，学校举荐吕景山和几名学生读大学，在备考栏里，他写了一行字——"我愿意学中医"，就这样，他成为了北京中医学院的首批学生。在那里，吕景山走上了真正的中医之路。

到北京中医学院读书后，勤学好问的吕景山，一下子引起了时任北京中医学院教务长（第一任）祝谌予的注意和赏识。祝谌予见吕景山每天晚上都在学校的走廊里借着昏暗的灯光读书，顿生爱才之心，他把自己办公室的钥匙给了吕景山，供他晚间学习使用。1959年，学校安排正在读大三的吕景山到西山矿务局总医院实习。当时，细菌性痢疾流行，吕景山结合老师祝谌予用施今墨老先生的经验，以葛根芩连汤为主，加上血余炭、陈皮炭、苍白术炭、左金丸合方运用，三服即效。

实习结束后，吕景山总结施今墨治疗痢疾的经验，写了《炭药治疗细菌性痢疾的体会》，经过老师祝谌予指点，被1960年北京中医学院首次学术交流会收录。毕业实习时，学校实行导师制，祝谌予成为吕景山的导师。祝谌予对吕景山要求极为严格，要求他每天至少读两小时的书，并给吕景山讲解《景岳全书》《丁甘仁医案》《祝选施今墨医案》等。每次跟随祝谌予出诊前，吕景山便把病历逐案进行整理。出诊时，他随身带着一个小本子，把老师的经验和相关疑问都记下来。

1961年，吕景山读到大学五年级。一天，祝谌予把吕景山叫到办公室，对他说："景山，你这几年学业进步很大，我准备把你引荐给我的岳父施今墨先生，以后你就在他身边学习。"

吕景山一听自己能够跟随京城四大名医之一的施今墨老先生学习，一时激动得说不出话来，连连向祝谌予老师鞠躬致谢。

那一年，正赶上中央大力发展中医，周恩来总理亲自嘱咐，要对施老的成果和经验进行抢救性的学习和整理，为配合整理工作，年逾八旬的施老每天上午针对一个系统的病症详细讲解，众多弟子围在施老身边听讲，吕景山就是其中的一位。那几年中，吕景山随时记录跟随老师出诊、与老师聊天中遇到的有用的东西，哪怕是一个名词、一句话。

在跟随老师学习的过程中，吕景山不仅学到了精湛的技术，还有对待工作的态度。施老的严谨让吕景山在日后的工作和学习中，养成了认真负责的好习惯。施老在病人进门时，为了表示尊重，总会起身相迎，无论是贩夫走卒，还是达官贵人。这些点点滴滴都对吕景山产生了重大的影响。

学习的初始阶段，必须先从形似开始。随施今墨先生侍诊期间，吕景山处处留心施老的思路、治疗风格和用药特色，甚至达到了"以假乱真"的程度。

1961年，吕景山遇到一位胃溃疡患者，六月天，这位患者还穿着羊皮褂。吕景山经过脉诊，判断是寒证。他给患者开了三剂附子理中汤。三天后，患者胃疼依旧，又改用十香丸，又开三剂，还是无效。万不得已，吕景山便跑去向施今墨讨教。施今墨给出了一个方子：

附子 10 克　　高良姜 10 克　　香附 10 克　　醋煅川军炭 4.5 克

病人服此方后，很快就好了。

多年之后，吕景山对老师的这个方子依然记得清清楚楚：

"施老的方子妙在最后一味药，患者寒热夹杂，寒热之间产生格拒现象，热药的力量达不到病变部位，而醋煅川军炭则起到一个桥梁的作用。"

离开祝老、施老，吕景山结束了大学生活，回到山西悬壶济世。1976年，吕景山作为针灸人才被国家选派参加援助喀麦隆医疗队。

那时，正是我国的特殊时期，有很多人有担忧，便拒绝接受这个命令。当时吕景山家里有八十多岁的老母亲，还有几个年幼的孩子，一旦无法回国，便只能靠妻子一个人支撑。但是吕景山没有犹豫，毅然登上了前往喀麦隆的飞机。到达喀麦隆的那天，吕景山一行受到了当地政府和老百姓的热烈欢迎。他每天早晨八点开始出诊，一直到晚上六点，最多时曾经一天接诊过180个病人。因为疗效显著，当地人民到处传扬着这位中国医生和他那小小银针的事迹。

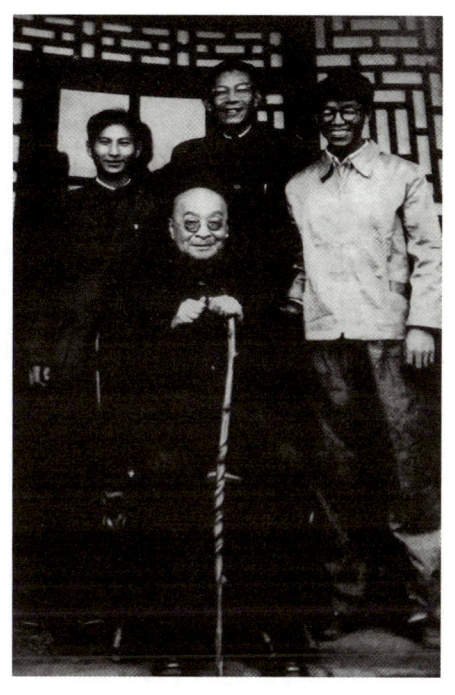

施今墨与祝谌予（中间）、吕仁和、吕景山（左一）

当时的喀麦隆总理因为长期劳累过度，每天无法入睡。经过当地的法国医生治疗后，没有显著改善，总理和政府人员为此相当困扰。后来经人推荐，总理请来吕景山为其治疗。详细地询问病史后，吕景山认为总理是因为过度劳累，引起脏腑阴阳失调，可以通过针灸进行治疗。经过两次针灸后，总理就可以安然地睡上几个小时，三次后就完全恢复正常。从此，吕景山的大名在各国政要间传了开来。朝鲜大使劳动时不慎扭伤腰部，当天晚上必须要参加一个活动，急需医生治疗。听说吕景山的事迹后，大使点名要求吕景山进行治疗。吕景山找到大使最痛的地方，通过针刺腹部的对应点，马上收到了疗效。一针之后，大使的腰痛便神奇地消失了。从此，吕景山常常被要求给大使看病，几乎成了大使的保健医。

受祝谌予、施今墨两位老师的影响，吕景山对每一位病人都是尽心尽力，无论是政府政要，还是普通老百姓，皆一视同仁。1976年的一天，正在埋头整理病案的吕景山听到同事喊他："有病人！"他连忙起身，下意识地转身拿了一个针灸消毒包就往隔壁诊疗室快步走去。诊疗室内站满了等待观望的当地人和医护人员，一位黑人青年坐在人群之中，经询问得知这位青年因为和老板发生争执，大气一场后突然失语。焦急的家人带他看了当地的法国西医，又找到土著医生都没能好转。最后，他们抱着试一试的想法，来到了中国医疗队。听了患者家属的介绍，吕景山心里有了底。他让病人仰卧撩起衬衣，抽出一根银针，在患者胸部膻中穴刺入，并向上下左右行针，同时用法语问患者："你是哪儿人？"当行针至左上方时，吕景山感觉手下的银针开始发沉，连忙加大刺激力度。行针两分半钟后，"杜阿拉！"这位失语半个月的青年脱口而出。整个医院都沸腾了！200多名住院患者和家属排成长龙在院子里一边转圈，一边兴奋地喊着：

"中国医生真神奇！"

吕景山对传承施门学术思想的一项重大贡献，是他用二十年的时间，边临证边辑录对药，将"施氏对药"增至270多对，出版了《施今墨对药》一书。吕景山说：

"《施今墨对药》，乃今之《药对》。表面上看是一对一对的药物，实际上是经方、时方、名方、小方的精华，是'经方中的经方'。其组成法则是一阴一阳，一脏一腑，一气一血，一寒一热，一升一降，表里兼顾，虚实合参……配伍巧妙，疗效卓著，体现了开阖相济、动静相随、升降相乘、正反相佐的用药艺术，将中医'阴平阳秘''以平为期'的博大智慧表现得淋漓尽致。"

施今墨看到吕景山整理的稿子后十分喜悦，并逐字逐句予以审阅修正。审到半夏与夏枯草为对治疗失眠时，他说：

"半夏得至阴之气而生，夏枯草得至阳之气而长，二者参合，调和肝胆，平衡阴阳，交通季节，顺应阴阳，引阳入阴而治失眠。"

《施今墨对药》出版前，叫《施今墨常用药物配伍经验集》，油印成册后，颇受学友欢迎，屡经翻印，施氏对药从此传遍大江南北。施今墨在修改稿上曾写下一段话："古往今来，凡治病有效之方剂，必不违乎辩证法的规律，即是以主观能动性符合于客观事实，做出机智的决定，掌握一切证候，使之量变由重到轻质变,从有到无而已。对药的作用,即辩证法中相互依赖,相互制约的实践,非相生相克之谓。"

1982年,《施今墨对药临床经验集》一书出版,被评为当年度全国优秀科技图书一等奖,填补了自南北朝迄今1400多年以来药对配伍专辑的空白。

在施今墨、祝谌予对药配伍的启迪和名师杨甲三腧穴理论的影响下,吕景山查阅大量古典文献,总结前贤经验,在临床实践中辨证施治,逐渐发现了"对穴"这一规律。"对穴"学说要义主要有二:一是要求精简取穴。杨甲三说:"用穴贵在精疏。"《灵枢·官针篇》云:"先得其道,稀而疏之。"意即告诫医者,用穴要简而精,取一穴能治者不取两穴,取两穴能治者不取三穴。二是提高疗效。为此,必须先明其经络,谙熟穴性,配伍组方,然后施以补泻,才能达到针落病除的效果。

吕景山从共振现象中得到启发,发明了"无痛进针,同步行针"的特色手法,即速刺进针,进针速度快、痛苦小、得气速、针感强、后劲大,尤其是对小儿与畏针的患者更为适宜。

多年后,吕景山女儿吕玉娥等传承人在吕景山撰写的《针灸对穴临床经验集》基础上充实增辑,定名为《吕景山对穴》,并出版发行。该书视角独特,填补了腧穴配伍文献的空白,丰富了针灸穴位处方学的内容。日本东洋学术出版社将该书译为日文出版发行,迅速销售一空;韩国同道亦颇为赞誉,译为韩文出版。

"针而不灸,灸而不针,非良医也;针灸而不药,药而不针灸,亦非良医也。"艾灸专家、中国澄江学派侯马针灸医学研究所所长谢锡亮说,老友吕景山于汤液、针灸均能深入,不仅在临床实践上有所得,而且能有书问世。著《施今墨对药》,为处方用药书;《吕景山对穴》一书,为总结针灸取穴书。两书一以贯之,均用取"对"之法,值得学习借鉴。

吕景山从医六十年,恪守"来者不拒"的师训,诊治患者无数,疗效卓著;对学生无私传授,多年来,徒弟遍布世界各地;对家人关心呵护,尤其与老伴的感情传为佳话。1999年,吕景山的老伴生病,二十多天,吕景山每天都守护在床边。女儿吕玉娥说:"一向淡定平和的父亲,从未有过的紧张和慌张,那时他已经不是一个大夫，六十五岁的年纪熬了好几宿，布满红血丝的眼里全是爱和心疼。"如今，老伴身体不太好，吕景山每天都会陪着她。"几十年的感情了，即使每天不说话，坐在她身边，就好。"言辞间是一位老人的满足和幸福。

退休后的吕景山，除了出诊，在临床实践中不断升华对药、对穴理论："除了陪老伴，就是带学生。"吕景山全国名老中医工作室成立后，他通过教学查房、疑难病例讨论等形式为年轻人提供学术支持，而且通过师带徒的形式传承其经典学术思想和临床经验。

耄耋之年的吕景山在日记中这样写道：

"余老矣，然不敢稍有懈怠，今尚日日应诊，夜夜伏案，每治瘥一人即是一乐，每心悟一得亦是一乐。老有所乐，此之谓也。"

明师相引拜师宗，施门昆仑承乃风。
人生为一大事去，对药对穴建奇功。

第十节　克绍家风施小墨

施今墨非常重视对子女的言传身教。他本人是一位切脉高手，为了培养子女们学医的兴趣，他曾让孩子们从初诊病人中随意请来一位，未经问诊，一摸脉就说："风湿病。"再请来一位，摸脉后说，"高血压病。"又请来一位，摸脉后说："高血压动脉硬化。"……病症每每所言必准，孩子们惊讶地望着父亲，充满了钦佩之情，由此也对中医产生了浓厚的兴趣。施今墨对孩子们说：

"虚实之要，莫逃乎脉。你们可先读《四诊抉微》、李时珍的《濒湖脉学》、王叔和的《脉经》……要认真研读，有了书本知识，再将健康人的脉象同病人的脉象逐一对照，中医四诊的望、闻、问、切，每一诊都有很深的学问，你们要长期积累,步步意会,万不可偏。"

施今墨初出茅庐时,曾为当时的一位名人看病。由于病人很多,忙乱中把病人的性别写错了。开方后,那位名人把处方扔在桌子上,趾高气扬地说:

"你号称名医,连男女都分不清,这样的名医我不敢领教。"

这件事令施今墨记忆犹新,他常常向子女们讲述这件事,要他们引以为戒,并且告诫孩子们:

"人命至重,贵于千金;大医者,医术要精,态度要诚。"

施今墨不仅精通医术,熟读四书五经,还写得一手好书法。他经常手把手地教子女写王体字(王羲之),教导他们说:

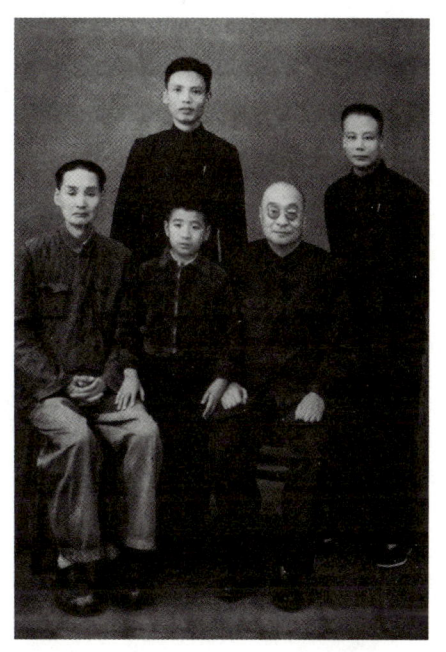

施今墨与友人李时霖(左一)及两弟子合影,中间少年为施小墨

"当医生一定要把字写清楚,拿着'天书'去药房,或抓错药,或药房不认识让回来问医生,来来回回给病人徒增负担。"

施如瑜、施如雪(施小墨)是施今墨的次女和幼子,二人都承其衣钵。翻字典考爸爸,是两个人儿时的一大乐事。姐弟俩专门挑字典中生僻的字,问读音,问意思,每次都难不倒施今墨。施今墨还会从某个生僻的字引出一句成语,或一段典故,徐徐道来。子女们从他日常的谈吐中吸取了许多文化知识。

施今墨的改革是建立在继承、发扬中医特色的基础上,他非常重视望、闻、问、切。女儿如瑜跟父亲学医时,他经常引经据典,父女俩一个正襟危坐捧着医书,一个摇头晃脑地吟哦道:

"审脉阴阳,虚实紧弦,行其针药,消危得安,虽其同病,脉各异源,子当辨记,勿谓不然……"

施今墨对女儿说：

"脉法在张仲景的书中占有重要地位，你方才背诵的是《金匮要略 妇人杂病篇》，《伤寒论》中所涉及脉诊原文共146条，很多条文借脉象说明病因病机、治疗等问题，你都要认真体会。"

在施今墨家内室，挂着一幅施今墨亲笔书写的条幅，上面写着这样一段充满辩证意味的话：

"古语云，未有不劳而获者，我谓亦未有劳而不获者。其有不劳而获者，诡遇之获，非正获也。其有劳而不获者，劳非所劳，是徒劳也。"

这是施今墨写给如瑜、如雪的家训格言，他告诉孩子们，不管做任何事情，既要苦干，又要巧干，既不能怀有侥幸心理守株待兔，又不能劳非所劳，徒劳无功。这不仅是施门奉行的家风，也是施今墨为人立事的辩证法则，他希望子女在治学的道路上劳而有获，不要"劳非所劳"，这种辩证思想对施门子女起到了醍醐灌顶的作用。

施小墨，原名施如雪，是施今墨老先生的幼子，1945年生于北京。小墨不仅外貌、举止酷肖其父，且医德医术尽得真传，克绍家风。

施小墨幼承庭训，很小的时候，施今墨就让他在自己身旁侍诊，施今墨一边诊脉，小墨一边抄方，如此日复一日，口传心授。而且不分病种，内外妇儿各科病都让他接触，在实践积累中提高医术。小墨中学毕业后，本可以承袭家传，跟着施今墨一起开诊所，可是施今墨却鼓励他报考医科大学。施今墨对他说：

"中医虽然可以家传，但你要成为一

施今墨手书家训

个好大夫，必须掌握现代医学知识，要经过系统的学习，只有博古通今，才能不落后于时代。"

施今墨说罢，让小墨取来纸笔，在一张有些泛黄的宣纸上写下这样一行字："人生当为社会上不可少之人，各业皆有，再选择专精。"

施小墨一直谨记着父亲写给他的箴言。经过刻苦努力，他考取了由泌尿科专家吴阶平担任院长的北京第二医学院（现为北京医科大学）。毕业后，他开始在行医中默默地实践着父亲的教诲。当时，北京开关厂一位普通女工，丈夫不幸病逝，母亲七十多岁，患有胆结石、糖尿病多种疾病，行动十分困难，小墨看她家境艰难，便为其无偿上门看病一年多。后来，这位病人能够上街行走，家属对小墨万分感激，小墨真正体会到了父亲所言"为社会不可少之人"的价值意义。

施小墨继承了父亲的医德，对病人始终秉持墨子的"兼爱"思想。他看病有三条原则：一是不分贵贱，不管高官显贵还是普通百姓在他眼里都是病人，都要竭尽全力解除病痛；二是小病当作大病看，绝不向病人吹嘘；三是从不拒绝病人和向病人发火，任何疑难病症或生命垂危的病人，都要尽全力去救治。一位安徽的小学教师，女儿十四岁患了骨肉瘤，千里迢迢来到北京，医院要给孩子截肢，家长死活不同意，把孩子背到小墨家里，小墨看其生活困难，便为其免费诊治，还把药寄到患者家乡，嘱咐其安心调养。

在整理父亲的临床经验过程中，小墨深深感到祖国中医学的博大精深，被父亲几十年苦心钻研中国传统医学的深厚功力所触动。他意识到，继承发扬宣传施门学术是自己义不容辞的责任。1982年，他把父亲留下的抗衰老养生方剂整理后，献给了国家。1985年，由北京同仁堂药厂正式命名的"抗老延年丸""防衰益寿丸"经批准投放市场，药厂奖励小墨三万元，他将其中一万元留给母亲以尽孝道，其余全部捐赠给北京市振兴中医药基金会。

数十年的埋头耕耘，施小墨已然接过了施门传承的大旗，他诊治了数以万计的病人，治愈了许多疑难重症，从皮肤病到癌症，从不育症到胆结石，在博达的基础上，逐渐转向有目的、有重点的专项研究，对气管炎、冠心病、癌症、肝炎、

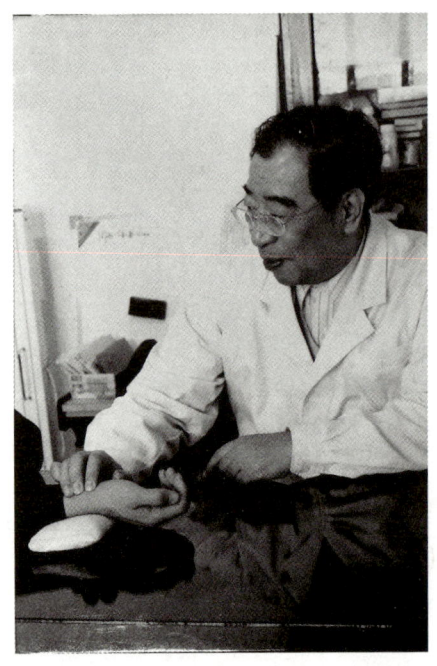

施小墨工作照

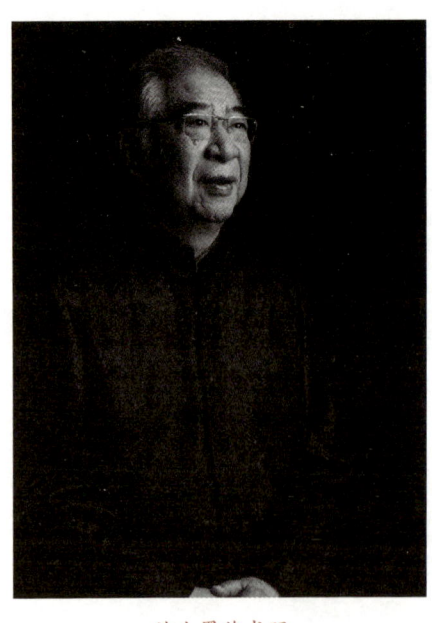

施小墨艺术照

胃病的治疗尤有建树,施小墨的大名在北京城逐渐传开。

为了更好地发扬施门学术思想,1993年,小墨创办了"施小墨中医诊所"。他亲自登门拜访父亲的学生,凡是身体条件允许的,都请他们来诊所应诊,使诊所成为继承施派学术、发扬传统医学的基地。施小墨遵循父亲倡导的中西医结合思想,在临床中十分重视西医辨病,中医辨证,用中医的理论方法去总结西医各类疾病的规律,探索中西医结合的道路。年逾七旬的施小墨,在追忆父亲中西医结合的学术成就时,写下了这样一段充满感情的话:

"先父施今墨是倡导中西医结合的先驱。中西医合则利,分则伤,中西医结合不能走偏,方向对,没有舟船也无法到达目标。……先父倡导的中西医结合,用中医辨证的方法,去辨西医的病,总结每一种病,每一种西医的病,就有一个中医有效的专方。这样既发挥了西医诊断上的先进性,又发挥了中医辨证施治的特点……当然,每一种病要找到一个适合的专方,非一朝一夕之事,父亲穷尽毕生精力总结出气管炎丸、感冒丹、胃病丹、强心丹、皮肤病血毒丸、高血压速降丸、神经衰弱丸等。要知道,每个专方都是经过千万张

第三部分 | 临证·创新·传承

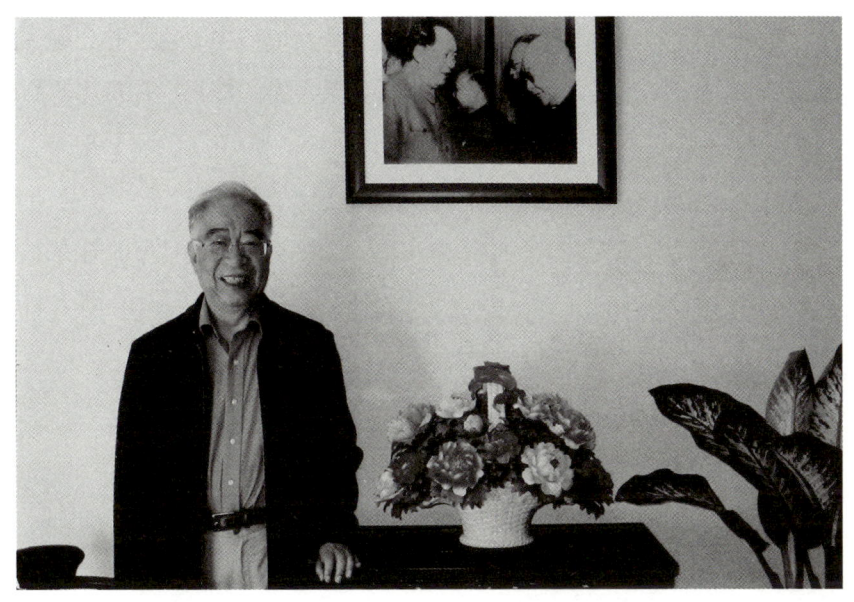

施小墨生活照

药方筛选出来的，是经过千万个病人辨证后，才确定西医一个病的基本证型。在先父的指引下，我几十年沿着中西医结合道路前进，受益匪浅！如果一代一代人把西医每一种病，都总结出一个有效的专方，中西医结合势必成功，中华民族势必健康昌盛！"

克绍家风继乃翁，　　中西结合谱新功。
施门壮志真"如雪"，鬓染霜华做墨绳。

第十一节　杏林君子祝肇刚

祝肇刚是施今墨的外孙，祝谌予与施越华之子。幼年时，他随父亲远赴云南，十二岁才从昆明回到北京。此前，祝肇刚只是从父母口中听说过外公施今墨，知道他是北京城"四大名医之一"，还曾经受到毛主席的接见。在从昆明回北京的路上，祝肇刚一遍又一遍问父亲：

"听说外公给周总理看过病，他到底是什么样子啊？"

在祝肇刚心目中，从未谋面的外公该是一个多么伟岸的样子！在东绒线胡同四合院里，祝肇刚第一次见到了心心念念的外公。灯光下，一个中等身材，胖胖的，穿着蓝色长衫、黑色坎肩的老人，笑容可掬地向他招手：

"肇刚，都长这么大了，让外公好好看看你！"

父亲祝谌予在一旁推了他一下，说道：

"快鞠躬，叫外公！"

"外公！"

祝肇刚望着施今墨慈祥可亲的样子，心中暗想，这明明是一位和蔼可亲的老爷爷嘛，和想象中高高在上的"名医"完全不一样。海棠树下，祖孙二人依偎在一起，施今墨一边抚着祝肇刚的头，一边问长问短。祝肇刚好奇地抬头望着施今墨的脸，宽大的额头和那厚厚的眼镜片后面一双微笑的眼睛，让他感到无比温暖。

生长在中医世家的祝肇刚，从上中学起就萌生了做一名中医的念头。参加高考时，他自信满满地在六个志愿栏里都填上了"北京中医学院"。遗憾的是，他并未被录取。接下来，就是十二年艰苦的北大荒生活。困难并没有击倒祝肇刚，他心里一直有一个愿望，就是要做像外公那样为百姓解除疾苦的良医。在北大荒农村，他更加意识到，民间需要良医。于是，他发奋钻研医术，在继承祖传施门医术的基础上，博采众家之长，承古但不囿古，艰苦地进行着中西医结合治疗疾病的探索。为了解决农民看病困难的问题，1986年底，他和朋友在北京郊区顺义县衙门村组织创办了"北京顺义中医专家门诊部"。为了收集整理宝贵的中医遗产，他协助施门弟子发起成立了"施今墨医药学术研究中心"。

祝肇刚擅长治疗中医内科杂病兼普通儿科、妇科、针灸、按摩。数年间，他妙手回春地救治了无数疑难病症。一个叫梦娇的孩子，从出生时就患有严重的肺炎、气管炎，有名气的大医院都跑遍了，不知喝了多少汤药，打了多少针剂，都没有效果。后来，她的母亲打听到有个叫祝肇刚的大夫，是名医施今墨老先生的外孙，擅长治疗儿科疾病，就抱着孩子来找他。一进门，孩子的母亲就给祝肇刚跪下，苦苦哀求道：

"祝大夫，为了治好孩子的病，我们除了跳大神儿的没请，什么名医都请到了。求您救救孩子吧！"

祝肇刚根据孩子的脉象和病情，开了止咳散加味的药方，半个月后，小梦娇的病情有了很大好转。

1987年，北京市园林局古建公司一位职工的家属，火急火燎地跑来找祝肇刚。这位职工得了晚期肝硬化，腹部肿胀得就像将要分娩的孕妇一样，由于黄疸分泌物，他的全身就像涂满了黄色颜料，严重的糖尿病并发症使他的尿糖始终保持在四个加号，患丹毒的双腿已经不能弯曲，皮肤变成了黑紫色，并伴有高烧，生命岌岌可危。这个时候，病人已经基本丧失了吸收药物的功能，注射青霉素后，药液又顺着针眼流了出来，西医大夫们已经无能为力了。祝肇刚接诊后，在祖传施派用药的基础上，大胆探索，针对病人肝硬化、腹水，采用独创的"真武汤加味"，结合治疗糖尿病和丹毒，经过一段时间的治疗和休养，病人竟然开始逐步好转。

1988年，祝肇刚收到了从日本东京寄来的一封"求救信"。日本一家服装公司总经理的一双儿女，都患有遗传过敏性皮炎。几年来，跑遍了东京各大医院，都无药可治。祝肇刚接到信后，马上给对方回信，请他将两个孩子患病部位的照片拍下来，寄给自己。祝肇刚根据照片，针对病情开出药方，在北京抓好药后，寄回东京。不到一个月时间，两个孩子的病情大有好转。家人特意写信给祝肇刚，高度赞扬施门后裔精湛的医术，并为具有悠久传统的中医折服。

祝肇刚为人谦逊、幽默，不但为病人治疗身体疾病，同时还从心理上对病人进行调节。有的病人夸赞他医术高明，连快要死的人都能治好。祝肇刚总是摆摆手，幽默风趣地说：

"别瞎说，要真是那样，火葬场还不和我急了……"

正如当年施今墨在外公李秉衡的爱国精神感召下，立志以岐黄济世，解除百姓疾苦一样，在祝肇刚心底，外公施今墨的身影，永远是一座不可替代的伟岸丰碑。海棠花下，外公慈祥的笑靥，永远印刻在他记忆深处，那份血脉传承的力量，在他身上延续着，缔造着一个又一个祖国医学的奇迹……

施门后裔祝肇刚，承前启后谱新章。

海棠树下花千片，舐犊情深泪两行。

第十二节　薛钜夫：从华北国医学院到金方书院

薛钜夫，1954年出生于京郊一个中医家庭，父亲薛培基是华北国医学院第十一届毕业生，祝谌予的同窗好友，二人关系颇为亲近。薛钜夫小时候，父亲经常给他讲施今墨老先生的故事，带他一起出诊，一起背诵中医歌诀，比如说，父亲在给病人开"六一散"时，就会念道：

"六一滑石同甘草，解肌化热兼润燥……"

看完病人的舌苔，又会念道：

"舌上无苔表证轻，白苔半里古章程，热红寒淡参枯润，阴黑阳黄辨死生……"

薛钜夫在潜移默化间，感受着中医的氛围，立志像父亲的老师施今墨老先生一样，做一名良医。父亲不仅给薛钜夫讲施老的故事，还经常给他讲祝谌予伯伯的传奇经历。在薛钜夫心目中，施老是一座丰碑，而祝伯伯也是一位名医，当年施老鼓励祝谌予留学日本，他学贯中西，能在华北国医学院给和自己年纪相仿的同学们讲施今墨医案课程，被大家称为"小先生"。因此，薛钜夫很早就萌生了拜祝伯伯为师的念头。

1969年，父亲带着薛钜夫来到祝谌予家，薛钜夫当即提出：

"祝伯伯，让我拜您为师学医吧！"

可是，当时祝谌予正受到"文化大革命"的冲击，既不能看病，也没办法系统地给薛钜夫讲课。祝谌予对薛钜夫说：

"孩子，我给你想了一个学习的方法，你回大队去申请当一名赤脚医生，在临床中边治病边学习，我给你整理一本《农村医生手册》教案，你在学中用，用中学，在临床中发现问题，然后再抽时间给我集中解难。"

由于父亲薛培基在当地农村行医较有名望，再加上祝谌予的点拨，薛钜夫很快就积累了丰富的临床经验，他经常向祝谌予提出各种医学问题，以至于祝谌予私下对薛培基说：

"这孩子聪明好学，他提的问题，有时候我还真得去看看书后才能回答。"

从1969年到1999年，薛钜夫整整跟随祝谌予三十个春秋，跟着一起出诊，听课，不离左右。祝谌予"老老实实做人，认认真真诊病"的作风时刻影响着

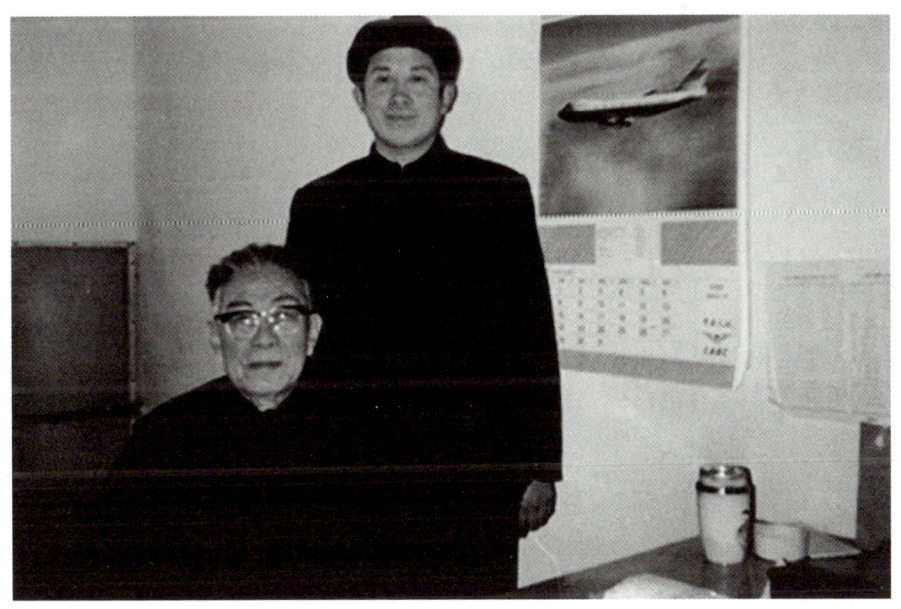

祝谌予与薛钜夫师徒

薛钜夫。

祝谌予胸襟宽阔，他教薛钜夫不要局限于一家学问，要向更多的老师学习。当年，祝谌予与刘渡舟等人在中山公园举办"名医论坛"，邀请全市名医进行学术交流，每次都让薛钜夫去参加。正是因为聆听了各位名医的讲座，薛钜夫萌发了一个想法：在家乡办一家中医诊所，邀请那些专家去坐诊，这样就可以再次有幸跟随这些老师当面侍诊学习，青年医生还可以研习治病救人的功夫，为农村带出好的基层医生。

一次，薛钜夫把他经过深思熟虑后的想法向祝谌予做了汇报：

"祝伯伯，您不是常常提到施今墨先生的三大主张吗？我们可以按照施先生的主张做啊，我们办医院，请名师出诊、讲学、编书……我想在顺义办一家门诊，邀请在中山公园讲课的那些专家出诊！"

对薛钜夫的想法，祝谌予没有立即回应，经过两个月的思考，他带着几分庄重的神情对薛钜夫说：

"小薛，你上次提出要在家乡办一家中医诊所，我觉得很有意义！我来支持你，我们尽快办！"

促使祝谌予下决心支持薛钜夫办诊所的，还有一个重要的历史原因："文化大革命"时期，中医受到极大的冲击，中医教育事业几近崩溃。1959年全国中医有36.1万人，到1977年减少至24万，1966年全国有中医诊所1371所，而到1977年仅剩129所。面对这样的惨状，祝谌予十分痛心。他不能忘记恩师施今墨先生临终前的殷殷嘱托，对薛钜夫说：

"小薛，那时中医岂止是后继乏人，将要后继无人啊！更为严重的是，人们对中医，对中国传统文化的自信大伤，干中医的人少了，看中医的人少了，相信中医的人少了，学中医的人少了，看到这种状况，施先生会痛心流泪的。"

令人庆幸的是，党和政府及时"拨乱反正"，1978年，中共中央下发56号文件，大力扶持发展中医教育，中医教育事业又重现欣欣向荣的景象。此时，祝谌予再次敏锐地察觉到问题，虽然中医教育规模越来越大，但学生离中医临床越来越远，中医教育西化问题严重，人们感叹中医大学培养出来的学生不会看病。祝谌予对薛钜夫说：

"小薛，很痛心啊，华北国医学院培养出来的学生，个个都是治病能手，如今这么好的办学条件，怎么能今不如昔呢！"

正是在这样的背景下，祝谌予想到了施今墨先生当年创办的华北国医学院，他决心支持薛钜夫到基层去办医馆，前馆后院，对中医专业学生进行毕业后临床培训。

1986年，在祝谌予的大力支持下，薛钜夫的中医诊所办起来了，当时名为"顺义中西医结合门诊部"，后更名为"杏园金方国医医院"。在诊所成立当天的仪式上，祝谌予对薛培基说：

"小薛，我要感谢你！这件事也让我完成了对施先生的一个夙愿！施先生临终前对我说，中医一定要办医院、开学校、编书三位一体，一定要能治好病，带好青年一代人，施先生的在天之灵看到这一切，肯定会十分欣喜。"

门诊部成立后，祝谌予又把薛钜夫叫到家里，对他说：

"小薛，我们这一代老先生们都已过古稀之年，还能支持你多长时间？医院若要长期办下去，一定要培养自己的人才，要有造血功能。我建议成立书院，我们这些老人一边出诊，一边帮医院带教年轻医生。"

祝谌予建议把书院定名为"金方书院"。薛钜夫问：

"祝伯伯，您总想着传承施老的事业，您也主张秉持华北国医学院的办学理念，为什么不用'华北国医学院'的名称呢？"

祝谌予回答说：

"我何尝不想用华北国医学院的名称啊！但是我有这样几点考虑。第一，我之所以不用，是我不敢。华北国医学院是施先生创办的，成就卓越。无论是施先生本人，还是华北国医学院，那都是不可逾越的高峰。第二，现在全国已经建立起来二三十所中医大学，这些大学都叫做学院，都是政府办的，规模很大。我们这个规模，这么小的力量，也敢称学院？第三，我想施先生的华北国医学院其实是一所传统意义上的书院，它前馆后院，规模不大，师生关系十分密切，与现在意义的学院是不一样的。最后一点，华北地区说大也大，说不大也不大，是有局限的。我不希望书院是狭隘的，它应该放眼天下。"

在祝谌予的支持下，薛钜夫把当时北京最大牌的一些专家都请了过来，关幼波、刘渡舟、赵绍琴、刘韵远、谢海洲、李介鸣、董德懋、施如瑜、施小墨、肖承悰，其中包含三十八位国家级名老中医……加上祝谌予本人，京城名师云集，盛况空前，既服务基层百姓，又培养青年医生，这不仅为金方医院的事业奠定了良好基础，也为金方医院培养出数量可观的优秀青年中医，为医院未来的发展带来源头活水。

自建院伊始至今，薛钜夫三十余年如一日，以顽强的意志，坚忍不拔的精神，克服无数困难。他常常夜不能寐，精疲力竭。甚至他也有过退缩和放弃的念头，但是一想到祝伯伯对施先生的忠诚，一想到自己对恩师的承诺和肩上承担的施门传承使命，他便义无反顾地继续向前。他是施门第三代传人，一定要将施、祝二位先师的宏志在医院和书院的医疗与教学中实现，忠实继承华北国医学院教学理念，一以贯之，负重前行。

为了积累教学资料，金方书院全真地保存了14万份各位名家的诊疗实案，各位名家讲课、诊病的音频及视频5000余节，名师图片、墨迹、讲稿等数以万计。没有任何一家民办门诊部这么做。要知道当时这么干，需要很多投入，那时候影像设备很贵，而且需要很多技术人力，做这些事情也不产生直接经济收益。可以说没有哪一家民营医院会做出这样的事情，会做出这样的成绩。而祝谌予、薛钜夫师徒二人就是要这么做。这些珍贵的资料是金方书院的优秀教材，为书院传承教育夯实良好基础。

2008年，屠志涛先生在金方书院发起会上，指示一定要把金方书院办好，要深入研究华北国医学院的办学经验，深入研究名老专家临床经验，探索院校教育与师承教育结合的新模式。

在三十多年的教学过程中，金方书院尝试多形式、多维度和多层次的教学传承，开办了金方弟子实验班、中医大学生临床课堂、中青年医师学术讲堂、经典

第三部分 临证·创新·传承

读书会等项目，成立了"北京名医教育传承研究会"，承建了施今墨、祝谌予名家研究室、施今墨医药学术研究中心，成为北京中医药"薪火传承3+3"工程单位、北京市"中医师承教育学科基地"等，培养出一大批会看病、能看病、看病好的中医全科人才。

经过三十多年的努力，金方医院和金方书院办得非常成功，由当初的一个在乡村几间平房办起来的小门诊发展成为一家颇具规模，拥有二百多员工的中医院。初到医院的人都为一间间古色古香的老北京四合院式样的建筑感到惊讶，为院内浓郁的传统文化氛围和诊室走廊两侧墙壁上的名医传承介绍感到惊叹，为其保持由华北国医学院到如今、名医荟萃的近百年厚重历史感到震惊。

虽然取得很大成功，薛钜夫始终在思考一个问题：一花独放不是春。只有自己这一家医院、一所书院努力，是远远不够的。中医药事业如果没有规模，终究不能行远致行。应该把金方书院的门向外敞开，将华北国医学院成功的学术传承体系向外推广，惠泽更多的青年学子，帮助更多对中医行业有渴求的青年中医学

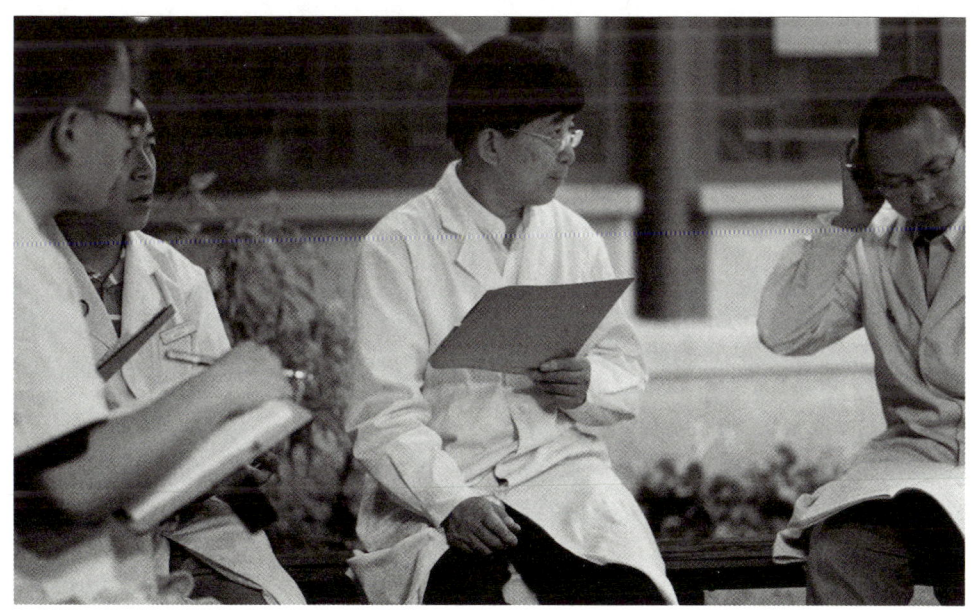

薛钜夫院长为学生解疑

子打开中医这扇大门，成长为好医生，受益于中医。

2016年，杏园金方国医医院、金方书院成立三十周年纪念大会在北京举行。与此同时，由名医云集的"北京中医药薪火传承'3+3工程'北京名医传承教育研讨会"也拉开帷幕。研讨会由北京市中医管理局主办，杏园金方国医医院承办，在京各大中医院校、各中医、中西医结合医院，百家名老中医工作室（站）负责人等400多人与会。北京市中医管理局局长屠志涛等领导讲话，对研讨会在首都进行中医传承教育工作的意义给予充分肯定。薛钜夫作为"北京中医药薪火传承'3+3工程'"、北京名医传承教育工作的杰出代表向与会者分享了国医医院建院三十年来在中医名家教育传承方面的心得和感悟。北京市各名老中医工作室（站），名老中医药专家代表肖承悰、姜良铎、施小墨、傅延龄、祝肇刚、赵进喜、徐远、王国玮等相继发表了讲话。耄耋之年而精神矍铄的陈可冀院士也到会表达对中医传承的期望。为了更好地开展中医传承工作，加强各中医室（站）间的交流，本次会议倡议成立"名医传承教育联合体"，从人才、教育、实体、临床四方面开展合作，编制传承谱系、建设传承基地、建立联合授徒模式、共享传承资料。

薛钜夫始终记得祝谌予晚年对他说的一句话："小薛，我很担心啊。我担心再过若干年，会看病的好中医就越来越少了。"祝谌予先生是一位在"运动"中受过冲击的老人，也是一位对中医行业发展看得透彻、居安思危的人。他十分谨慎，很少在公开场合表达他的这种忧虑。小薛是他最信任的人之一，也是他期许最深的人。他给薛钜夫讲这句话，也是想提醒他要加强青年医生培养，始终不可放松传承。

无独有偶，祝谌予的挚友刘渡舟教授也说了这样的话。傅延龄告诉薛钜夫：

"一次在刘老的书房，刘老语重心长地对我说，延龄，好好学中医！再过一些年恐怕就没有好中医了哟。"

正是在杏园金方医院、金方书院成立三十周年纪念大会上，薛钜夫与傅延龄这两位志同道合的中医人心有灵犀，商定将金方书院的传承教育向前推进一步，推向社会，使之成为政府办中医教育的一种补充。至此，金方书院的一个根基，二条主线学术特点就已形成。一个根基是华北国医学院，二条主线是施今墨、祝谌予学术与刘渡舟学术。金方书院坚持成为兼收博采、广纳众长的园地，有海纳百川胸怀，无狭隘门户之见，衷中参西，勤求博采。

2018年底，在中国民间中医医药研究开发协会的支持下，已过而立之年的金方书院走出深闺，面向大众，向社会敞开大门。2019年举办了施今墨对药与验方传承研修班，刘渡舟临床经验传承班；开办金方论坛，促进中医药学术分享；开办金方弟子班，建立金方同学会……此外，金方书院还开展中医药对外交流合作，仅2019年以来就有来自10多个国家和地区的100多名专业人士来书院学习、交流。

2019年，金方书院主办纪念祝谌予先生诞辰100周年暨从华北国医学院到金方书院中医传承教育展，缅怀施今墨、祝谌予中医传承业绩，全面回顾几代人砥砺前行的近百年历史，中国民间中医医药研究开发协会会长陈珞珈、北京中医药大学原校长高思华、北京市中医管理局科教处处长王会玲到会祝贺，并发表热情洋溢的讲话，对这段艰难曲折却又辉煌灿烂的历史予以高度评价。

2021年4月12日，适逢薛钜夫行医五十周年，金方书院举行了"薛钜夫谢师恩暨行医五十年收门人庆典"，庆典上，薛钜夫怀着深情缅怀了施今墨、祝谌予、薛培基三位中医界前辈，他面对着祝谌予的遗像，含泪朗诵了一封由金方书院寄给天堂祝伯伯的家书……

"祝伯伯，还记得1998年8月12日，那是一个雨天，我最后一次跟随您出诊抄方，当时你对我提到了'学术血脉'这四个字，您鼓励我说，小薛开的方子和我几乎如出一辙，因为他身上流淌着我的学术血脉啊！"

说着，薛钜夫面对恩师祝谌予的遗像深深鞠躬，近乎哽咽地说：

"祝伯伯，请您看一看我们完成的答卷……"

又是一年春风化雨，斯人已逝，而施今墨、祝谌予两代名医的学术血脉，将在金方书院永远地代代相传。

兼济苍生治世才，笔墨章回自阖开。
两代名医偿夙愿，杏林金方若虚怀。

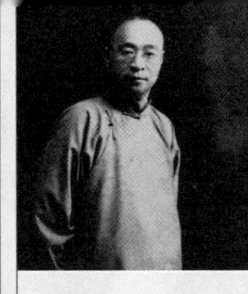

第四部分
恩德·逸事·涅槃

第一章 达儒明医互参合

这一章记述了施今墨与政治伟人、文化名人、戏曲名伶、医学界同仁之间的逸事佳话，通过他们之间心契神和、精神层面的交注，展现施今墨亦医亦儒的文化情怀、哲学思想，在诗书画艺方面融会贯通的参合思维，及其在中医改革方面触类旁通、活学活用的理论思想。

第一节 "报告主席，我们团结得很好，互相很尊重"

1954年，年逾七旬的施今墨当选为全国政协委员。在全国政协二届一次会议期间，毛主席宴请社会各界知名人士，施今墨与西医名家林巧稚、黄家驷都在应邀之列。

施今墨对毛主席充满了由衷的敬仰之情，主席青年时期对中西医的辩证唯物主义思想，一直感召和鼓舞着施今墨。正是在毛主席思想的指引下，施今墨毕生致力于中西医结合之路的探索。就要见到毛主席，施今墨心里既激动，又忐忑。他恨不得把自己对中西医结合的所思所想，都倾诉给主席听。那一次宴请，施今墨与林巧稚、黄家驷坐在同桌，毛主席走到他们身边，握着施今墨的手，风趣地说：

"施大夫，你是南北驰名的名医，我在南方视察的时候，人民群众都问我，北京是不是有一个叫施今墨的大夫。可见全国人民都知道你的名字啊，希望你对祖国医学事业多做贡献！"

毛主席见施今墨与林巧稚、黄家驷同桌而坐，便当着在场的中西医来宾风趣而语意深长地问：

"你们同行是不是冤家呀？"

听主席这样一问，施今墨也会意地笑了笑，回答道：

"报告主席，我们团结得很好，互相很尊重！"

席间，施今墨听了毛主席对中医的重要指示后，兴奋不已。

会后，他对复兴中医三大重点做了一番详尽的论述，并对建立中医科研机构等事宜，向中央提出了积极的建议。

施今墨在医学高教会议上发言说：

"今墨不学无术，今日得以参加医学高教会议，真是万分荣幸。我是中医，对中医的教育问题就不当不过问。况且，毛主席指示发扬中医的过程，教育特别看重，我们但有所知，就不能不提出来贡献，不管对与不对，都是要向大会求教的。我个人的意见，以为真正要中医学术发达，必须掌握高度科学性的教育，即在深入探求精密分析，于古典史中，发掘出原理原则，真实根据，高出于现代所知者一切之上，顺乎人情，合乎物理，施之于实验而不爽，推之于今古而皆宜……"

在全国政协二届一次会议上，施今墨发言说：

"我是一个在北京行医四十余年的中医，虽然我诊治过不少病人，然而我终觉得还未能更好和广大群众取得密切的联系，为人民服务的精神还是非常不够的……如像我个人这次能够参加中国人民政治协商会议，固然是我感到无限光荣，但是这光荣绝不是给我个人的，而是给予新中国全体中医的，因为这是说明在中国共产党和毛主席领导的新社会里，中医的政治地位提高了。解放后，在政府重视祖国医学遗产的政策下，使中医得到了指导和联系、组织，因而全国中医能有更多机会发挥主动性与积极性，特别是听了毛主席对中医工作的伟大号召，中医同仁，各个感动……在全国各地，也有不少中医都主动地把自己的祖传秘方公开了，这种行动说明了新中国的中医，认识到自己是国家的主人，中医的思想水平提高了，中医今后一定要加倍努力，掌握科学知识，把自己所学的、所能的尽量毫无保留地贡献给国家和人民……"

中医改革热浪高，当家做主好弄潮。

争把岐黄秘方献，科学教育立新标。

第二节　"取信两君子　生死有余光"

施今墨是周恩来总理的保健医生，他第一次为周总理看病时有些拘谨。周总

理见他号脉开方后,半天默不作声,便随意地问道:

"施大夫,您开的是什么汤头啊?"

施今墨毕恭毕敬地答道:

"保和丸加减。"

周总理笑着说:

"原来,施大夫的汤头是要我病好了去'保'卫'和'平啊!"

周总理的幽默一下子拉近了两个人之间的心理距离。

说起施今墨与周恩来的情缘,还要从1949年说起。当时,施今墨拒绝国民党政府赴台亡命的"敦请",他与其他30多位国民党立法委员在《人民日报》上,毅然发表声明:

"虔诚接受中共领导。"

当施今墨从南京回到北京时,周总理特意派人前去看望,并希望施今墨提出对发展祖国医学事业的建议。1953年4月,海棠花开的时节,周总理又在中南海接见了施今墨,总理握着施今墨的手,谦和地说:

"施老先生,我想请您当老师,谈谈祖国医学事业的发展问题,这是当务之急啊!"

施今墨谦卑地说:

"总理,您太客气了,我不过是一介草药医生。"

总理一本正经地说:

"您是专家,搞事业不听专家意见,不懂装懂,独断专行那是要吃亏的。我今天是虚心求教,请您千万不要过谦。"

施今墨被周总理真诚、谦和的态度深深打动了,他能够深切地感觉到,总理是在为祖国医学事业发展殚精竭虑,日夜悬心。一个总理,一个良医,两颗心紧紧地靠拢在一起。在总理的真诚感召下,施今墨敞开了心扉,倾吐了埋在心中已久的想法:

"当年,国民政府不支持中医……解放后,人民政府扶持中医事业,我很高兴。总理，中医要发展就要革新，我建议成立中医科学研究院、中医医院、中医学院，开展中西医结合事业，全面提高中医地位……"

总理认真地听完后，激动地说：

"施大夫，听了您的话，我更有信心了。在新中国，中医一定会有一个新的发展、新的变化，我们不但要让中医在国内占有重要地位，而且要把它介绍到国外去，让西方懂得，中医是人类医学宝库中的重要财富！"

总理的信任，令施今墨备受鼓舞。在一次中医中药展览会上，施今墨献出了治疗胃溃疡、十二指肠溃疡、高血压、神经衰弱、肝硬化、肝脾肿大、气管炎等十大验方。周总理得知后，高兴地说：

"好！中医打开门户之见，团结合作，才更有希望！"

此后，周总理每次请施今墨看病，都要问候他的身体、工作、生活等情况，两人聊起中医、中药事业发展的问题，每次总有说不完的话。

"文化大革命"时期，施今墨一家受到冲击，他们居住在东绒线胡同路南的那座小院，也失去了往日的宁静。经过一番"抄家批斗"，"造反派"又勒令限期搬出小院。当时，施今墨身患重病，工资停发，一家生活陷入困顿。施今墨的小女儿含泪跑到西单邮局，给周总理和邓颖超发了一封求援的电报。三天后，国务院就派人来了解情况。为了保护施今墨，周总理特意派人把他们一家人搬到建国门外灵通观的一幢高楼里，并安排解决医疗费、生活费等问题。在邓颖超同志的亲自过问下，北京医院发给了施今墨一半的工资，这才解决了施家的拮据之忧。施今墨躺在病床上，老泪纵横地对家人们说：

"多好的总理啊，每天有多少国家大事等着他处理，我们为了这点小事分他的心，不应该啊！太不应该啊！"

令人叹惋的是，施今墨此后再也没能见到他心心所念的周总理。1969年病重期间，他把子女们叫到身边说：

"我一生中唯一的憾事，就是不能再见到周总理，诉说自己对他的感激之情！"

施今墨让子女搀扶自己坐起来，用颤抖的右手写下了一生中最后的诗句：

> 大恩不言报，大德不可忘；
> 取信两君子，生死有余光。
> 余恨生亦早，未能随井岗；
> 路歧错努力，谁与诉衷肠。

他再三叮嘱子女们，在他过世后，一定要把这首诗献给周恩来总理和邓颖超大姐……

施今墨与周恩来总理之间的交往，让我们看到了总理与良医、公仆与名医独特的人格魅力，他们之间的深情厚谊，如此坦诚，如此亲切，值得后人敬重与爱戴！

> 士为知己敢赴汤，良相良医诉衷肠。
> 大恩无言何以报？医学事业夙愿偿！

第三节　为张学良一洗沉疴

施今墨的夫人经常碰到这样的事：出门在外，迎面走来的人向她打招呼，她根本不认识，对方却热情地拉着她的手连连道谢：

"是施大夫救了我的命，给了我第二次生命啊！"

的确，施今墨医术誉满京城，不仅经他之手治愈的普通百姓不计其数，多位政界名流、社会政要都请他诊过病。曾经在"西安事变"中一起上演"捉放蒋"的杨虎城与张学良两位大将，便都是经施今墨诊治后起死回生的。

1931年夏天，就在震惊中外的"九一八"事变爆发前几个月，被蒋介石任命为陆海空军副司令的张学良身染重病，每天腹泻如水，高烧不退，几乎无法进食和入睡。张学良住进北京协和医院后，美国医生郝尔诊断为肠伤寒，用尽了当时西医最先进的针剂药品，可病情依然不见起色。到了6月下旬，张学良的身体已经异常消瘦，身软骨痛，连下床进餐的力气都没有了，医院甚至下了病危通知单。眼看着张学良病势垂危，部下一员爱将伏在病床前说：

"司令，您还是改用中医药治疗试试吧，我听说，北京城有位名医施今墨，医术超群，去年还曾经赴西安给杨虎城将军看过病，您不妨请他来看一看。"

张学良听部下提起施今墨的名字，脑海中不禁浮想联翩，他想起1930年爆发的中原大战。

躺在病床上的张学良，回想着自己一年前驰骋战场、与杨虎城交锋的画面，不觉悲从中来，如今，自己已经病得连说话的力气都没有了，纵有一腔报国热血，却难耐沉疴染身……听到部下提起施今墨曾为杨虎城治好了病，张学良心里忽然燃起了一团火苗，他点点头，气息微弱地对部下说：

"那就破例请施今墨大夫来为我看病吧。"

张学良为何说"破例"呢？原来，当时他住的北京协和医院是由美国洛克菲勒财团所属的中华医学基金会创办的，医院的管理和治疗方案是全盘西化的，就连病历都是用英文书写的，中医想进来看病谈何容易。美国医生郝尔听了张学良延请施今墨的要求后，一度非常反对：

"拥有西医最先进诊疗设备的医院，哪里有中医的立锥之地！"

但是，张学良的病久治不愈，郝尔实在难以交待，又碍于张学良的要求，只得破例允许施今墨以中草药来作为西医的辅助治疗。

施今墨细细地为张学良诊脉，又问了一些继往的治疗方案，而后说道：

"少帅自得病开始，一直以西医杀灭伤寒细菌的治疗为主，但对于您出现的身体虚弱、精神萎靡等症，西医却乏术可陈。我以为，应从脾胃调理入手，使气血得以生化，只有消化好了，大便通畅了，气血才能旺盛，才有利于大病恢复。"

张学良拉住施今墨的手，气息微弱地说：

"施大夫，拜托您一定要治好我的病，我还有许多大事要做！"

施今墨望着张学良渴求的眼神,默默点头道:

"少帅,只要您遵医嘱,安心调理,一定可以度过此劫!"

就这样,施今墨每隔三天,就要到协和医院为张学良诊脉开方。施今墨采取的中医疗法果然起到了效果,张学良服药不到一个月,病情明显好转,不仅食欲渐增,身上也有了气力,8月下旬,已经能够下地行走,进入了恢复阶段。

那段时间,张学良经常邀施今墨小坐,为自己讲一讲中医养生方面的知识,施今墨素知张学良风流成性,又碍于面子不便直言,便借谈中医养生之由委婉说道:

"少帅,所谓'正气存内,邪不可干',无论抗击外侮,治理国家,还是医治身体,最重要的事就是保存正气,不使阳气外泄,固阳培元。否则,阳气受损,外邪便趁虚而入。"

正是得益于这种固阳培元、达观豁达的养生思想,张学良晚年才得以身康体健,一直活到百岁。

西安"兵谏"捉放蒋,是非功过俱昔往。
固 阳 培 元 养 正 气,施翁仁术冠岐黄。

第四节　与诗人臧克家吟诗唱和

施今墨自幼饱读诗书,受家庭熏陶,很爱写诗作赋。他的诗句用典考究,辞藻清雅,极具书卷气。在施今墨的诗词作品中,最令后人津津乐道的,是他与著名诗人臧克家的唱和。

1962年,施今墨在出席全国政协三届三次会议期间,来到牡丹江镜泊湖游览,同行的还有著名诗人臧克家。

臧克家出生在山东潍坊一个中小地主家庭，祖父、曾祖父是前清的官员，父亲毕业于法政学堂，祖父与父亲都喜欢写诗。在攀谈中施今墨得知，臧克家八岁的时候，他的生母便去世了，父亲患有肺病，终年咳血，也仅仅活了三十四岁。1926年秋，臧克家难以忍受奉系军阀张宗昌在山东的黑暗统治，此时，郭沫若发表在《革命与文学》中的几句话给了他很大触动："彻底的个人自由，在现在的制度之下，是追求不到的。"于是，臧克家便和同学结伴到武汉。1927年初，臧克家考入武汉中央军事政治学校，曾随部队参加讨伐杨森、夏斗寅的战斗，发表描写武汉大革命生活的诗集《自由的写照》。大革命失败后，臧克家逃亡东北，用诗歌记录那段颠沛流离的生活……抗日战争爆发后，臧克家把自己的命运和民族的命运紧密地联系在一起，积极投身抗日爱国活动，三赴台儿庄前线采访，写成长篇报告文学《津浦北线血战记》；冒死赴随枣前线从事抗日救亡的文化宣传工作，创作出版了《从军行》《淮上吟》等诗集及散文集《随枣行》，热情讴歌了抗日军民的伟大爱国精神和英勇抗敌的事迹。

相似的家庭出身、相同的志趣理想、爱国热情，使施今墨与臧克家一见如故，二人谈古论今，谈历史文学，聊医学典籍，说人生经历，都被对方身上超凡脱俗的文人风骨、爱国情怀深深吸引。

望着镜泊湖水天一色的风光，臧克家忽然生起了诗人的慨叹。他遥想起了自己阔别多年的家乡，想到了宋代大词人苏轼曾经登临过的"超然台"，想到了家乡两岸的马耳山，事隔千载，山水相连，他似乎和苏轼心有相通，不禁对着镜泊湖放声吟诵道：

"老夫聊发少年狂……

"试扫北台看马耳……"

施今墨听臧克家吟起了苏轼的名篇，也被这份磅礴豁达的气势、快意的人生境界打动，他望着眼前的诗人，思绪飞跃，有感而发地说：

"做一个诗人多好啊！千百年来，多少帝王将相，被东去的流水淘尽，而诗人的诗句，却永世长存，打动人心。"

臧克家拉着施今墨的手说：

"施大夫，以前只知道你是名医，今天才知道，你更是有着文人胸襟的儒医！"

……

这一行的唱和令施今墨意犹未尽。回到住地后，他欣然提笔，一口气写下五首诗赠给臧克家：

"山叠青山湖套湖，林渔电溅古来无；何须更觅桃源地，胜境天然一画图。

"无锡杭嘉总不如，风光掩映满中途。林峦尽处原无尽，路转峰回又一朝。

"……

"山形曲曲水湾湾，百里航程足往还；处如湖名宜姊妹，愿将镜泊易连环。"

此后，施今墨与臧克家经常鸿雁传书，彼此互通在医学改革和诗词创作方面的思想见地，施今墨还把自己多年行医总结的养生心得写给臧克家。晚年的臧克家与诗为伴，善于养生，一直活到九十八岁。

镜泊风光诉衷肠，千秋一寸付流觞。
山水唱和彼互荡，医德文心两相彰。

第五节　与钱学森探讨辩证法

施今墨的外甥女陆士嘉在师大一附小念书时，与钱学森是同班同学。后来，陆士嘉在舅舅的资助下到德国深造，她的导师是世界流体力学权威普朗特教授，而钱学森的导师也是普朗特的学生。从学术辈分上来讲，陆士嘉应是钱学森的师姑。有了这一层关系，钱学森对施今墨格外尊敬，每次到施家登门拜访，都会虚心地向施今墨求教，有时请施今墨看病后，都会怀着科学家严谨的求知精神，对医学医理一探究竟。

有一次，钱学森生病，发起了高烧。施今墨只给他开了两剂中药，烧便退了。钱学森病愈后，特意登门来向施今墨请教：

"施大夫，中医是如何让病人退烧的？"

钱学森架着一副厚厚的眼镜，求知若渴地望着施今墨，施今墨着实被他身上浓浓的书生气打动，徐徐答道：

"发烧是外邪侵入身体后的反应，可以用汗、小便、大便三个途径，使外邪排出体外。例如，西医用阿司匹林发汗，使外邪透出，但用汗法驱邪外出，会使人不舒服，还会让病人有虚脱的危险。从大便驱邪，人也不舒服，最稳妥的办法，就是令邪从小便排出，这是中医最常用的方法。"

钱学森听后，认为施今墨说得非常有道理，频频点头道：

"中医驱邪外出的办法，确实非常高明！"

此后，钱学森时常来向施今墨求教，遇到医学上不懂的问题，就来与施今墨一探究竟。他对中医扶正祛邪、辨证论治的思想非常赞同，每次看施今墨悬壶诊病，调方用药，他总在一旁啧啧赞叹地说：

"中医就是高明，扶正祛邪，是先扶正，还是先驱邪，几分扶正，几分驱邪，都要辨证施治，我喜欢中医，因为中医的诊疗十分符合辩证法！"

不论是科学技术，还是文化艺术，改革的思想是一脉相承，息息相通的。在中医辨证施治思想的影响下，钱学森一生善于思辨提问，总能提出高屋建瓴、发人深省的学术观点，著名的"钱学森之问"——"这么多年培养的学生，还没有哪一个的学术成就，能够跟民国时期培养的大师相比。为什么我们的学校总是培养不出杰出人才？"便是他在辩证唯物主义哲学思想的引导下，对中国科学与教育提出的深切关怀问题。

唯物哲思意理通，问学之辨起峥嵘。
三分天下尘与土，气韵一脉总相承。

第六节　与张孝骞"中西合璧"治疗肌萎缩

　　1948年12月，施今墨的学生薛培基随老师侍诊时，来了一位姓沈的男病人，三十二岁，患病已有多年，双下肢无力酸胀，坐久了即感觉麻木，起立行动出现进行性吃力。施今墨先生通过中医四诊后，让患者解开衣服，查看两下肢是否一般粗细，颜色是否一致。施先生觉得单凭视觉并不能准确判断，于是又蹲下身子，很细心地用手抚摸病人两腿的温度差别和肌肉软硬弹力有无异常。他发现，病人两条腿的温度并不一致，肌肉的丰满程度也有区别。施先生在给病人把脉时，发现两寸脉浮取有余，沉按不足，关尺两脉沉细涩无力，加之病人主诉综合判断，其气血不足是因脾胃运化水谷、提取精微营养物质供应身体所需的功能极度衰弱，以致出现下肢肌肉营养不良，所引起的肌肉不对称萎缩，病人的左侧下肢肌肉较为松懈，说明脾的吸收营养功能发生了障碍。经过综合分析，施先生对学生薛培基说：

　　"培基，你陪着病人去一趟协和医院，请张孝骞教授会诊，看看有没有'进行性肌萎缩'的可能。"

　　随后，施先生为病人写了一封前往协和医院请张孝骞主任给予会诊的信，并嘱咐学生薛培基持信陪患者一同前往。

　　张孝骞经过认真细微的问询，检查诊断后，确诊病人就是"进行性肌萎缩"。张孝骞竖起大拇指，对施今墨的学生薛培基说：

　　"施先生不仅中医功底深厚，西医水平也高于一般医生。这个病人目前还在疾病的初起阶段，临床体征并不明显，所以极易漏诊。施先生仅从中医四诊的细微变化，就能发现这么复杂疾病的蛛丝马迹，真是太了不起了！……你回去和施先生讲，我一定抽时间前去拜访他，我很少见到像他这样的中医。"

　　后来，这位病人在服用施今墨先生中药的同时，结合张孝骞教授的西药，辅以董德懋的针灸配合治疗，大约半年后，基本治愈，而且近四十年没有复发。这一病例让施今墨的学生薛培基深受触动,他深深感叹于施今墨、张孝骞、董德懋三位医术高超的中、西医专家在会诊过程中的严谨与默契。张孝骞认为,造成肌肉萎缩的原因是肌肉的营养不良;施先生则从中医脾主运化,吸收水谷精微物质功能的角度给予调治;董德懋辅以精妙的针法。老师们在讨论、会诊时,中西医学术语交汇、智慧火花碰撞与实践效验贯通,简直处处仙笈,方方灵机,由此触发了薛培基探求中西汇通的极大兴趣,并更加坚定了他系统地学习西医的志向。

此后,张孝骞果然践行诺言,亲自登门拜访施今墨,二人交流起中西医结合的思想,颇有相见恨晚之感。张孝骞的女儿月经不调,还专门请施今墨为其把脉调治。施今墨的幼子施小墨,运动后总是不明原因地下腹疼痛,施今墨就介绍他到协和医院去找张孝骞会诊。张孝骞除了为施小墨触诊腹部外,还给他详细地听诊肺动脉瓣压、主动脉瓣压、二尖瓣、三尖瓣压,一一听过后,又开了化验单和透视单。最后,张孝骞经过细致的诊断,认为施小墨只是消化不良所致。施小墨后来回忆起这段经历时说:

"一个普通的小病,张老丝毫不马虎,从头到脚,从表到里,使我感受到他严谨的医风。大家为何极少误诊,就是他们看病认真负责,丝毫不可怠慢的精神!"

下面,我简单地介绍一下西医专家张孝骞。

张孝骞是我国著名的西医内科专家,1955 年被推选为中国科学院生物学部委员。1962 年被任命为协和医学院副校长。1978 年以后任中国医学科学院副院长。他的座右铭是:"戒,慎,恐,惧"。他经常对学生们说:"在患者面前,我们永远是个小学生。患者以生命相托,我们如何不'如临深渊,如履薄冰'?"抱着这种服务医学的理念,张孝骞对患者讲话,从来都是用商量的口吻;在临床中,遇到问题,他也总是"知之为知之,不知为不知",力求告知信息的准确性。张孝骞认为,学医是学共性,而治病是治"个性"。为患者的诊治就像公安人员破案,不能满足于一次诊断,更不能认为成竹在胸,因为无论医生如何使自己的诊断符合疾病的实际状况,都只能是在一定条件下、对某阶段病情的认识。所以,在每个他接触过的病例中,他都会因个体差异而为患者提供针对性诊治,而要做到这一点,只能鞭策自己每天学习。但他主张的学习，不是埋头读书，他告诫学生，不要做"看书的郎中"，而是要去观察患者病情的变化，注重临床细节问题的发现和解决。

蛛丝马迹辨顽疾，针药合璧汇中西。
大家风范泽后学，知行并举总合一。

第七节　与林巧稚同创生命奇迹

林巧稚（1901—1983），著名西医学家，中国妇产科学的主要开拓者、奠基人之一。她是北京协和医院第一位中国籍妇产科主任及首届中国科学院唯一的女学部委员（院士），亲自接生了5万多名婴儿，被尊称为"中国医学圣母"。

说起施今墨与林巧稚的交往，还要从一位患者说起。这位女患者当年二十五岁，刚刚结婚两年，却查出了患有子宫肌瘤。当时，她到北京协和医院找到林巧稚教授，林巧稚看过B超报告后对患者说：

"你的肌瘤过大，而且肌瘤生长部位不在子宫表面，为了根治，我建议你进行手术，将子宫摘除。"

患者听说要摘除子宫，顿时感觉天塌了一样。她哭着对林巧稚说：

"林教授，我和丈夫才结婚两年，我们还没有要孩子，如果摘除了子宫，我这辈子就再也做不了母亲了……求求您，想想办法，我能不能先怀孕生产，再做手术？"

林巧稚望着患者几近痛苦与渴求的眼神，充满同情地说道：

"我理解你的心情，但作为一名西医大夫，我还是建议你尽快手术，以免瘤体继续增大……"

后来，这位女患者经人介绍找到施今墨，希望能够先怀孕生产后，再进行手术。施今墨为其诊脉开方后，患者服药不到三个月，果然怀孕了。但是，接下来的难题出现了,孕妇子宫里一面肌瘤在生长,一面胎儿在生长,既要控制肌瘤生长的速度,又要保证胎儿的发育健康。如果肌瘤在怀孕期间出现破裂或者迅速增大,就要立即进行手术,终止妊娠。这位患者再次到协和医院找到林巧稚。林巧稚在看过患者的检查报告后,惊讶且充满忧虑地说:

"这是临床上非常少见的病例,你这样带瘤怀孕生产,冒的风险非常大,对你和胎儿都是巨大的考验!"

此时,施今墨主动找到林巧稚教授,表明自己的想法:

"林教授,您是西医界享有赞誉的'万婴之母',我对您的医德医术非常敬佩,我希望咱们中西医联合起来,用中药控制瘤体生长,为患者保胎,直至她顺利生产手术!"

林巧稚被施今墨大医精诚的精神深深震动。她对施今墨说:

"施大夫,您的话非常有见地,只是这样的病例在西医界非常罕见,带瘤生产,会冒巨大的风险,万一……"

施今墨充满信心地说道:

"林教授,我们中医和西医,虽然诊疗方法不同,但初衷都是为患者解除疾苦,我相信,有西医精准的诊疗设备和您丰富的临床经验,中西医结合起来,一定能创造奇迹,圆患者做母亲的心愿!"

林巧稚被施今墨笃定的信念和大医精诚的心怀深深震动。她对施今墨说道:

"施大夫,我一定全力配合您,希望我们共同缔造医学的奇迹,生命的奇迹!"

此后的数月里,施今墨与林巧稚不断深入沟通,林巧稚根据患者的西医检查指标和各项报告,为施今墨提出科学化、合理化建议,施今墨则根据西医的临床指标为患者调方运药,保胎安胎,在他们共同的努力下,患者顺利地产下了一名健康的男婴,并成功地接受了手术,这是中西医共同缔造的生命奇迹!

大爱无疆施仁济,万物和合化生机。
生命奇迹双擎手,同心向源汇中西。

第八节　与齐白石、梅兰芳谈戏论画

施今墨出身官宦世家，极具文人情怀，他不仅爱舞文弄墨，还特别喜欢京剧，闲来无事就爱哼上两句。因此，他与当时很多京剧名角都成为了要好的朋友，像京剧老生李宗义、李盛藻、马连良，净角裘盛戎，旦角雪艳琴、梅兰芳，都是他的好友。戏曲演员尤其怕闹喉疾和气管炎，而施今墨治疗呼吸系统疾病堪称一绝，这些演员一有病就登门来找施今墨看病，有的声音沙哑不能发声，施今墨只用一两剂药便使其声音恢复正常，又能登台演出了。

施今墨比梅兰芳年长十三岁，二人有着相似的生活经历，闲暇时经常在一起谈戏说戏。施今墨倡导中西医结合，梅兰芳也主张京剧改革，二人每每聊起京剧改革的话题，总有说不完的话。一次，施今墨在与梅兰芳闲谈时，谈到了梅兰芳首演于1923年，根据曹植《洛神赋》改编的京剧《洛神》，施今墨激动地说：

"兰芳，咱们两个对中医改革和京剧改革有共同的看法，你这些年主张京剧向西方音乐学习，借鉴西方音乐和舞蹈的优长，你大胆革新的精神，我非常赞赏。《洛神》这个戏，你把西方舞蹈加入进来，用绸舞刻画甄洛这个人物形象，简直是美轮美奂啊！"

说罢，施今墨与梅兰芳兴致所起，一个打着锣鼓点，一个捻起兰花指，边舞边唱道：

"齐舞蹁跹成雁阵，轻移莲步踏波行。翩若惊鸿来照影，宛似神龙戏海滨……"

著名国画大师齐白石也非常喜欢京剧。有时梅兰芳在舞台上演出，施今墨与齐白石就坐在台下欣赏，散戏后，三个人便约着去同和居吃饭，边吃边聊。三个人中，齐白石年纪最长，施今墨与梅兰芳便尊其为"白石兄"。一次，三人在席间谈起各自的专长，你一言我一语，相谈甚欢。施今墨说：

"我们三人都有各自的基本功，我是中医的，白石是笔墨的，兰芳是形体和声音的，要想在各自的领域有所建树，首先要打好基础。比如说，我开一个药方子，几十味药，看似是杂乱无章的药味堆砌，其实就像你们京剧舞台上的一出戏，哪场是铺垫，哪场是重头戏，非常重要。"

齐白石听得频频点头，说道：

"大千先生画荷叶，总要在旁边画一只蜻蜓或一只蚂蚱，这是画龙点睛之笔，整张画儿就活了，这就像今墨开药方，总会配几味药引子，辅助全方发挥药力，不可或缺呀！"

中医、国画、京剧，三者都是中国传统文化的宝贵遗产，有着相融相生的共通之处。施今墨受到齐白石、梅兰芳在艺术方面革新思想的影响，将其与中医改革紧密联系在一起。他在1964年发表的一篇《论中医应速革新》中掷地有声地写道：

"昆剧为什么要革新？因为观众听不懂。京剧、评剧、梆子等剧为什么要革新？因为剧中有毒素。革新为什么要用现代题材，为了说明新人新事，真事真人……革新为什么要保存原有声调，为唱腔优美，音韵悠扬，能令人发生审美升华之感，这是旧戏中传统的精华，有保留之必要，可见去芜存菁就是一切革新的目的了。我们中医是祖国宝贵遗产之一，菁芜杂糅久矣，革新不容再缓矣！……旧的新的都能各尽所长地发挥效能，亦犹戏剧之改革，将受全民欢迎，而无分中西矣！……"

医艺同宗亦同源，煮酒论道发谏言。
兰桂齐芳金石墨，余音绕梁话当年。

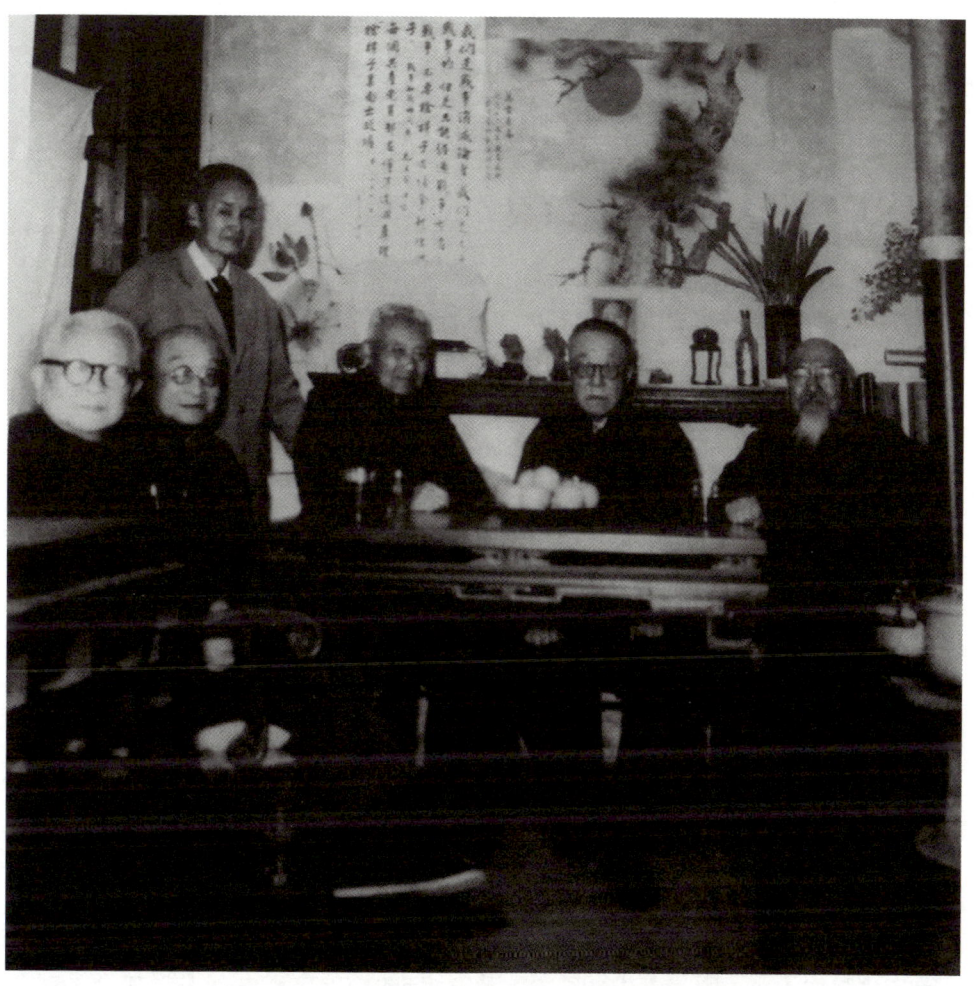

1965年冬,摄于宣武区牛街吴家桥三条五号李时霖家中
(左起:邵力子、施今墨、李时霖、黄炎培、溥仪、陈半丁)

第九节　与范家驹总角莫逆

施今墨有一个少年时期的挚友，名叫范家驹（又名范鸿宾）。范家驹祖籍江苏吴县，1885年生于山西，与施今墨自幼相识，少年时结为金兰之谊。因为范家驹没有兄弟，他便称施今墨为二哥。

范家驹经常给孩子们讲施今墨少年学医的故事，说施今墨少年时即显露出非同其他小朋友的才华，既聪慧又刻苦，十三岁开始学医，在同学中留下了深刻的印象。下课的时候，同学们会围拢在施今墨的身边，让他把脉，问他病理、用药的问题，他都会一丝不苟地认真地讲给同学听。有的同学还学大人的样子，大声喊道：

"某某公馆，请施大夫出诊啰！"

虽然是孩子们耍笑、闹着玩儿，但少年时的施今墨便在同龄人中显露出过人的才华。

1942年，范家驹的儿子在男三中读书。当时，在校学生都要受日本教官的军训，要求学生从男三中（今北京西城区赵登禹路）跑步至先农坛（今天桥附近），学生们跑得都很吃力，跑到一半路程的时候，范家驹的儿子体力有点不支，速度放慢下来。不料，日本教官早在身后催促，并用力在他的背上打了几下，致使他回到家中呕血不止，眼看着生命垂危。范家驹赶忙去向施今墨求救，施今墨赶来后，妙手用药，止住了孩子的呕血，后经精心医治，范家驹之子又恢复了健康。范家驹常对孩子们讲起此事，不无感激地说：

"你施伯伯的医术精湛，他能把危重病人从死神手中夺回来，还能慢慢用药调理，使其成为更健康者，所以说你施伯伯是妙手回春的神医。"

施今墨比范家驹年长几岁，平时对他总是关怀备至，而范家驹遇事也总要与二哥商量，遇到难办的事更是少不了去麻烦施今墨。20世纪30年代初，范家驹任矿物局长时，曾发生一起财务人员卷款潜逃的事。当时范家驹束手无策，第一时间想到的就是二哥施今墨,即将此事报知二哥。施今墨见范家驹满面愁容的样子,生怕他急坏了身体,先是好言好语安慰范家驹,而后又多方联络自己的几位知己朋友出面帮助,最后使难题得到圆满的解决。

20世纪60年代的"文化大革命",更是考验了范家驹与施今墨之间近一个世纪的总角之谊。当时,施今墨受到政治运动的冲击,他怕范家驹担心他受到不公正待遇,偷偷地派他的学生到范家报"平安";而范家驹呢,则派孩子们隔天去东绒线胡同"打探"施家门口是否平静……两位老人就是这样,彼此默默地牵挂着对方。

1969年,两位老人相继离世,但施范两家的莫逆之交一直在后辈身上延续着。

总角情深莫逆交,金兰契阔挽狂潮。
风雨路上相慰勉,平安二字胜滔滔。

第二章　余生岁月倍流年

本章记述了施今墨晚年对中医事业的孜孜以求，将毕生精力献给中医改革的笃定心志。君子之风，山高水长，在临终前立下铮铮遗言，将遗体献给医学解剖事业。"不入万安旧墓园"，体现了他超然豁达的人生境界以及对中医事业"春蚕到死丝方尽"的大医之情。

第一节　君子之风　山高水长

施今墨不仅是名医，更是儒医。在他身上，有一种谦卑的君子之风与光明磊落的浩然正气。他崇尚医德，对待病人不分贫富贵贱，一视同仁。在与弟子们探讨医术时，经常教导他们说：

"医者，医病者也。对富贵者阿谀谄媚，对贫贱者横眉轻慢，小人之举也。"

施今墨重视医患关系，把病人看作自己的朋友。每次诊病时，总是面若和风地与病人交谈，或询问工作、生活、习惯、精神等情况，或亲切地拉拉家常，遇到从山南海北来的病人，他还能用对方家乡的口音攀谈几句，对病人家乡的风俗民情、土特产品了如指掌，病人们都把他当作自己的"老乡"，无话不谈。施今墨说：

"我们治的是生活在社会环境中的人，因此一定要重视社会环境中各种因素对病人的影响。"

施今墨诊病时处处为病人着想，在保证疗效的前提下，处方时尽量选择价格低廉的药物，减轻患者的经济负担。新中国成立前，有些达官贵人认为价格便宜的药治不了病，非要施今墨给他们开些名贵的药。施今墨没有办法，就在药方中

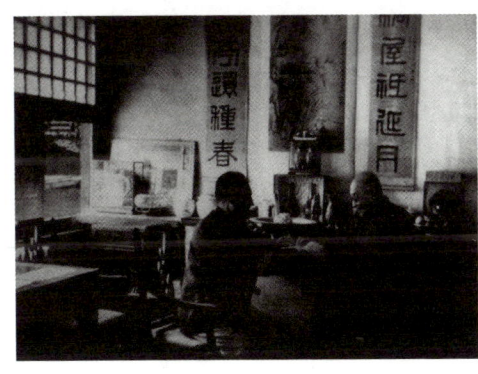

施今墨在家中指点弟子

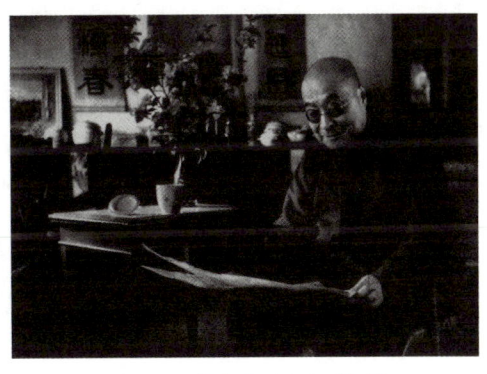

施今墨80岁高龄时仍坚持读报

加一些珍珠粉,这些达官贵人病愈后,深信是珍珠粉起的效果,常常送些银两来登门感谢。施今墨总是推辞再三。有时候,病人把匾送到家里,他却从不挂出来。子女们问父亲为何如此,他答道:

"医者之名,不在吹擂,而在于医道精深,医德优良。"

后来,施今墨为了表明自己婉谢一切厚礼的态度,干脆在诊所门前悬书:

"戚友们,远道来的朋友们,来看病的同志,千万请别馈赠我任何礼物,哪怕是一小点点,都会造成变相的贪污,那就失去我牺牲时间精力为诸位看病的意义了,也就失去了大家为一人、一人为大家的意义了。常常说什么全心全意的服务便都是假话了。"

施今墨对病人有着特殊的感情,总是站在患者的角度考虑问题,他多年来养成了一个习惯:每次诊病完毕,都要起身恭送病人离开,这种做法一直在施门弟子中传承延续。即便他自己生病躺在床上,仍然不忘告诉学生:

"不要将远来的病人拒之门外,实在病重的领进来我给看看。"

施今墨从不以名医自居,他一直把看不好的病挂在心上,把自己的成就归功于病人。他常这样对学生们讲:

"人家说我是名医,其实我这一辈子,还是没见过的病多,看不好的病多,我的经验都是从为病人治病中得来的……"

有一次,一位失眠多年的女患者来找施今墨诊治。此前,她经多位医生诊治,

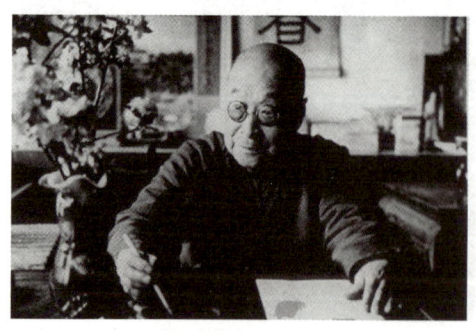

施今墨晚年栖居家中

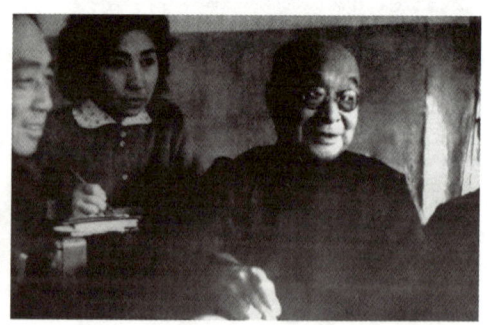

施今墨为学生讲课

都没有效果，非常痛苦。施今墨只开了五剂药，患者便一诊而愈。后来，患者特地登门来感谢施今墨，对他说：

"我在请您看之前，曾经服过某某名医的药，吃了一个多月，也没效，而服您的药，只五天就把十多年的病给治好了。"

施老听罢，略带风趣地说：

"那是因为吃人家的药，已经快好了，即使不服我的药，也该好了，只是让我捡了一个便宜。"

待病人走后，学生们不解地问施先生：

"老师，前医的方路明明不对病人的证，您为什么那样说呢？"

施老告诉学生们：

"病人当时是什么情况，医生为什么开那些药，我们并不了解，对你不了解的事妄加批评，是不负责任的表现。即使是前者用药真的不对，我们作为医生也要感谢人家，是人家替我们走了弯路，才启发我们有了新的思考。靠贬低他人抬高自己的事情，我们一定不要做，这是为人的基本准则。"

施今墨熟读古籍，精通诗律，平日养成了写随笔的习惯。每晚睡觉前，他的床头总要放一把小茶壶、一个红皮笔记本和一支笔。躺在床上，在脑子里把白天行医的过程回放一遍，逐一回忆每个病人的病情和医案，检查有没有疏漏之处，若发现有什么不当之处，马上记在本子上，第二天让学生找患者纠正。如此一来，施今墨每天总要到凌晨两点才能入睡，失眠便也成了常事。每每困意全无时，他就披衣坐起，看看书，写写字，怡然自得。他曾在一篇随笔中写道：

人因不睡苦愁添，我自欣然愿失眠。
昼夜无分寻乐事，余生岁月倍流年。

耄耋之年的施今墨，将失眠引以为乐，为自己还能昼夜无分地为中医事业尽绵薄之力而欣然自得，这是何等达观的人生境界。

素风雅量医道精，德高心谦重言行。
昼夜无分寻乐事，只为中医系深情。

第二节 赤子心怀

施今墨有一颗仁心济世的赤子之心，他在赠给几位弟子的随笔中写道：

"经云：如保赤子之心，诚求之，虽不中不远矣！我辈医者对于病家，亦当如此存心，察症用药，时时自省，庶不至误人疾病矣。"

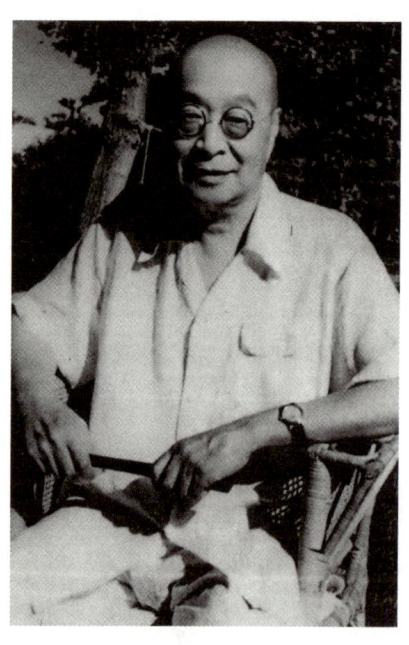

晚年的施今墨

1959年元旦，施今墨拖着病体，整理案头的随笔，他要把这些文字作为新年礼物，分寄给各地的学生，他在随笔中写道：

"我们当医生的不就是为人治病的吗？不管你治好了多少病，还不都是分内应该的事吗？若是什么病都治不好，人家还要你医生干什么！"

为庆祝中华人民共和国成立十周年，施今墨怀着一颗赤子之心，一举献出了治疗胃溃疡、十二指肠溃疡、高血压、神经衰弱、肝硬化、肝脾肿大、气管炎等十大验方，都被国家收藏。后来，根据上述验方制成的中成药"高血压速降丸""神经衰弱丸""感冒丹""气管炎丸""皮肤病血毒丸"畅销海内外，深受患者好评。

施今墨对同道非常尊重宽厚，主张同道之间相互借鉴，从不贬谤他人。他还经常向弟子们介绍其他医生的独到之处，勉励学生们学习各家之长。有的患者拿来其他大夫开的药方请施今墨看，他总是谦和地说：

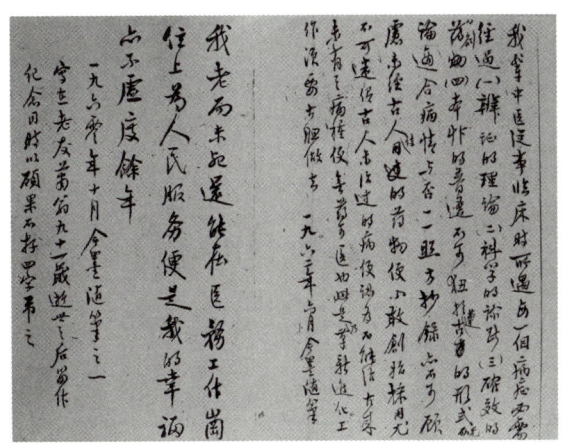
施今墨手稿

"方子开得不错，各人有各人的路数，你也可以服我的药试一试……"

施今墨既是一位医者，又是文人，他非常反对文人相轻，他常说：

"文人相轻，医者相毁，既损人名誉，又无补于己，无补于社会，此陋习宜除之。"

施今墨的住宅和诊所位于北京东绒线胡同 194 号。这个四合院共有 20 多间房子。施今墨多次向全国政协提出将私宅献给国家。他经常对孩子们说：

"咱们家人口少，房子太大了，换个小点的吧。"

1961 年，鉴于施今墨年事已高，卫生部指派一名护士照顾他的生活。施今墨的老伴张培英在医院当护士，卫生部决定由她带薪回家专门照顾施今墨。对此，施今墨深感不安，他主动向卫生部申请，将老伴"带薪留职"改为"停薪留职"。当时，施今墨是北京医院的医学顾问，而他的月薪还是 1000 元。为了给国家减轻负担，他又主动申请减掉自己的工资，将月薪降低三分之二。

施今墨不仅对病人充满赤诚之心，对自己的家人更是如此。他的姐姐 32 岁守寡，有一女二子，一直都是施今墨供养，他还资助三个孩子去德国、日本留学。后来，外甥女陆士嘉成为世界流体力学泰斗普朗特教授的关门弟子。学成归来后，任教于清华大学，后来又成为北京航空学院的三大主力教授之一。陆士嘉一生淡泊名利，1979 年，中国科学院增补学部委员时，她将由 7 人推荐自己成为候选人的名额主动让给了年轻人，颇有乃舅施今墨的君子风范。

对新中国成立后党和国家对中医事业与中医人的大力扶持，施今墨深怀感恩之心。但他总觉得自己所做的还太少，对这些荣誉，总感觉自己受之有愧。他曾在1961年写的一篇随笔中这样记录自己复杂的心情：

"我们中医老的就是好的，我算赶上行市了，享受国家一切优厚待遇。然而，涓埃贡献，成绩毫无，难作万一之比例，名过其实，更且千万倍不止，清夜扪心自讼，宁不愧汗沾衾。"

我们可以想见，一位从医60余年，治疗了无数疑难重症，创制出许多新成药，为国家献出数十个验方的老人，在一灯如豆的寒夜，独自扪心自省，心有抱愧而汗湿衣衾，这是多么令人感动的一幕画面，谦谦君子之德可见一斑！

晚年的施今墨，每天仍坚持读书、看报、写随笔，时刻关心着国家的每一件时政大事。1961年元旦，八十一岁高龄的施老，还在为中医如何推陈出新殚精竭虑地思考着，他坐在书桌前，心绪起伏，思潮澎湃，一气呵成地写了两篇随笔：

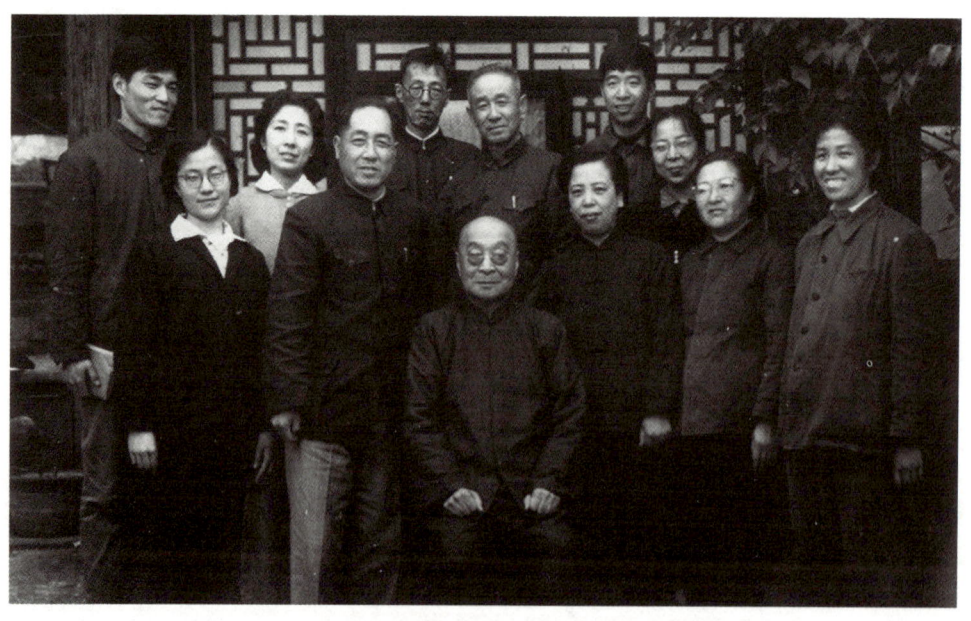

施今墨与家人和学生在东绒线胡同家中合影

"新的革新找技巧,新的技巧长智慧,新的智慧创学说,新的学说胜陈旧,这才叫推陈出新,这才叫由变革新。可见古今来世界上没有永恒不变的事物,是指谓历史唯物,吾谓吾医学亦然。"

中医学说若要真正革新,就必须有多数又红又专的青年科学人才出来大干一番,大刀阔斧地将腐朽庞杂一切陈说削断、扩清,真理挂帅,掌握批判浩如烟海精粗兼备之典籍,形成统一局势,然后祖国遗产方能发掘出来,科学的中国新医学方能生长出来。

1964年10月,我国在西北地区爆炸成功了第一颗核武器原子弹,震惊了全球。耄耋之年的施今墨听到这个激动人心的消息后,兴奋得一夜未眠,他披衣坐在书案前,思想着新中国成立后我国国力的日益强盛,党中央对中医事业的大力扶持,不禁热血澎湃起来,疾笔写下了一篇洋洋洒洒的随笔:

"这是世界上无穷徘徊观望国际人的一颗定心丸子,从此再不畏怕帝国主义及新老殖民主义侵略,放大胆子摆脱奴役压迫,建设资金独立或中立国家,可以与我们中国社会合作到底。而唯武器论的好战者对此亦将有所戒怕,从而协议销毁和不复制造氢核等毁灭性武器,真正达到了兵气消为日月光,则和平共处不难矣!并有化暴力为动力,发挥原子能作用做出百千万亿种生产所需要的物质,对于人类生活之改善,殆非数目字多少可以计算也。不例外用于医学改进上则更有显著奇特之疗能,即技术快慢方面之对比,亦必出现一日与十年的绝对不同。这对于医疗能力来说奚啻增加了无量倍数,其价值与意义之重大为何如乎!"

施今墨的革新精神源于他青年时期投身民主革命,他自称自己不仅仅是一个会治病的大夫,而且是一个中医改革者。他总是把治病与治世结合起来,能够站在一个医者的角度,纵论军事,由此反观中医革命,牵系民生大计,不愧为胸怀治世卓见的临床家,教育家,改革家!

济世常怀赤子心,牵系时政下笔勤。
案上墨迹洋洋洒,于国于家挽风云。

第三节　最后的药方

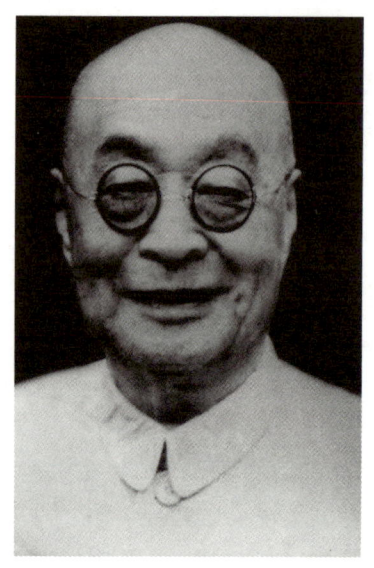

79 岁的施今墨

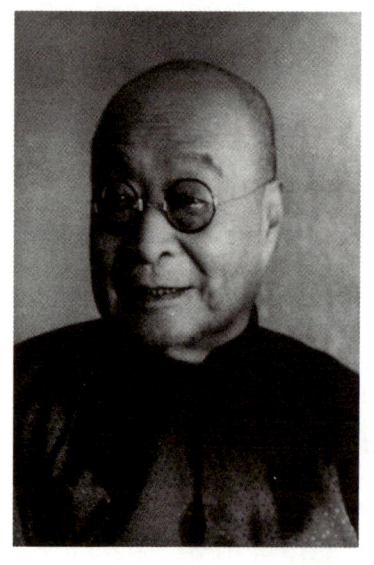

80 岁的施今墨

　　1967 年，八十六岁的施今墨卧病在床，几乎不能应诊。有一天深夜，一阵急促的敲门声把施家人从睡梦中惊醒，幼子施小墨开门后，只见走进来一位中年妇女，还未来得及问询，就泣不成声地哭诉起儿子的病情。原来，她的儿子患乙型脑炎合并肺炎，已经深度昏迷了一个多月，现在正住院抢救，并且切开了气管，生命岌岌可危。这位母亲在绝望之际，想起了施老大夫，希望争取最后一线希望，尽可能延缓儿子的生命。施小墨十分为难，老父亲已是 86 岁高龄，又身患重病，实在不忍心惊动他。那位妇女禁不住大哭起来，哭声惊动了躺在病床上的施今墨。他挣扎着坐起来，颤抖着说：

　　"小墨，把她请进来，请进来……"

　　施今墨无力地靠在床上，听那位妇女口述儿子的病情，然后口念方子，由施小墨抄录，只听施今墨气息微弱地说：

　　"局方至宝丹、安宫牛黄散、紫雪丹、猴枣粉、蛇胆陈皮末、西洋参粉、朝鲜参粉、川贝母粉……"

　　施小墨一边抄方子，一边惊讶地想，一张处方，竟然动用这么多贵重药方，会不会出问题呀？施小墨疑虑重重地看着父亲，问道：

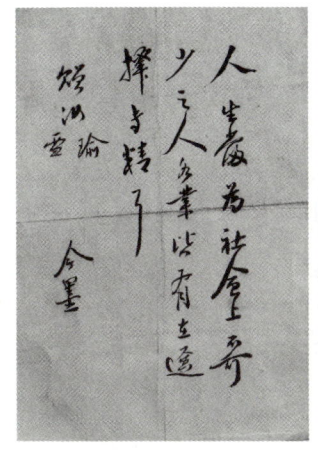 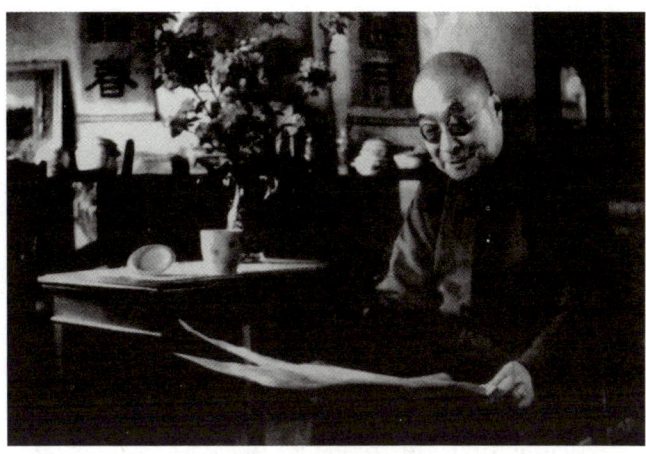

施今墨手稿　　　　　　　　　　施今墨晚年生活照

"父亲，这药方——行吗？"

施今墨会意地点点头，说道：

"小墨，你在方子上注明'病情危重'，请药店照顾抓药！"

施小墨只好照父亲说的做，那位妇女接过药方，含着热泪对施今墨谢了再谢，赶忙去抓药了。本就身体十分虚弱的施今墨，经过这番折腾，身体已经没有一点力气。他紧闭双眼，急促地喘着气，躺了好一阵子，才勉强睁开眼睛，施小墨轻声问父亲：

"您身体这样虚弱，明知道那个病人是治不好的，为什么还要下那么重的方子呢？"

施今墨缓缓地说：

"做医生要'胆欲大而心欲细，智欲圆而行欲方'，即使最终救不了病人的生命，也要尽医生的职责，怎么能只考虑个人的安危得失呢？！即便我的方子救不了孩子的命，至少也能给他的母亲一份希望！"

这位病弱的老人，在自己生命进入倒计时的一刻，想到的仍是病人的疾苦与安危，站在病患家属的角度考虑问题，让人们真切地看到了一位苍生大医的济世之心！

老骥伏枥志未休，尚思为国再绸缪。

奄奄病身不自顾，智圆行方渡患舟。

第四节　遗言铮铮垂后世　"不入万安旧墓园"

自从搬离旧宅，施今墨只回去过一次，面对满目旧景，他曾触景抒怀道：

丁香花开今年小，人比去年老多了。
年年依旧花自开，道是花不随人老。

1969 年初春，东绒线胡同 194 号院里的那两株西府海棠，又在春风中绽开了苞蕾。一场春雨过后，花色娇艳欲滴。它们似乎在摇曳的春风中，期盼着，等待着……然而，它们却再也盼不回这座小院昔日的主人，那位曾经在院子里徐徐踱步，静静地看着云卷云舒，在丁香花前与儿女孙辈们谈笑风生的老人……

晚年的施今墨病体缠身，泌尿系感染迁延数年，经常出现尿血、蛋白尿，身体非常虚弱。但他依然牵系着中医事业的发展，挂心着弟子们的医学事业，他一再叮嘱子女和学生们：

"我虽今后不能再看病，但我的经验，对人民是有用的，你们一定要整理出来，让它继续为人民服务！"

春寒料峭，施今墨强撑着病体，披着大衣坐在窗前，思绪万千。他想起了中南海里那几株红艳欲滴的西府海棠，十六年前，也是这个海棠花开的季节，周恩来总理在中南海亲切地接见了自己，两个人就中医事业发展的问题坦诚畅言，各抒己见。总理如春风一般的笑靥时常浮现在他的脑海中，激励鼓舞着他老骥伏枥，为中医事业燃尽最后一点光和热。想到这里，施今墨再也抑制不住自己澎湃的思绪，他把幼子施小墨叫到跟前，气息微弱地说：

"小墨，我来口述，你来记录，一定要把我改革中医的建议，呈送给毛主席和周恩来总理！"

…………

第四部分 恩德·逸事·涅槃

1969年夏天，施今墨病势危重，他知道自己可能时日不多，便把家人和弟子们叫到跟前，对他们说：

"我搞了一辈子医，我要把自己的尸体献给医学，我死后一定要火化，一定要解剖。我的骨灰不入万安公墓，撒在宿舍后面的小河里。"

原来，施今墨在20世纪30年代，曾在万安公墓买下一大片墓地，其祖父、父母都葬在那里。为了献身医学事业，他决定死后不入万安公墓，并且赋诗一首表明自己笃定的心志：

　　　　人死如归本自然，不声不赴亦休闲。
　　　　扬灰尤胜留瓶匣，不入万安旧墓园。

为了完成自己的遗愿，施今墨就遗嘱之事特意交托由他担任医学顾问的北京医院，郑重地立下遗言：

　　医院公鉴：施今墨预立遗嘱，请求解剖尸体事。因本人凤患泌尿系感染，迁延数年之久，时常尿血，赤白血球继续破坏，不断增加，经过多方治疗，多次镜检并服中西医药不计其数，均无明显效果，究不明系属何种病症，深怀遗憾。

　　我自愿死后将尸体请由贵院进行解剖，探寻病源真相，倘得病灶所在，将其取出保存研究，以备后来病人遇有症状相似者，用资参考或为诊疗之一助，亦仁术之工作也。

　　　　　　一九六九年施今墨亲书预嘱

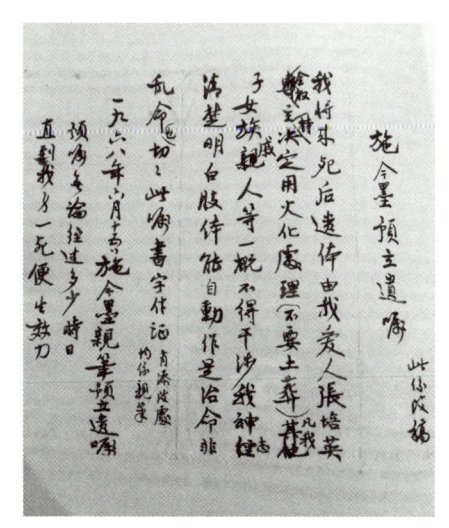

施今墨手书遗嘱

· 247 ·

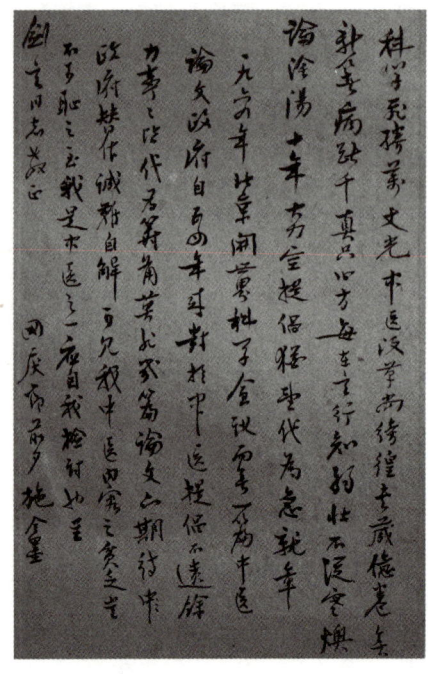

施今墨手稿

1969年秋,这一天,天色格外阴沉。

施今墨让家人为自己穿好中式长衫,强撑着身体坐起来,对老伴说:

"培英,扶我到桌前坐一会儿,我要——再给自己开最后一个药方!"

施今墨的爱人张培英听到"最后"两个字,不觉有些伤感,转而安慰道:

"奖生,秋天露寒风大,你还是歇一歇吧,以后有的是日子……"

施今墨握住妻子的手,眼泪簌簌地落了下来,他回忆着自己跌宕起伏的一生,缓缓说道:

"培英啊,咱们夫妻一场,朝夕相伴,我对中医事业的情,你是明白的!我这一生,经风历雨,走过旧社会的黑暗岁月,看到了新中国旧貌换新颜……如今,中西医团结了,弟子们立事了,我却大限将至……这个秋天,恐怕是我在人世的最后一个秋天了……"

张培英赶忙止住施今墨的话:

"奖生,你为中医改革已经尽了最大的努力——创新药,你把几百个验方贡献给国家,培育了多少门生后贤。"

施今墨听到这里,略有些激动了起来,他双手颤抖地指了指门外,断断续续地说:

"不,培英,我还有很多事没有做完……中医改革的道路还长得很……你把他们都叫进来吧——"

张培英冲着门外说道:

"小墨,谌予……你们都进来吧——"

施家子女与弟子们依次走了进来,一个个神情严肃,强忍着悲伤,默默地站在施今墨跟前。

"老师,我们都来了——"

张培英一面安抚施今墨的情绪,一面对大家说:

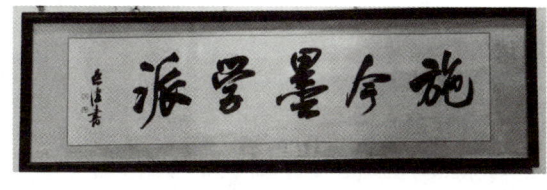

施今墨学派

"你们把老师平日的教诲再说一遍,好让施老师放心——"

一时间,众人含着眼泪,齐声念诵了起来——

> 我辈当,承师训励志再进勉,在中医革新的路上继往承前。
> 要牢记,医术经验来自病患,惟有将真情还病患才能心安。
> 热爱进步祖国,热爱共产主义,
> 热爱英明的领袖,热爱我们的职业……

施今墨听到弟子们念诵着自己写的《四热爱》,欣慰地点着头,而后与弟子们一个一个握手,口中微弱地说着:

"好……好……"

此时,施今墨已然再无力气说一句话了,他心底却在一遍遍地对弟子们呼喊着,他想告诉弟子们,中西医结合之路任重道远,愿他们在这条路上,守正道,发谏言,创新天,漫漫求索,重任在肩,朝朝暮暮,岁岁年年……

这个秋天,施今墨在家人与弟子们的陪伴下,安详离世,享年八十八岁,旧宅小院里那两株摇曳在春风里的海棠花,再也没有盼回它的主人……

遵照施今墨生前遗嘱,医院对他的遗体进行了医学解剖,解剖发现他患有直肠癌、膀胱癌、胆结石、肾结石等多种疾病,终因癌细胞扩散而离世。作为自愿捐献遗体的老中医,施今墨当算中国中医界第一人。为了造福身后的患者,他做出了自己最后的贡献,当自己生命终结时,他所思所想的,仍是为医学事业正本清源,为医学事业献身利人,在与病魔顽强斗争的日日夜夜,他从未考虑过自己的得失，是一个大无畏的斗士！

  1971年，施今墨的骨灰被安放在八宝山革命烈士公墓。施今墨去世后，其后裔和门人为完成他未竟的事业而孜孜不倦地努力着。施今墨当年为发展中医事业所做的努力，如今都已成为现实：中医有了自己的大学，有了统一的教材，也有了中国中医科学院……他倡导的中西医结合事业正在蓬勃发展，他生前留下的诸多验方制成的中成药深受患者好评，利国利民。

  施今墨生前曾经说："我死后十年，可能还有人提起，死后二十年，恐怕连知道我名字的人也不多了。"而今，施今墨老先生去世已经整整五十二个年头了，而缅怀纪念施老、传承施今墨学术思想的活动还在继续着——

  2019年8月22日，施今墨先生逝世五十周年纪念会隆重举行，施门四代齐聚一堂。施门第四代传人、张大宁的学生张奥博，特意为纪念会写了一篇洋洋洒洒、古韵轩昂的奠文：

> ……施某今墨，应墨子之兼爱悯怜苍生，做医界之准绳标榜杏林，施医术能愈天下疾患，授千金得育屋翳神藏。建学校，贯中西，摒弃门第之偏见；献处方，立医规，重修中医之宇庙……有改革，是以西医辨病中医辨证之结合，有是病用是方；有临床，是以十纲充八纲，补以"气血"完善医理成新章；有教育，国医学院遥遥廿载，培养医者成千数百，如撒苗播种寰宇，终生根发芽能济世也！如此功绩，非一医之所能，唯有铭刻于心，千秋百代歌咏相传。

  张奥博对笔者说，施今墨老先生的幼子施小墨大夫看过这篇奠文后，为他亲笔斧正了一个字，把"十纲换八纲"改成"十纲充八纲"，更加符合施老的学术思想。

  2021年4月12日，施门三代传人、著名中医专家祝谌予的学生薛钜夫，在顺义杏园金方国医医院举行谢师恩暨行医五十年收门人庆典，施门三代、四代门人再次齐聚一堂，薛钜夫面对施今墨、祝谌予遗像三鞠躬，并含泪朗读了一篇由金方书院寄给老师祝谌予的"家书";薛钜夫的弟子们在他的带领下,集体诵读施今墨老先生的《医戒十二条》,场面隆重而感人。北京市中医管理局局长屠志涛做了高屋建瓴的发言,他指出,名医大师的衡量标准:第一要改写历史,第二要超越前人,第三要带出后辈,第四要解决实际问题,第五要讲述文化故事,施今墨作为四大名医之一,确实符合这五个条件,不愧为一代医宗。屠志涛局长还对中医的学术传承与文化传承提出了新的要求,中医要打通经典、打通内外妇儿各科,打通医针药,打通医教研,打通治病与健康,打通传统文化,他希望施门传人们再接再厉,传承好前贤大师们的学术血脉与传统文化基因,将中医事业推向国际化。

2021年,恰逢施今墨诞辰140周年,华北国医学院创建90周年,施老在天有灵,看到今日施门之春风化雨,后学精进的情景,也会欣然一笑。千百年来,支撑中医人锐意革新、孜孜以求的,正是他们身上代代延续的传统文化基因,国医大师们身上那种素风雅量、调停有序的云水风度,正源于祖国中医背后所蕴含的深邃的辩证唯物主义哲学思想,源于中国传统文化的中庸之道,整体观,动态平衡规律等,更与中国传统诗书画艺之法度、审美、意境相融相通。

如今,国家大力提倡弘扬中医药文化,习总书记将中医药文化称之为"打开中华文明宝库的钥匙",北京市中医局领导坚持"守正创新""学史崇德",在抗疫斗争中,组织在京中医大夫亲赴一线,而我们撰写这本《大国医施今墨》的初衷,不仅是让为中医事业穷尽毕生精力的"施今

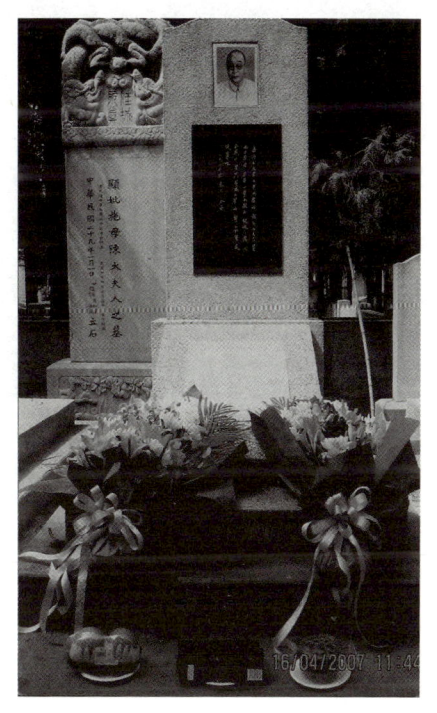

施今墨衣冠冢

墨"三个字,永远载入中医史册,永远镌刻在人民群众心中,更是让中华民族千年延续的文脉与哲思,天地仁心,精神风骨,清清朗朗地呈现在后人们面前,让传统文化的基因,熔铸到中医传承的血脉深处……

> 春秋轮转人事非,海棠依旧展凝眉。
> 绳墨长存承遗志,施门永继树丰碑。

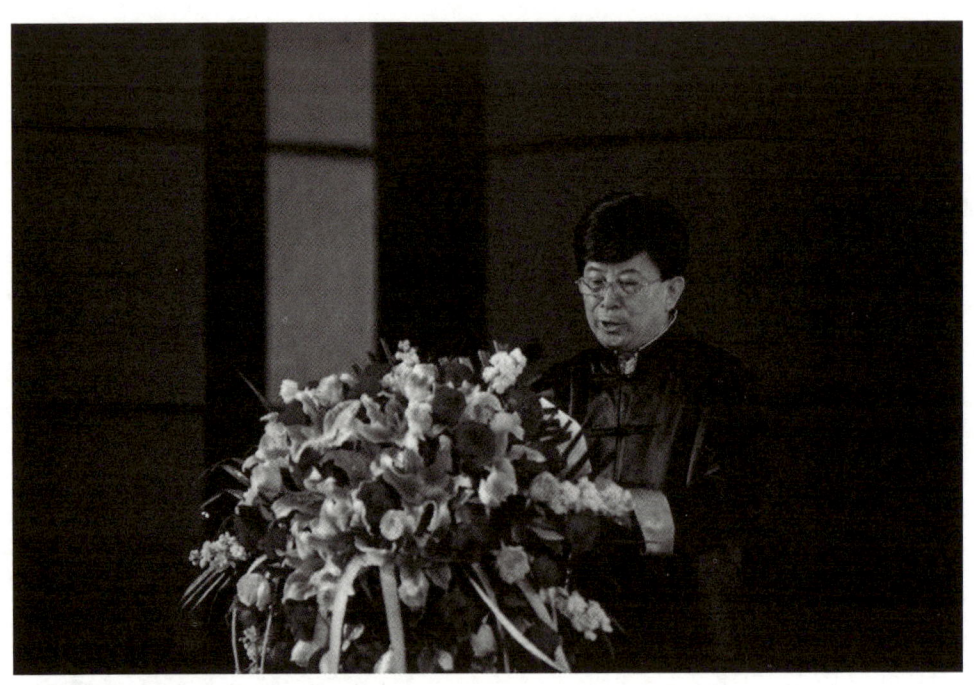

北京杏园金方国医医院薛钜夫院长讲话

后记

张永和

疫情猝发之前头几年，我和几个七老八十的老朋友，每逢有空总要聚一下，喝喝茶，聊聊天，其乐无穷。

这些人中，有我的大学长阎崇年，书法大家启骧，我的老同学、肝病专家关幼波大夫的大弟子陈勇，四大名医之一的施今墨之哲嗣、如今也是京城名医的施小墨，还有中医骨科专家黄枢院长等。年龄最长的是阎崇年，依次往下是启骧、陈勇、我、施小墨和黄枢。每聚到一块儿，都是大家长学问的好机会和好平台。阎老师谈明清史的珍闻，启骧老人津津有味谈书法技巧，三位名医——陈大夫、施大夫和黄大夫大谈诊病时的有奇效的方剂和手法。有时某人如果身体有哪些不舒服，就请这几位大夫号脉开方，甚至动动手法按摩两下，立刻妙手回春，那真是大开方便之门，省得去医院或诊所排队看病了。虽然谈资各有不同，但有一点是相同的，那就是大家有一个共同的爱好，就是京剧，大家都是京剧爱好者，启骧老先生还是名票，专票京剧裘派花脸，聊天儿聊到兴趣来了，还要给大家唱上一段，所以我们的聚会往往被称为"神仙会"。

一谈京剧我就成了谈话的中心，今昔梨园行许多有趣味的掌故、趣事，还有演出的信息，都是大家喜闻乐道的事情。虽然我这般年岁了，逞强斗胜之心早无，但依然很骄傲、很高兴。特别是头几年，我编剧的京剧《风雨同仁堂》，为了拍

大国医施今墨

京剧电影,在长安大剧院演出两场,请专家们再鉴定一次,我便又请这几位老专家去欣赏。虽然以前他们都看过此剧,这次看了依然很震撼,狠鼓了几次掌。记得那天施小墨大夫,还带来一本新出的很厚的书——《施今墨医案》赠我。后来我带着很虔诚的心态,翻开来学习,都是施老名医治疗疑难大症的处方。我想这对于中医大夫来说是宝笈,那珍贵无比了,可是对于一般没有中医常识的人,那就是珍宝在前,瞠目结舌于后了,好东西却消化不了。当时我就想,施老名医至今尚没有一本讲述他生平和奋斗史的传记文学书,这是一本多么为一般热爱传统文化的人需要的书啊!我能不能写这样一本书呀?

我这个想法恰恰和小墨贤弟心中所想碰到一块儿了:为他的老父亲量身打造一本讲述他生平事迹的传记文学。特别是有一次他给我讲了一个"三张药方的故事",说有一年的大年初一,他接到一个从四川成都打来的电话,是一位92岁的姓钟的老人打来的。他27岁的时候大口咳血,并气喘不止,他求医无数,均毫无作用,于是来北京请施今墨老大夫治疗。在京一个半月,老大夫开了两张药方,让他坚持服中药和丸药,结果不再咳血,气喘也好了。后来,这位钟姓患者又带了施大夫开的一个药方,回到了成都并且坚持服药60天,从那时到今天已然六十五年了,咳血和气喘没有再犯,现在钟老已是耄耋之年,身体依然很健康,他非常感恩施老大夫和中医,想把珍藏65年的三张药方捐献给施小墨大夫,不知施小墨大夫可否来成都接受老大夫的药方。小墨弟跟我说这个药方时,非常感动,而且几天以后他就带着两个学生赶赴成都,见到了钟老先生,见他红光满面,身体依然非常健康,施小墨大夫接受了这珍贵的三张药方,留作今后为同样病人开方医治的重要参考。这个故事也使我非常动感情,并且立即撰文投稿,不久《北京晚报》"五色土"栏目以一版篇幅发表。也就在这之后,我答应了小墨贤弟的邀请,不但要为施老大夫写本传记文学书籍,同时我还要给施老大夫编一个戏曲剧本并推上舞台。我虽然与施老大夫未曾谋面,但仰慕久矣,特别施老大夫也是一个挚爱京剧的人。

施今墨大夫,不仅是大名医,同时他也是一位优秀的诗人、书法家,因为这

后记

些和中医一样都是我们中华民族的国粹。小墨弟给我讲过，施老大夫是梅兰芳大师的好朋友，同时也是许多京剧名伶的好朋友。他（她）们需要施老大夫为他们保护嗓子。我的岳母，北京曲艺团唱刘派京韵大鼓的老演员马书麟，当年在天津曲艺团工作时，和团里的小彩舞（骆玉笙）同是两个唱京韵大鼓的分做两个演员队的队长。到北京参加北曲以后，在相声大会以后，以她的京韵大鼓攒底，也就是做大轴演出。为了不使听相声的观众起堂，她必须卯足了劲，充分运用嗓子和丹田气。长此以往，嗓子因充血而经常出问题，她常去看嗓子的大夫，就是在东绒线胡同的施今墨大夫。所以我虽然没有见过施老，但也是有渊源可循。

我似乎和中医大夫有缘，想起来也非常可笑，我和另一四大名医之一的孔伯华先生的三公子孔嗣伯大夫，当年也是非常好的朋友。他是一位酷爱京剧的票友，当时他住在前门外的王皮胡同，而我的好友、著名京剧老生表演艺术家马长礼，就住在孔三公子的隔壁——王皮胡同47号。我常在长礼兄家见到嗣伯大夫和他的同样是京剧迷的夫人张燕。孔大夫高个子，面白晰，长得很帅，一幅书卷气，又很善谈吐，我们聊京剧，也聊中医，也聊孔门处方为什么善用石膏的道理。我在写京剧《风雨同仁堂》的时候，又结识了几位当年同仁堂铺东老乐家的后代，像二房的乐崇熙、三房的乐守玉等中医工作者，他们也都是京剧爱好者，甚至和他们的长辈一样，达到了痴迷的程度。我和他们见面的机会很多，也是谈戏聊医，特别是崇熙老大哥，他给我讲了许多中药的故事，因为他是医药学专家，同时他也跟我屡次提到，二十世纪五六十年代，他每礼拜都要看戏，那时他的工资62元，看老生泰斗马连良先生的戏，最高票价才1元2角，是他工资的六十分之一，如今看京戏，最高票价三百元、五百元不等。他无奈地说："我都快看不起戏了。这对京剧的发展不利呀！我希望你多编好戏，可我也希望你编出来的戏票价不要定得太高了……"我也只好苦笑着说："编戏是我的事，可我做不了票价高低的主啊。"

我决定接受小墨弟的邀请，我要为他的父亲，大国医施今墨老大夫写一个戏曲剧本，再写一本传记文学。因为我既写过许多的戏曲剧本，同时也可以说对中医知识亦非一无所知。但我要求施小墨贤弟做我们的医学顾问，这当然是最好的人选。这事小墨贤弟也应是责无旁贷，他极爽快地答应了。

不能天桥的把式光说不练，于是我和学生张婧马上动笔了。用了一年的时间，先是把戏曲剧本《施今墨》写了出来，接着又把这本传记《大国医施今墨》顺利完稿。中间大小反复修改忘了多少次了。这多亏了张婧了，敲键盘的事儿全麻烦她了。年富力强的张婧脑子快、手快，掌握的词汇也多，尤其是古典诗词的造诣很有功力，因而才顺利地写成了一剧、一书。

这本传记内容如何？不敢自诩。毕竟写了大国医施今墨先生的一生。从施老降生一直写到施老仙逝、这纯是为患者服务的一生。而且，这本书描写的施今墨老大夫，不是以往医案典籍中学术化的施今墨，而是文学化、艺术化的施今墨，在兼顾医案史实的同时，刻画他的多层面，真性情。最近施门第三代优秀传人薛钜夫举行行医五十载暨谢师收徒纪念会。北京中医管理局局长屠志涛精辟讲话中，提到国医大师的标准有五个条件：改写历史、超越前人、带出后人、解决问题、讲出一个文化故事。屠局长的讲话太精辟了，总结得也太精准了。屠局长又说四大名医都是这样的榜样。到此，我们也可不谦虚地说，我们这本书也把施今墨大国医这五点写了出来。这也就是说，我和张婧没白费劲。这一本传记，写了施今墨大国医一生的生平历史，也写了施老治疗疑难杂症的高超医术，同时还写了施老的文化故事，而且不只是一件。讲好中国故事，是习总书记号召的。其实，作为中医医生，也完全应该是这样，中医要继承传统，更要创新发展，同时要讲医德、心向善，这是与要求唱京剧的艺术家、从业者一样的，原因很明白，因为中医和京剧这些国粹是一脉相通的啊！

书写完了，那么请谁为本书题写书名呢？中医管理局屠局长提醒我们："你们去找路大师啊？我给他打电话，这是中医界的好事儿，他一定会答应的。"果然很快屠局长告诉我们：大师答应了，你们和他联系吧。这位路大师是谁呢？就是首届国医大师，1920年生人，现今101岁的路志正老大夫。这几天酷暑难熬，我们想即使路老答应我们了，也不会很快为我们写出来。没想到两天以后，路大

后记

师就冒着暑热，写了数张宣纸，为我们把书名写好了。真是一笔好字啊……可见中医确实如习总书记所言：是打开中华传统文化的一把钥匙。路老不仅医术精良，而且精通优秀的传统文化。还告诉您，这位百岁老人每周还到医院出诊两次，给来就诊的患者服务。多棒啊，路老这么健康，本身就是一张最有说服力的名片，老而弥坚，再一次显现中医医术和养生的功效。最后向百岁中医大师路老致敬！对这位百岁老人感恩感德。

岐黄三指辨阴阳，笔墨虚实巧阖张。
百岁挥毫为表率，大国仁术写华章。

张永和
2021 年 8 月 15 日